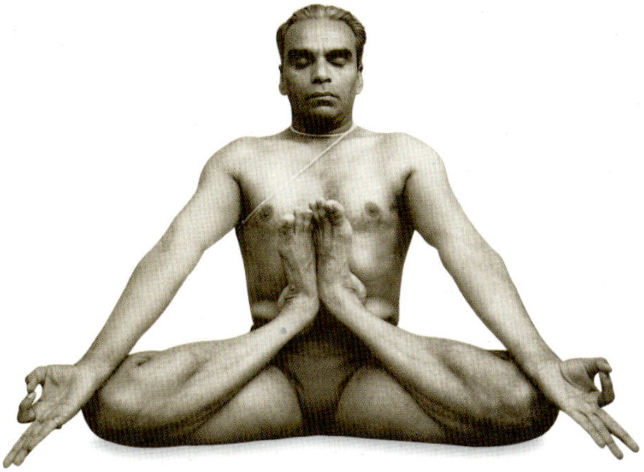

アイアンガー ヨガ
基本と実践

B.K.S.アイアンガー 著
柳生 直子 監訳

日本語版刊行にあたって

柳生 直子

本書はまるでヨガの秘伝書のような趣きがある。

原題は“Iyengar yoga for beginners”だが、元々、アサナとメディカルヨガからなる“The Path to Holistic Health”の前半部分を独立させたもので、その内容の深さと詳細な解説は著者B.K.S.アイアンガー導師の、ヨガを正しく伝えたいという並々ならぬ強い意志を感じる。

ヨガはその知識やアサナが時代を通して受け継がれ、色褪せることなく人々を魅了してきた。私は今回あらためてヨガを支えてきた『グル』(p.38～p.39参照)という存在に感謝の気持でいっぱいである。

1980年、初めて渡印した私は研修道場でヨガを学んだ後、階下にあるドミトリーの一室で各国の仲間と研鑽を積む毎日…今思えば、この6ヵ月間は至福の時だったと思う。

緊張と静謐——。グルジーの指導は厳しく、凛とした空気の中、私たち生徒はただただ、全身を目にしてグルジーの動きを追うばかりだった。

“Stretch your arms！”　掛け声とともに師の両腕は鳥の翼のように空を切って伸び、“Open your chest！”と言うなり、その背骨は弓のようにしなやかな弧を描いていた。

私は人が放つ＜オーラ＞というものがどういうものであるか、導師から学んだ。

本書の中に数多く出てくる“brain”“intelligence”“mind”など、グルジーお気に入りの言葉たち。最初の頃はその言葉の持つ深い意味が理解できなかった。立ちポーズの時、グルジーが足を指し、「brainはここに在るって言わなかった？」「brainは頭の中に在るんじゃなかったの…」不思議そうにルームメイトたちの顔をのぞきこむ私に、アメリカ人の友は言った。「アイアンガー語なのだから、見て感じて、やるしかない」と。結論はJust do it！であった。もし、あの頃に本書のような微に入り細にわたる教本があったなら、どんなに楽だっただろうか。そう考えるだけで、この本にめぐりあい、最初から正確にヨガを実践できる人たちの何と幸せなことだろう。これが冒頭、私が『秘伝書』と述べた所以である。グルジーいわく、“A good book is better than a bad teacher.”(良書は悪い教師に勝る)——と。これはビジネスにいそしむヨガ教師を揶揄して述べた言葉だが、この本は単にヨガの詳しいメソッドを収めた専門書というだけではなく、グルジーが珠玉の金言を散りばめ、弟子たちのために書き記した、愛情溢れる伝書でもあることを付け加えておきたい。

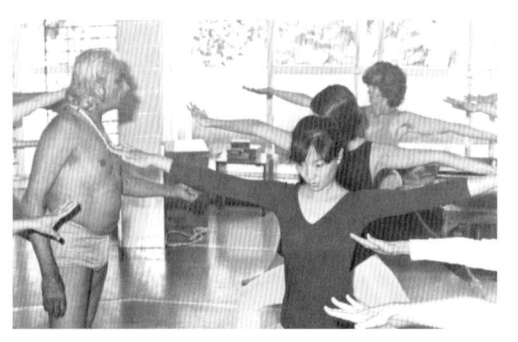

最後に、日本語訳にあたり、ともに取り組んだ相澤三千代先生(大阪)、アイアンガーヨガを愛する生徒たちのご協力に心から感謝したい。また、この本の出版に際して、アイアンガー導師が大変喜ばれたことが私たちにとって何よりも大きな励ましであったことを付記させていただきたいと思う。

どうか本書が皆さまにとって良い出会いとなりますように——。

Iyengar Yoga

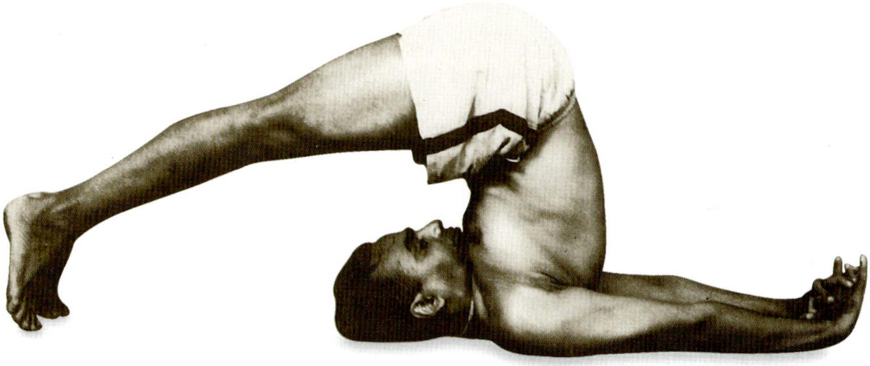

B.K.S. IYENGAR

Project Editor: Ranjana Sengupta

Project Designer: Aparna Sharma

Editors: Dipali Singh, Sheema Mookherjee, Larissa Sayers

Designers: Ankita Saha, Nikki Duggal

DTP Designer: Sunil Sharma, Pankaj Sharma, Harish Aggarwal

Managing Editor: Prita Maitra

Managing Editor (UK): Penny Warren

Managing Art Editor: Shuka Jain

Managing Art Editor (UK): Marianne Markham

B. K. S. Iyengar would like to thank: Dr Geeta S. Iyengar for her contribution to editing the script and assisting with the photography; Parth Amin; for his ideas, and perseverance in completing the book; Prof. R. N. Kulhali, for drafting and compiling the Yoga text; Zarina Kolah, Yoga Consultant, for her help in compiling the text and liaising with the DK editorial team; Harminder Singh for the photography; and models Roshen Amin, Leslie Peters, Ali Dashti, and Jawahar Bangera.

First published in Great Britain in 2006

by Dorling Kindersley Limited,

80 Strand, London WC2R ORL

Penguin Group (UK)

Japanese translation rights arranged with Collins & Brown Limited,

London through Tuttle-Mori Agency, Inc., Tokyo.

目次

まえがき ……6

第1章—ヨガとは ……8

ヨガの目的……10
ヨガの意味 ……14
健康への道 ……16
ポーズの効果 ……17
ヨガとフィットネス……18
ヨガとストレス ……20

第2章—ヨガの哲学 ……22

アサナの哲学 ……24
心の状態 ……26
ヨガの8段階……29
プラナヤーマ ……32
チャクラ ……35
グルとヨギ ……38

第3章—アサナとは ……40

基本のポーズ ……42
立位のポーズ ……46
ターダアサナ
—直立のポーズ— ……48
ウッティタ・トゥリコーナアサナ
—三角形のポーズ— ……50
ウィーラバッドゥラアサナII
—英雄に捧げるポーズII—……56
ウッティタ・パールシュワコーナアサナ
—横角度に伸ばすポーズ— ……60
パールシュヴォッターナアサナ
—横立ち前屈のポーズ— ……64
アドー・ムカ・シュワーナアサナ
—犬のポーズ— ……68
ウッターナアサナ
—立ち前屈のポーズ— ……72
ウィーラバッドゥラアサナI
—英雄に捧げるポーズI—……76

座位のポーズ ……80
ダンダアサナ
—杖のポーズ— ……82
ウィーラアサナ
—割り座のポーズ— ……84
バッダコーナアサナ
—合せきのポーズ— ……88

前屈のポーズ ……92
ジャーヌ・シールシャアサナ
—頭を膝につけるポーズ— ……94
トゥリアンガ・ムカイカパーダ・パスチモッターナアサナ
—割り座で前屈するポーズ—……98
パスチモッターナアサナ
—前屈のポーズ— ……102

ねじりのポーズ ……106
バラドゥワージャアサナ
—やさしいねじりのポーズ—……108
マリィッチャアサナ
—膝を立ててねじるポーズ— ……112

逆位のポーズ ……116
サーランバ・シールシャアサナ
—頭立ちのポーズ— ……118
サーランバ・サルワーンガアサナ
—肩立ちのポーズ— ……124
ハラアサナ
—鋤のポーズ— ……130

後屈のポーズ ……134
ウッシュトラアサナ
—ラクダのポーズ— ……136
ウールドゥワ・ダヌラアサナ
—弓のポーズ— ……140

仰向けのポーズ ……144
スプタ・ウィーラアサナ
—仰向け割り座のポーズ— ……146
シャヴァアサナ
—屍のポーズ— ……150

用語解説 ……154
ポーズの名前 ……155
索引 ……156

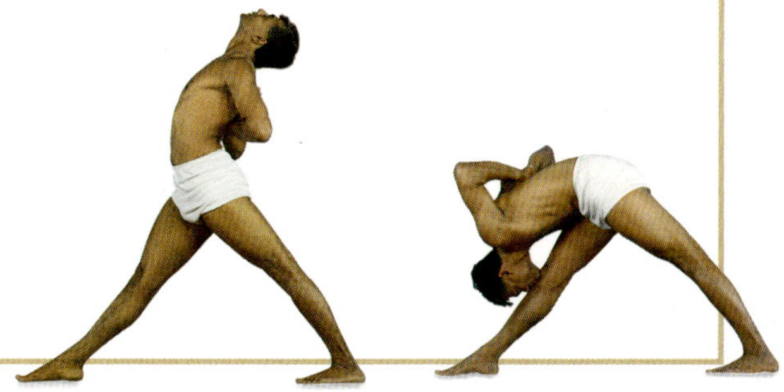

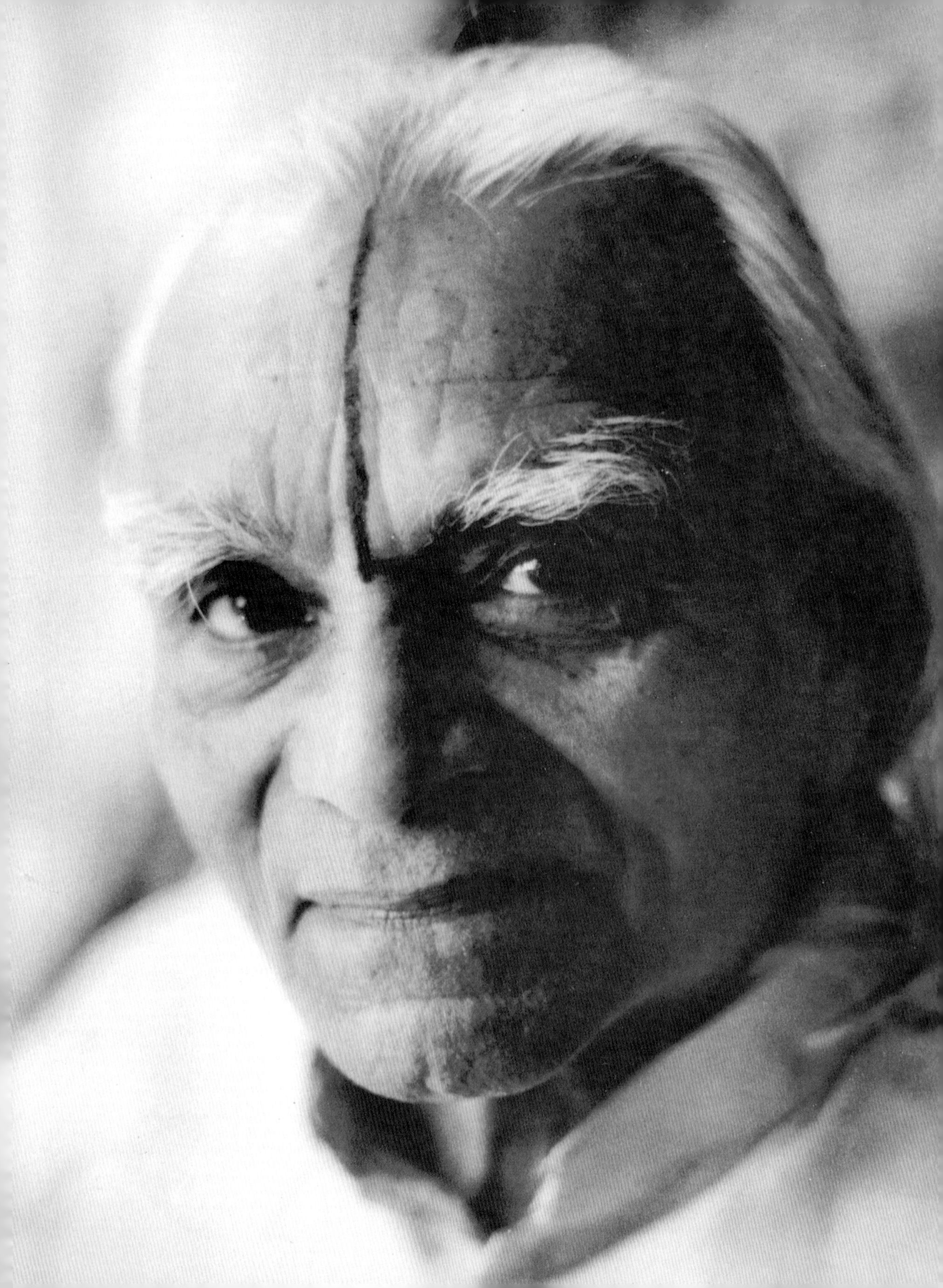

まえがき

Yogacharya B.K.S. Iyengar

ヨガは万人ためにある。本書で取り上げるアサナを実践するのに、専門家である必要も、健康の頂点を究めた人である必要もないのだ。

現代生活のストレスが肉体的な苦痛や病気をもたらすことがあるが、それは物質的な成功を追い求める競争の中で、自身の健康維持がないがしろにされるためである。またこうしたストレスは、不安や孤独感、無力感などといった精神的な苦痛をもたらすこともある。

ヨガにはこれら精神・肉体両面の統合をうながすとともに、内面と外面のバランスがとれる――ヨガで言う「正姿勢」alignmentの――感覚をつちかう働きがある。真の正姿勢とは、内的な気づきが身体のあらゆる細胞や繊維に行きわたることだからだ。

私は70年にわたるヨガの指導と実践を通じて、ヨガの生徒のなかにはヨガの身体面にしか注意をはらわない者がいるのを見てきた。こうした生徒のヨガは急流か早瀬のようなもので、でんぐり返ったり崩れ落ちたりと、深みや方向性に欠けることが多い。

一方、ヨガに対してより誠実に取り組む生徒は、ヨガの心理的・精神的側面にも気を配るので、そのヨガの姿はゆったりと流れる大河、周囲に潤いと豊かさをもたらす大いなる川のようである。

人は同じ川に二度、足を踏み入れることはできない――つまり、川に足を踏み入れるたびに、その川（の水）は新しくなっている――と喝破した古人（万物流転を説いた古代ギリシャの哲学者ヘラクレイトスのこと）になぞらえて言うなら、ヨガで行われるどのアサナも、私たちが一つ一つ行うごとに、生命力は再活性化され、新たなエネルギーが吹き込まれるということだ。

本書では技法面に重点を置いているので、初心者であっても最大の効果を得るアサナの練習法を深く理解することができるはずである。また、習熟度に違いのある生徒でも、いくつかの簡単な道具を使えば、過度な緊張やケガを恐れることなく、徐々に強さや自信、柔軟性を築いていけるだろう。

さらに、本書に図示され説明されているヨガの技法は、特定の病気や障害のある人にも役立つだろう。継続的に練習することにより、身体の内的な強さや自然の抵抗力を高められると同時に、痛みが和らいで、問題の症状ではなくその根底にあるものと向き合うことが可能になるからだ。現在、代替療法が従来の療法よりも健康増進に効果があるという認識が世界中に高まっている。ヨガを通して人生を変えようと望むそうしたすべての人びとに、本書が役立つことを私はせつに願っている。

あなたがたすべてにヨガの恵みのあらんことを。

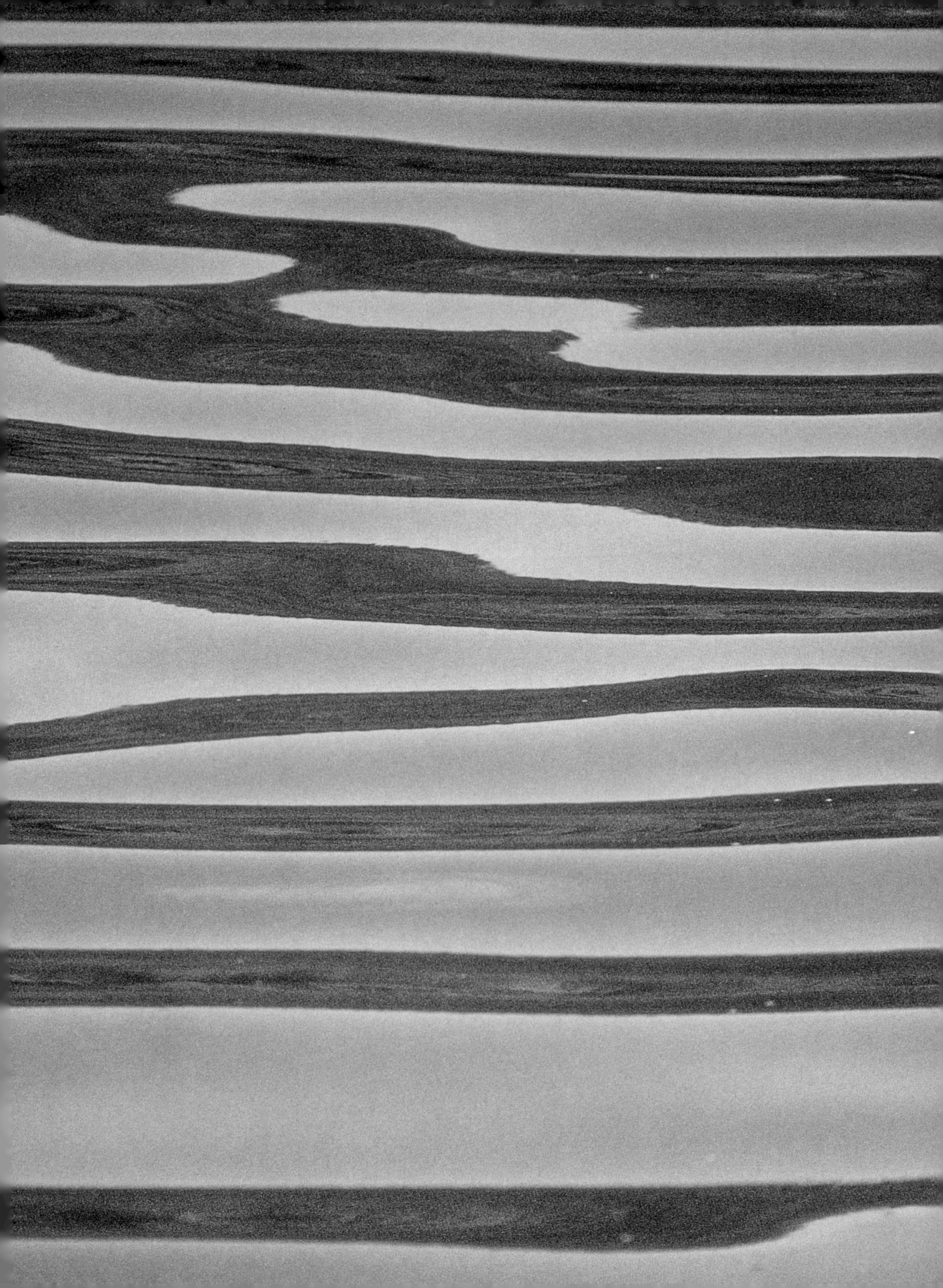

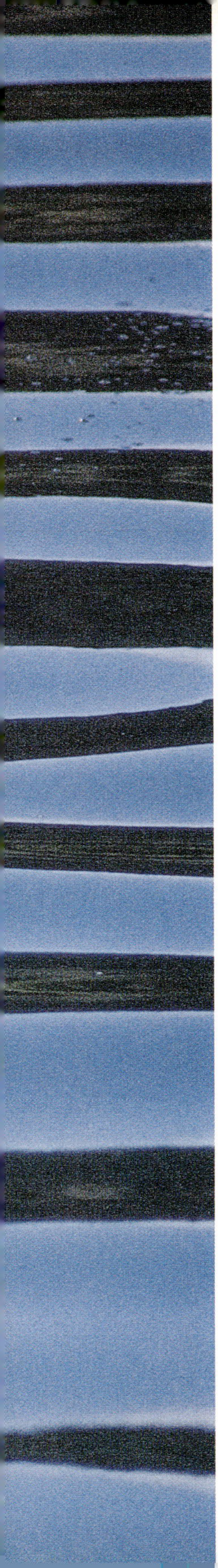

第1章

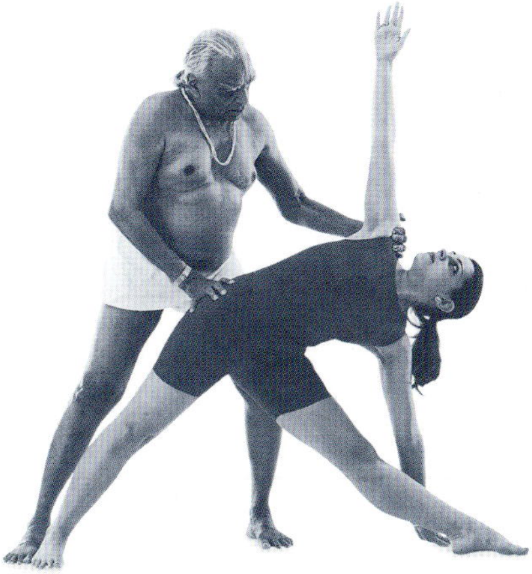

ヨガは一度灯すといつまでも
輝きを失わない光である
正しく実践すればするほど
明るさを増す

ヨガとは

ヨガの第一の目的はシンプルで安らいだ精神を回復させ、困惑や苦悩を取り除くことである。この穏やかな感覚はヨガのアサナやプラナヤーマの実践によって得られる。ヨガは筋肉や骨に負担がかかる他の運動と異なり、ゆるやかに身体を若返らせる。身体を回復させ、めまぐるしい現代生活から生じる否定的な気分を取り除く。ヨガの実践によって未来への希望が内に溢れてくる。完全なる健康と精神的充足への道のりのあらゆる障害を克服することが出来る。生まれ変わるのである。

ヨガの目的

**ヨガの実践は身体の限界を克服することを目指している。
そして、魂への内なる旅をすることが、人生の目標だとヨガは教える。
ヨガは目標とそこにたどり着く方法を示してくれるのである。**

身体と精神が完全に調和する時、我々は悟りに達する。悟りへの道を妨げるものが身体的、精神的な不調となって現れるのだとヨガは教える。身体の状態が完全でなければ精神的なバランスが崩れるが、これをサンスクリット語でチッタヴルッティという。ヨガのアサナ（ポーズ）はヴヤーディー（身体的な病）を治し、アンガメージャトゥワ（身体の不安定）を調整する。シュワーサ・プラジュワーサ（不正呼吸）はストレスの兆候だが、ヨガの練習で緩和される。アサナは全身を強化する。骨、筋肉を強化、姿勢を矯正、呼吸を改善、活力を増進する。身体の健康が精神を強く、そして穏やかにする。

アサナとプラナヤーマ

アサナの練習は身体を浄化する。金細工師が金を火の中で熱して不純物を取り除くように、アサナは新鮮な血液の循環を促進し、不規則な生活、不健康な習慣、悪い姿勢から生じた病気や毒素を体内から一掃する。アサナの基本的な動きである伸ばし、捻り、前屈・後屈、逆位を定期的に練習することで、体力と活力が回復する。アサナは、プラナヤーマ（呼吸のコントロール）と共に、身体的、生理的、心理的不調を改善する。ストレスや病気に対して大きな効果がある。アサナの実践は数々の病気に効果があるが、その中には骨関節症、低血圧、高血圧、糖尿、喘息、拒食症がある。

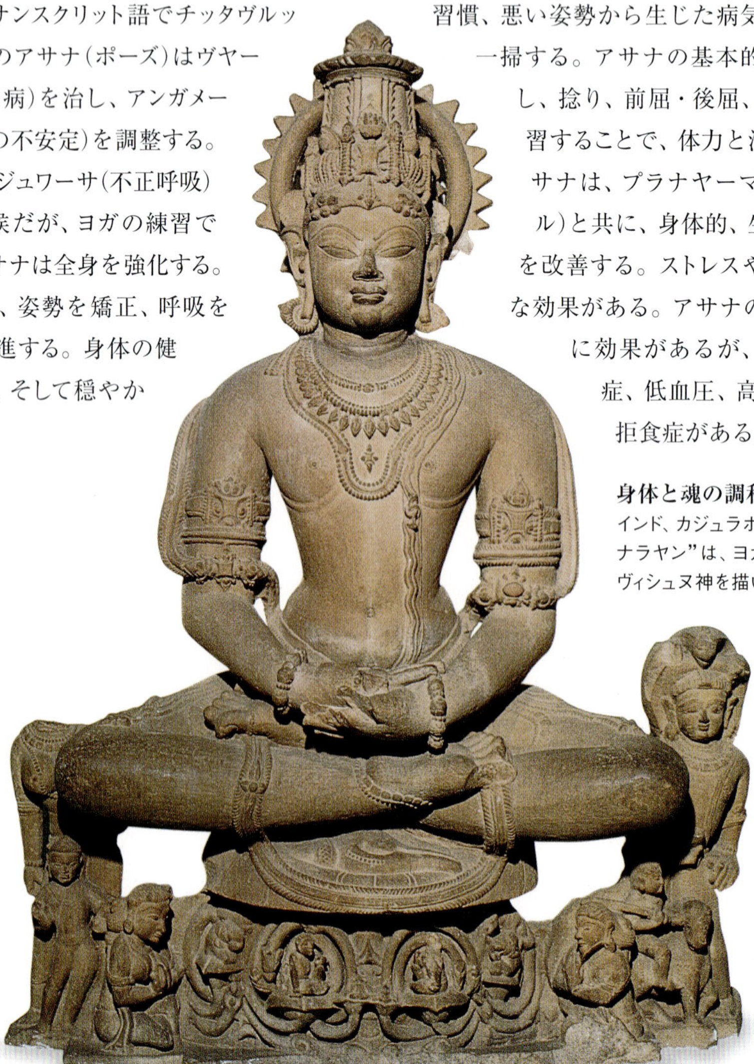

身体と魂の調和
インド、カジュラホ、10世紀作の像“ヨガ・ナラヤン”は、ヨガ的な静寂の状態にあるヴィシュヌ神を描いている。

心と身体

身体と心は常に影響し合っている。ヨガの科学は身体と心の間に境界線を引かず、両者を1つの統合された存在として捉える。日常生活のめまぐるしさは身体と心にストレスをもたらす。その結果、不安、憂鬱、苛立ち、怒りが生じる。ヨガアサナは一見、身体面だけに対応しているようだが、実際は脳内の化学物質のバランスに影響を与え、ひいては精神状態を改善する。

2千年前、聖賢パタンジャリがヨガ・スートラの中で、この完全なバランスを妨げるものの概要を述べている。正確な年代は歴史家の間で意見が分かれるが、このヨガの哲学と実践に関するスートラ(警句)は紀元前300年～紀元300年の間に編纂され、その集大成はパタンジャリ・ヨガ・ダルシャナと称された。ヨガ・スートラの最終章サマーディ・パダ　で、パタンジャリは苦痛の根本原因である異常について論じている。パタンジャリによれば、ヴヤーディー(身体的な病)が感情的な混乱を生み出すのである。この両方に取り組むのがヨガである。

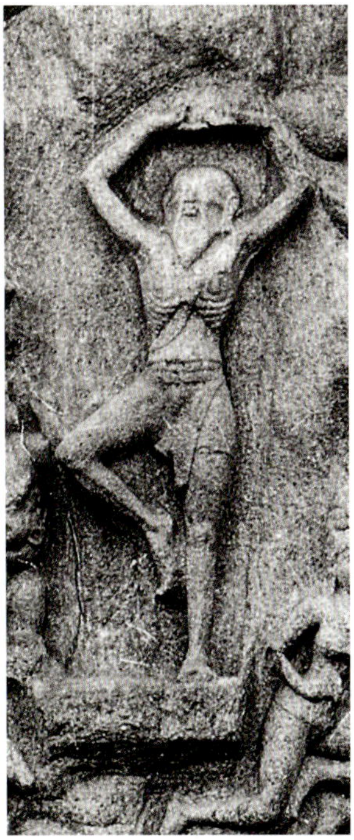

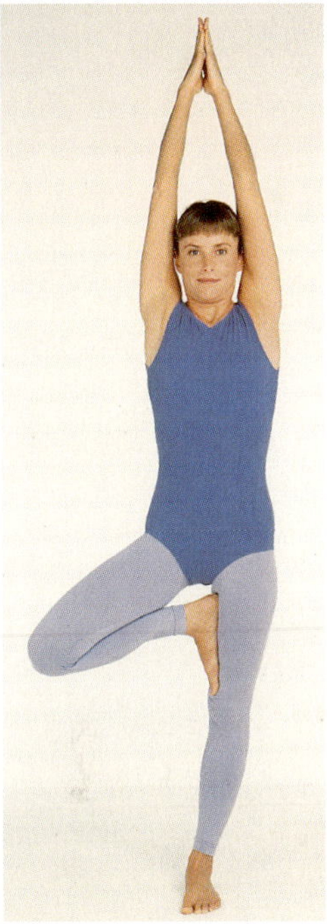

時代を超えた伝統
インド、マハバリプラム、4世紀作の像(左)とこの現代女性は、古典的な動きの中には不変のものがあることを示している。

ヨガの練習が済むと、
心は静寂になり穏やかになる

今日でも、多くの人々がヨガの道に入る主な理由の一つは、痛みの緩和である。ヨガアサナはまた身体の特定の部分を動かして、心を穏やかにリラックスさせる。例えば逆位のアサナは、脳を鎮静すると同時に活気づける。これらのアサナは、新鮮な血液を送り込んで脳を覚醒しつつリラックスさせ、生命維持に絶対必要な器官や腺を活性化する。

ヨガには神経を鎮める独特の力がある。神経は、生理的な体と心理的な体の媒体として機能している(p.42参照)。ヨガの実践は、身体をリラックスさせ心を穏やかにする総体的な効果がある。

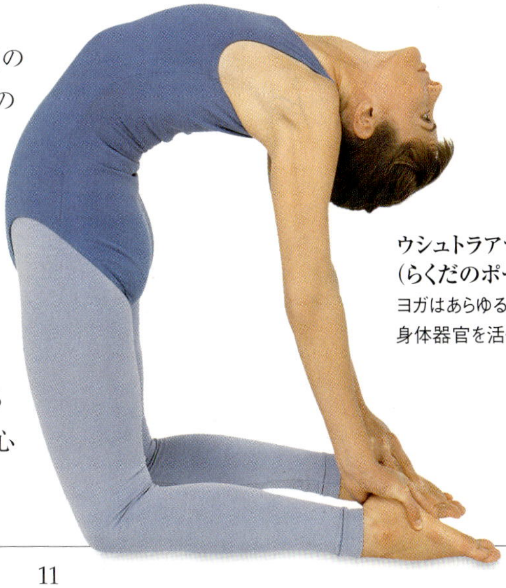

ウシュトラアサナ
(らくだのポーズ)
ヨガはあらゆる筋肉、骨、身体器官を活性化する。

ヨガの段階

ヨガの第一の目的は、無垢な心、安らぎ、自制心を取り戻し、混乱や苦悩から解放することである。この無垢な心、秩序感覚、平静さは、アサナとプラナヤーマの実践によってもたらされる。ヨガアサナは身体、心、知性、そして最終的に自我を4段階に分けて統合する。第1段階のアーランバワスタは、身体レベルでの実践である。第2段階のガタワスタでは、精神が身体と調和して動くことを学ぶ。第3段階のパリチャワスタでは、知性と身体が一体化する。最終段階のニスパッティアワスタは、完全なる状態である（P42参照）。

これらの各段階を通して、生徒の中に精神的な認識が生まれる。ドゥフカ（苦痛）は消え去り、シンプルで平和な生き方が実現される。

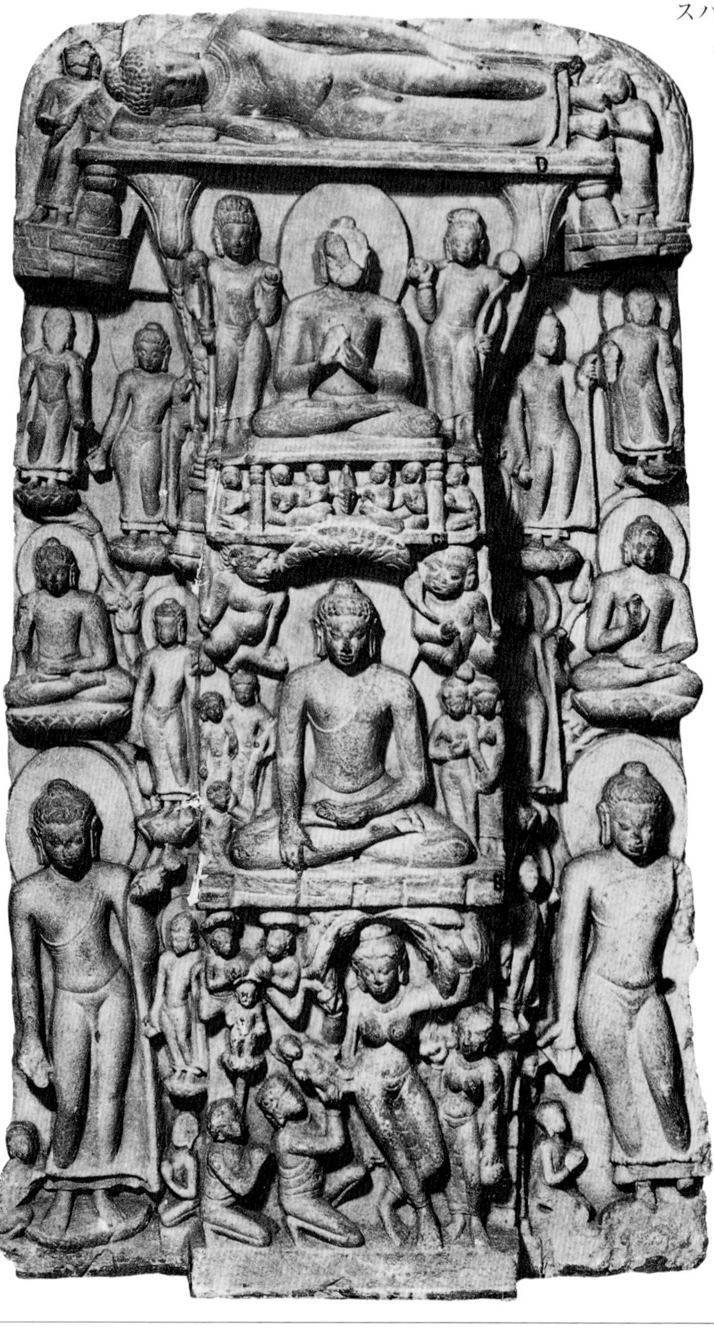

ヨガは心の空しさを埋める

今日の世界は物質主義が他を圧倒しており、我々は人生に精神的な空虚さを感じるようになった。現代人のライフスタイルは非常に複雑で、自分自身の行動がストレスを招く結果になることが多い。我々の存在そのものが不毛で無意味に感じられる。暮らしや人間関係の中で精神面が欠落している。そこで多くの思慮深い人達は、心の慰め、インスピレーション、平安、幸福は外界からではなく、内側から来るものだと悟るようになった。

悟りへの
それぞれの段階における仏陀

インド、サルナース、5世紀作のフリーズ（小壁）は、仏陀の生涯を決定づける出来事を描いている。（下から）母の腰から誕生した仏陀、ブッダガヤにて悟りを開く仏陀、弟子達に説教する仏陀、昇天する仏陀。

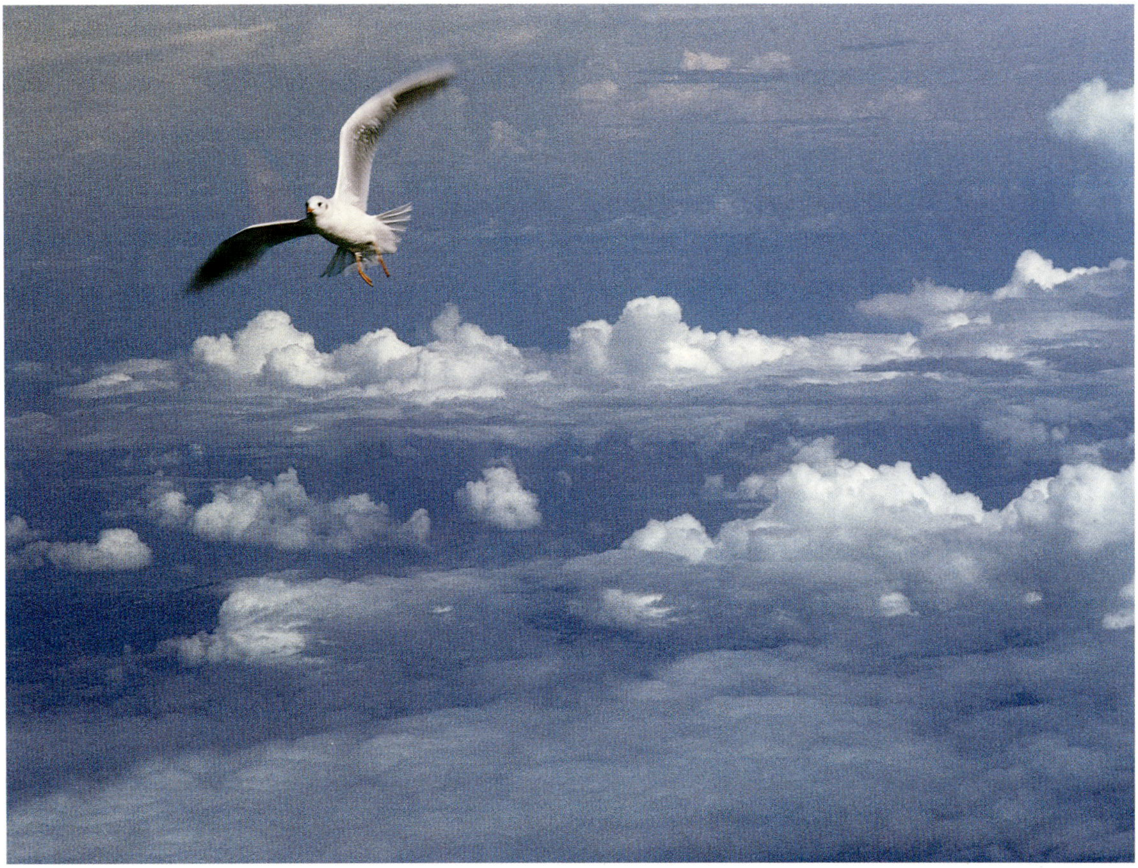

ヨガはあなたを解放する
ヨガを実践する時、あなたの精神は解き放たれ、自由になる。

自由なるヨガ

ヨガの効果は身体的なものだけに限らない。アサナを正しく練習すれば、身体面と精神面の境界に橋を架けることが出来る。時々我々は苦痛、疲労、疑念、混乱、無関心、怠惰、自己欺瞞、絶望感などに襲われるが、ヨガはそれをくい止める。ヨガ的な精神はこのようなマイナスの感情を全く否定し、完全な自己解放を目指して航海の荒波を乗り越えようとするのである。一度ヨガの真摯な実践者になれば、こんな消極的で惨めな精神状態に苦しめられることもなくなる。

ヨガはあなたの人生を照らす。真剣に心から実践していけば、ヨガの光は人生のあらゆる面に広がっていく。定期的に練習することで、自分自身と自身の目標を新たな観点から見つめることが出来るようになる。安定した精神と健康の障害になるものを取り除くことができるようになる。このようにヨガは、全ての人の究極の目標である解放と悟りに到達する助けとなるだろう。

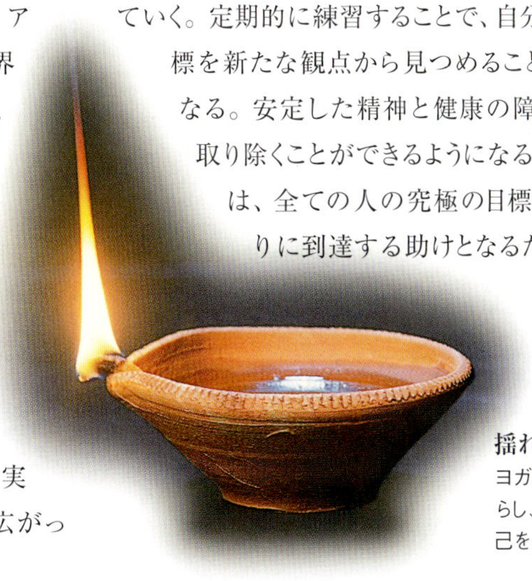

揺れない炎
ヨガはあなたの人生を照らし、新たな光の中で、自己を見出す手助けをする。

ヨガの意味

**ヨガは身体と精神と魂の、極めて繊細な科学に基づいた古来の技術である。
ヨガを長く実践していけば、
やがて周囲との一体感と安らぎが得られるようになる。**

大抵の人は、ヨガの練習が身体を強く柔軟にするということを知っている。また、ヨガによって呼吸器系、循環器系、消化器系、ホルモン系の機能が向上することもよく知られている。さらに情緒を安定させ心を澄みきった状態にするが、これはヨガの究極の目的であるサマーディ(悟り)への旅の始まりにすぎないのである。

2千年前に、古代の聖賢たちは人間の有り様について瞑想したが、悟りへの4つの方法の概要を述べている。それらは、求道者が現実と非現実の違いを識別することを学ぶニヤーナ・マールガ(知識の道)、報われることを求めないカルマ・マールが(無私の奉仕の道)、バクティ・マールガ(愛と献身の道)、最後にヨガ・マールガ(心と行動がコントロールされた道)である。これらは全て1つの目標サマーディへ至る道である。“ヨガ”という言葉は、「結び合わせる」「繋ぎ合わせる」という意味のサンスクリット語の語根“ユジュ”から来ている。派生的な語義に「意識を集中する」「用いる」がある。哲学的な言葉では、ジーワットゥマー(個々の自我)とパラマートゥマー(宇宙の真髄)の一体化がヨガである。この一体化によって純粋で完璧な状態の意識がもたらされ、そこには、「我」という感覚は全く存在しない。この一体化の前に、身体と心の一体化、そして心と自我の一体化がある。従ってヨガは、身体、感覚器官、心、知性を自我と統合する強力な内なる体験なのである。聖賢パタンジャリはヨガの達人であり、その魂は完全なる進化を遂げた。しかし、この偉大な思索家は平凡な人間の喜びや悲しみに感情移入できる人であった。彼やその他の古代の聖賢たちは、誰もが自己の潜在能力を完全に実現できる方法を熟考し、『196のヨガ・スートラ』の中で概要を表している。

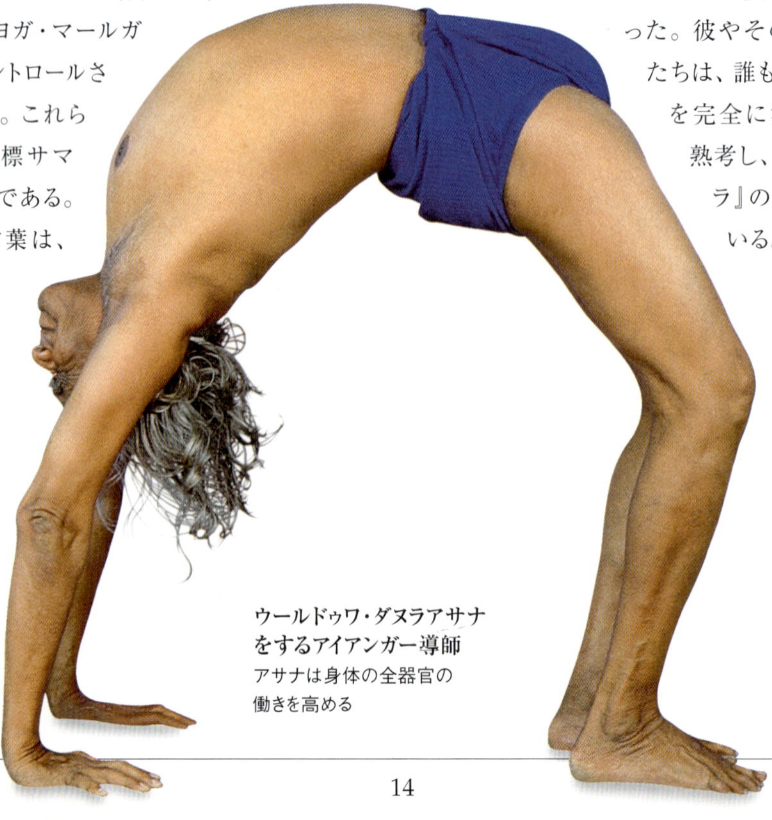

ウールドゥワ・ダヌラアサナをするアイアンガー導師
アサナは身体の全器官の働きを高める

ヨガによって達成できること

パタンジャリによると、ヨガの目的は矛盾する衝動と思考の混乱を鎮めることである。思考や衝動は我々の心が為すことであり、当然ながらアスミター(自己中心的)になりがちである。ここから先入観や偏見が生じ、日常生活における痛みや苦痛になっていく。ヨガの科学は、心と頭脳という二つの分野の中心に知性を位置付ける。心の知性は「根本精神」と呼ばれることもあるが、アハンカーラ(誤ったプライド)を抱かせる動因であり、頭脳の知性をかき乱して心身に動揺を生じさせる。

パタンジャリはこれらの苦しみを次のように記している。ヴヤーディー(身体的な病気)、スティヤーナ(無気力)、サムシャヤ(疑念)、プラマーダ(無関心)、アーラシャ(怠慢)、アヴィラティ(肉欲)、バランティ・ダルシャナ(誤った知識)、アラブダ・ブーミカトゥワ(不調)、アンガメージャトゥワ(身体の不安定)、シュワーサ・プラシュワーサ(不安定な呼吸)、唯一ヨガがこれらの苦しみを根絶し、精神、感情、知性、理性を統制できるのである。

アシュターンガ・ヨガ

ヨガはまた、アシュターンガ・ヨガとして知られている。アシュターンガは“8支(段階)”(p.29参照)という意味で、三つの修業に分けられる。バヒランガ・サーダナという修練は、ヤマ(倫理的原則)、ニヤマ(克己)という形をとる倫理実践と、アサナ、プラナヤーマという形をとる身体的実践から成る。

第二の修業アンタランガ・サーダナは、プラナヤーマとプラティヤーハラ(とらわれない精神)によって成熟に達する情緒的、精神的な修業である。最後にアンタラートゥマー・サーダナは、ダラーナ、ディヤーナ、サマーディ(p.29参照)を行うことで、魂の探求を成就させる。

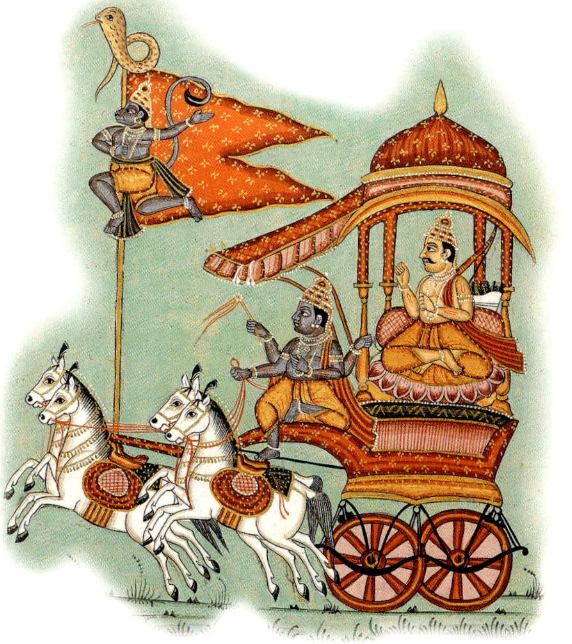

戦士アルジュナの戦車を御すクリシュナ神
彼らの対話は、ヨガ哲学の主要な出典である『バガヴァドゥ・ギーター』の中で語られている。

この霊的な探求では、身体の役割を忘れてはならない。紀元前400〜紀元300年に編纂された古代の聖典『カトパニシャド』は、身体を戦車に、感覚器官を馬に、心を手綱に譬えている。知力は戦車の御者であり、魂は戦車に乗る主人である。もしも戦車か馬か手綱か御者に間違いが起これば、戦車と御者は災難に遭うことになり、戦車の主人も同様であろう。

しかしながら『ヨガ・スートラ11. 28』で、パタンジャリは次のように記している。「ヨガの実践は心身の不純なものを破壊し、知恵と成熟した知性が心の奥から四方に広がって、身体、感覚器官、精神、知性、意識と調和しながら機能するのである。」

ヨガがめざすのは、相反する
衝動の混乱を鎮めることにある

健康への道

健康は身体の各部と心の間に完璧なコミュニケーションがあり、各細胞が互いに密接に関わっている時に実現する。ヨガは本質的に精神面の科学であるが、身体にも感情面においても幸福感をもたらすものである。

健康とは単に病気をしないということではない。健康であるためには、関節、筋肉、細胞、細胞組織、神経、腺、身体の各系統が全て完全なバランスを保ち、調和している状態でなければならない。

健康とは、身体と心と知性と魂が完全に均衡がとれている状態である。

健康は流れる川の水のように常に新鮮で純粋であり、流動的なものである。人間は、知覚器官と機能器官、心、知性、深層意識、超自我が組み合わされてできている。ヨガの実践はこの一つ一つに働きかける。

ヨガアサナは生命エネルギーを均等に配分し、心を穏やかにする。ヨガの実践者は、その人の生活をとりまく境遇、状況、環境を自分達がコントロールし、振り回される側ではなく主《あるじ》として人生に向き合う。

アサナは、呼吸器系、循環器系、神経系、ホルモン系、消化器系、排泄系、生殖器系が完全にバランスを保つようにする。バランスのとれた身体は、心の平安をもたらし、知性をより明晰にする。

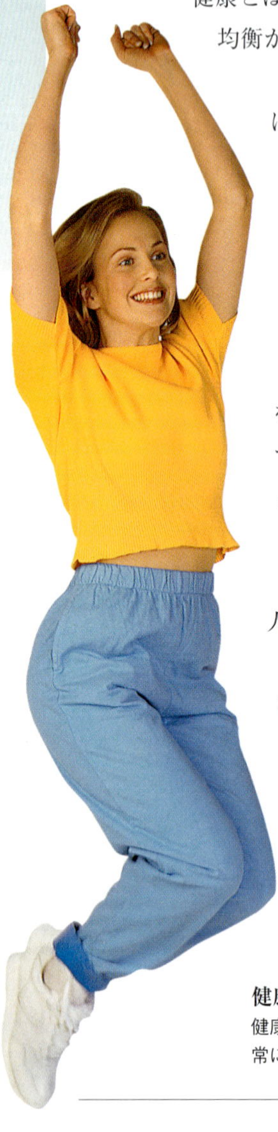

健康
健康な身体は、流れる川の水のように常に新鮮で純粋である。

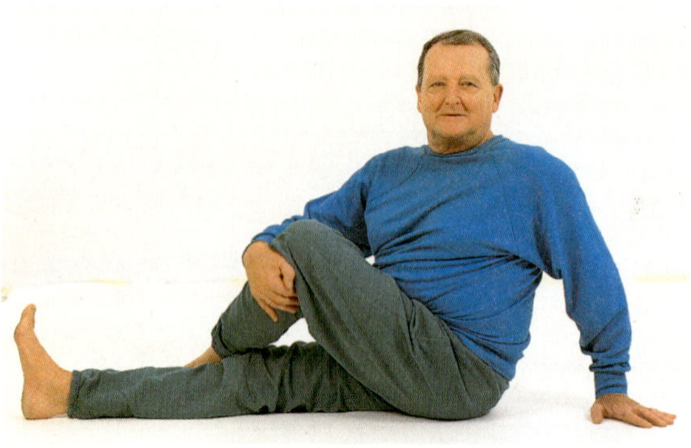

ヨガはすべての人のために
年齢や体調の如何にかかわらず、あらゆる体質に合うように、アサナがある。

身体と心の調和

アサナは個人の固有の体質と健康状態に応じて、それぞれの必要とするものを満たす。垂直、水平、回転の動きがあり、それらが血液を身体の最も必要とする部分へ送り込んでその器官にエネルギーを供給する。ヨガでは細胞の一つ一つに注意を払い、新鮮な血液を供給して円滑に機能するようにする。

心は本来活発で動的であり、魂は聡明なものである。しかし、不健康な身体には無気力で鈍く沈滞した心が宿ることが多い。そこでヨガの実践が、身体から不活発さを取り除き、活気のある心の状態へと導く。最終的に、身体と心のどちらもが啓発された自我のレベルに達する。

ヨガの実践は、物の感じ方に刺激を与えて変化させ、不安を勇気に、優柔不断や誤った判断を明確な決断力に、情緒不安定を自信と精神的安定に変える。

ポーズの効果

アサナは三つの人間の基本的な姿勢──立つ、座る、横たわるという動きに基づいている。しかし、それらは機械的に一連の動きとして行うものではない。もしポーズを正しく実践しようとするならば、それぞれのアサナが持つ理論を自己のものとして理解しなければならない。

アサナというサンスクリット語は、「ポーズ」と翻訳されたり「体位」と翻訳されたりする。どちらの訳も完全に正確とは云えない。二つとも、アサナのそれぞれの動きを特徴づける考え方や意識の要素を伝えていないからである。アサナの最終のポーズは、充分に“気づき”と“知性”が行きわたり、身体のすべての部位が正しい位置にある時に完成する。

これを達成するためには、アサナの構造を徹底的に考えなければならない。所定の動きの中で、自分の身体の各部分、特に四肢を、どのように調整、配置するかを思い浮かべて、基本的なポイントを理解する。

次に、身体の左右のバランスを確認しながら、どの器官、筋肉、骨、関節にも過度の負担がかかっていない状態で、身体の形をアサナの構造に適合させていく。

アサナの実践の重要性

ヨガの実践は全身にすばらしい効果をもたらす。筋肉、靱帯、関節、神経、各組織を強化するだけではなく、すべての身体器官の円滑な機能と健康を維持する。アサナは心身をリラックスさせ、疲労や体力の低下を回復させ、日常生活のストレスを解消する。また、代謝、リンパ液の循環、ホルモンの分泌を高め、体内の化学物質のバランスを整える。

最終のポーズが完璧に気持ちよくできるようになるまで練習することが大切である。その時初めて、そのアサナの恩恵を十分に受けることができる。聖賢パタンジャリは『ヨガ・スートラ11. 47』で、次のように記している。「アサナは、それを行う努力が努力でなくなり、内なる神性に到達したとき完成する」

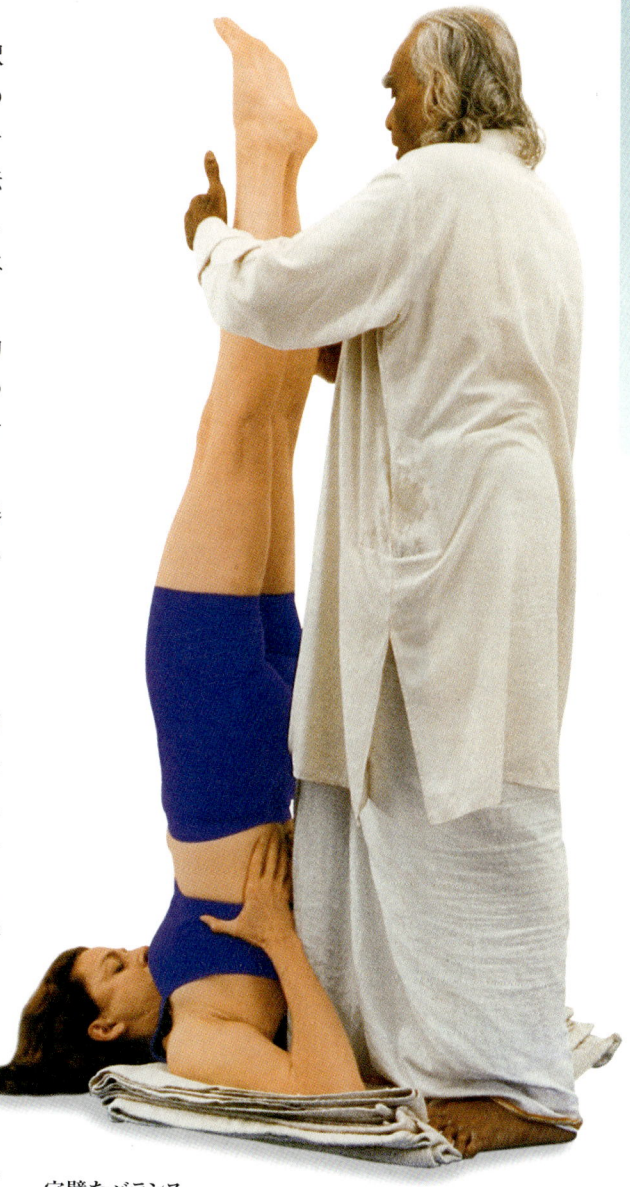

完璧なバランス
サーランバ・サルワーンガアサナをしている生徒をサポートするアイアンガー導師

ヨガとフィットネス

運動には競技タイプのものが多い。ヨガは競うものではないが、やはり挑戦的なものだ。自分自身の意志力に対する挑戦である。自身とその肉体との競合である。

運動は普通、激しく速い身体の動きを必要とし、無理、緊張、疲労を生じがちな反復動作を伴う。

これに対してヨガは、身体、感覚、心、知性、意識、そして正しい判断力をもたらす。アサナの真髄は安定した動きであり、単動作をこなしていくというプロセスではなく、終わった後、穏やかな充足感が得られる。

大部分の病気は、脳内の不安定さと身体の行動パターンの変動の不規則によって引き起こされる。ヨガの練習では、脳は穏やかで感覚器官は落ち着き、知覚は変化し、そこから何事もとらわれない安らかな気分が生じる。ヨガの生徒は練習を重ねて、脳を客観的に、身体を主観的に見なすことを学ぶ。エネルギーは脳から身体の他の部分に放散される。そこで脳と身体は共に機能し、エネルギーは双方に均等に行き渡る。そのためヨガは、サルワーンガ・サーダナ（全人的実践）と云われるのである。他のどんな運動も、これほど完全に精神と自我と身体が関わり、総合的向上と調和をもたらすことはない。他の形態の運動は、身体の特定の部位に対処するだけである。そのような形態はアンガバガ・サーダナ（身体運動）と云う。

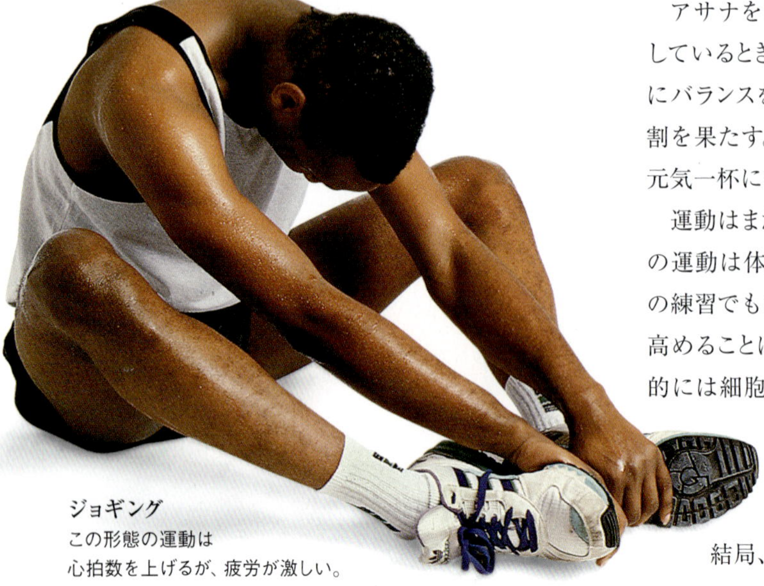

ジョギング
この形態の運動は
心拍数を上げるが、疲労が激しい。

身体を活性化する運動

ヨガアサナは身体を活性化する運動であるが、それに対して他の耐久性の運動は刺激を与えるものである。たとえば、ジョギングは心臓を活気づけると医療の専門家は主張している。実際には、ジョギングをした人の心拍数は増えるが、心臓にエネルギーを与え、活性化するというヨガ的な感覚の刺激を与えるわけではない。

また、ヨガの後屈のポーズはジョギングよりも身体的にきついが、心拍は規則正しく安定している。

アサナをしても息切れすることはない。ヨガを練習しているとき、心と身体のあらゆる部分において完璧にバランスをとるために、力とエネルギーは別々の役割を果たす。このような活気を与える運動の後は再び元気一杯になり、新たにエネルギーが溢れてくる。

運動はまた極度に疲れることも多い。大部分の形態の運動は体力と耐久力が要求され、10～15分間程度の練習でも疲労感が残る。大抵の運動は神経機能を高めることによってエネルギーを増進させるが、最終的には細胞予備力と内分泌腺を消耗し尽くす。細胞の毒素が増え、循環は促進されるが他の器官系統を刺激し、脈拍数と血圧が上がるというマイナス面が避けられない。結局、心臓を酷使することになる。

運動選手のずば抜けた肺活量は、激しく肺を使うことによって達成されたものであり、肺の健康を維持するための助けにはならない。さらにジョギング、テニス、サッカーのような一般的なスポーツの動きは、骨や関節、靱帯のケガを繰り返しやすい。

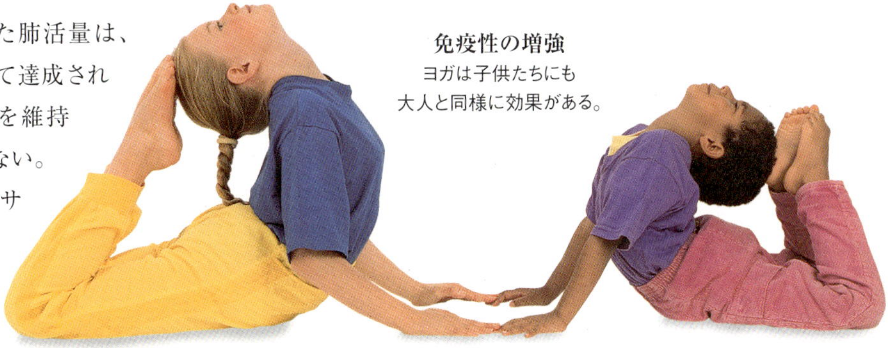

免疫性の増強
ヨガは子供たちにも大人と同様に効果がある。

このような形態の運動は、骨格と筋肉組織を動かして鍛えるものである。それ以上の領域には届かない。けれどもアサナは身体の各層に浸透し、最終的に意識そのものに到達する。伸ばしたり捻ったり曲げたりする時でさえ、身体も心もリラックスした状態で出来るのはヨガだけである。

他の運動と異なり、ヨガは神経組織に順応性をもたせ、ストレスに耐えられる力をつける。大部分の形態の運動は、満足感をもたらすが身体にストレスも加える。ヨガは身体を回復させるが。それに対して他の運動は身体を疲弊させる。ヨガも同じように身体のすべての部分を精一杯使うが、どの部位も無理な使い方をすることはない。

他の運動では、その動きは一つまたはいくつかの部位に限定される。それらは反射運動であり、それを行う時に知力を必要としない。余分なエネルギーを消費しない限り、正確さや完璧さを追求する余地はないに等しい。

ヨガは何歳でも練習できる

年をとると関節が硬くなったり筋肉の張りがなくなるので、身体を勢いよく動かすような運動が難しくなる。例えはアイソメトリックス（壁、机など動かないものをじっと強く押すことによる筋肉強化トレーニング）などは、筋肉や関節を痛めたり、身体器官に負担をかけ機能低下につながるので、高齢者はしてはいけない。

ヨガの優れた点は年齢、性別、体調に関係なく、誰でも練習できるということである。

実際に、ヨガは特に中高年に効果がある。身体の回復力が低下し、病気に対する抵抗力が衰えてくる高年層にとって、ヨガは天の贈り物である。ヨガはエネルギーを生み出し、それを消散させない。若かった時代を懐かしむ代わりに、ヨガによって充実した健康な老後を期待することが出来る。

他の運動とは違い、ヨガは患部に免疫細胞を集中させ、免疫力を高める。古代の聖賢がヨガを予防科学であるだけでなく療法だと云ったのはこのためである。

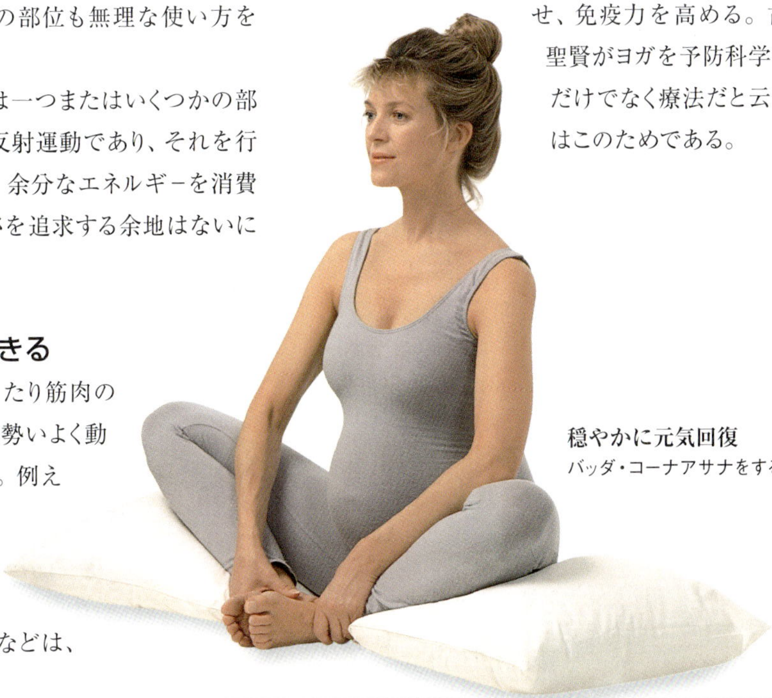

穏やかに元気回復
バッダ・コーナアサナをする妊婦。

ヨガとストレス

ヨガは人へのストレスの影響を最小限にとどめる。ヨガの科学では、アサナとプラナヤーマの定期的な練習によって神経組織が強化され、ストレスの多い状況にも前向きに対処できると考えられている。

緊張が長く続くと精神的にも肉体的にも病んでしまうのは、我々が皆経験していることである。これは現代だけの現象ではない。何世紀も前に書かれた『ヨガ・スートラ』の中で、聖賢パタンジャリは精神的な病の原因は、自尊心、精神的な無知、欲望、他人への憎悪、生への執着であるとしている。彼はこれらをクレサ（悲哀）と呼んだ。

ストレスの根源

科学とテクノロジーの進歩を通して、現代文明は数多くの分野で無知を克服してきたが、その技術的な成果に対するプライドは、行き過ぎた見当違いのものである。それによって多くの人が競争心と羨望を抱くようになった。切迫した財政問題、情緒不安、環境汚染、そして何よりも、世の中のスピードに翻弄されている感覚が日常のストレスを増やしている。

このすべての要因が身体に負担を与え、神経を緊張させ、精神に悪影響を及ぼす。疎外感や孤独に取りつかれるのはこんな時である。

これに対して人は日々のプレッシャーに対処するため、不自然な解消法に頼ろうとする。必死で心の慰めを探し求め、代用品としてアルコールや麻薬の濫用、摂食異常、不毛の異性関係などにすがる。けれども、これらの方法は一時的に気晴らしになったり、問題を忘れさせてくれるかもしれないが、不満やストレスの根源は解決されないまま残る。

ヨガは、あらゆるストレスから解放してくれるような奇跡的な療法ではないが、最小限にとどめることが出来る。現代生活の悩みは生命エネルギーの蓄えを消耗する。貯蔵庫である神経細胞の生命維持エネルギーを使うからである。これは最終的に我々の備蓄エネルギーを枯渇させ、心と身体の平衡を崩してしまう。

ヨガの科学では、神経は無意識層を統括していて、神経組織が強靱であればストレスの多い状況にさらに前向きに立ち向かえると考える。アサナによって血行が改善され、すべての体細胞に血液が行き渡り、神経細胞を生き返らせる。この流れが神経組織を強化し、ストレスに耐える力を増強するのである。

ヨガの規則正しい練習が、確固として着実に人生の嵐に立ち向かうことを可能にする

ストレスの解消

ヨガの科学によれば、横隔膜は心の知性の中枢であり、魂の窓口である。しかしストレスの多い状況下では息を吸ったり吐いたりする時、横隔膜が緊張していて形状を変えにくくなる。ヨガの運動は横隔膜の伸縮性を発達させるので、伸ばした時、知的、感情的、肉体的なストレスに充分対応できるようになる。

アサナとプラナヤーマの練習は身体、呼吸、心、知性の統合を助ける。アサナの練習中にゆっくり無理せず吐く息は、体細胞を沈静させ、顔の筋肉をリラックスさせ、知覚器官の眼、耳、鼻、舌、皮膚の緊張を取り除く。

脳は行動器官と常にコミュニケーションがあるが、この状態の時には、スーンニャ(空の状態)になり、すべての思考が静止する。そこで、侵入してくる恐れや不安が脳まで到達できなくなる。この能力が身に付けば、日々の活動を効率よくこなしていくことが出来る。大切な生命エネルギーを浪費することもない。知性は真に澄み切った状態になる。そして、心はストレスから解放され静けさと穏やかさで満たされる。

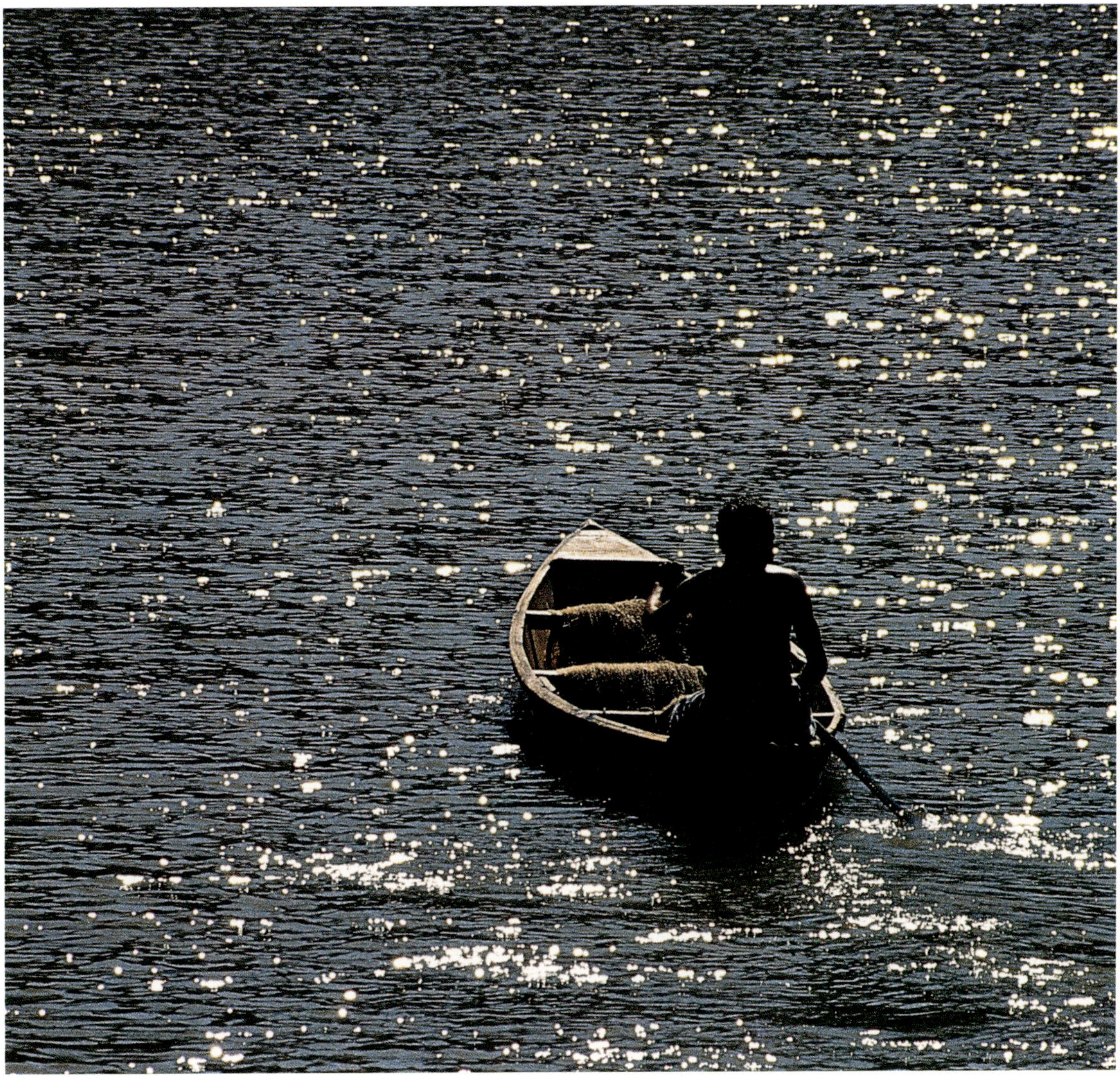

魂の行方

ヨガは、現代生活の心配を最小限にしてくれる。

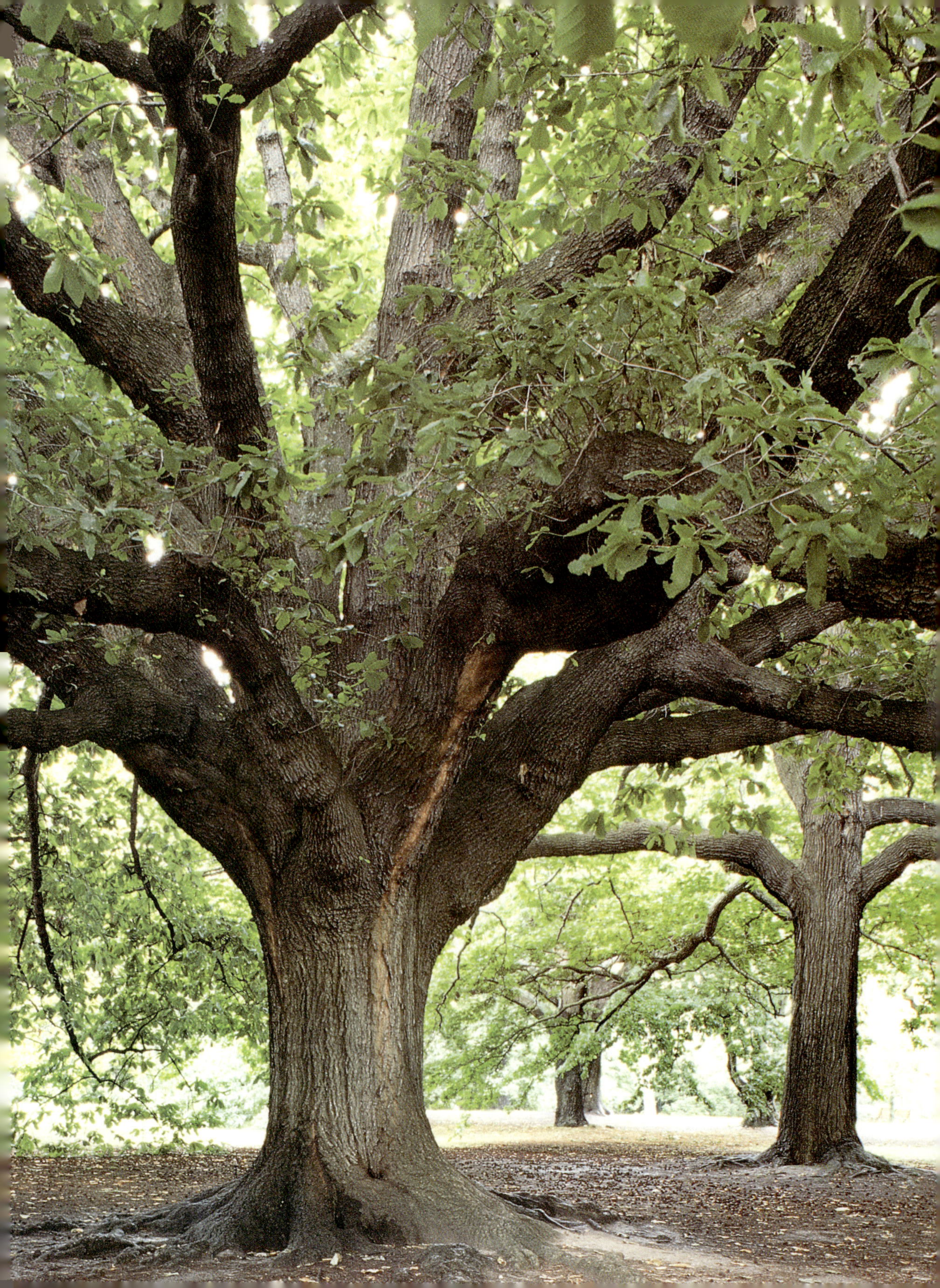

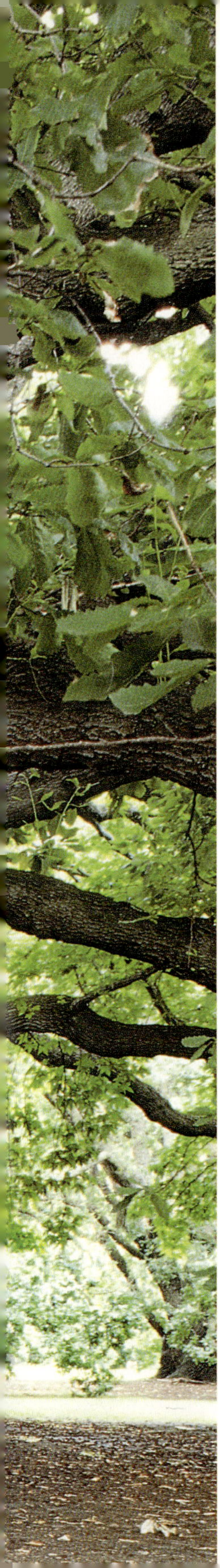

第2章

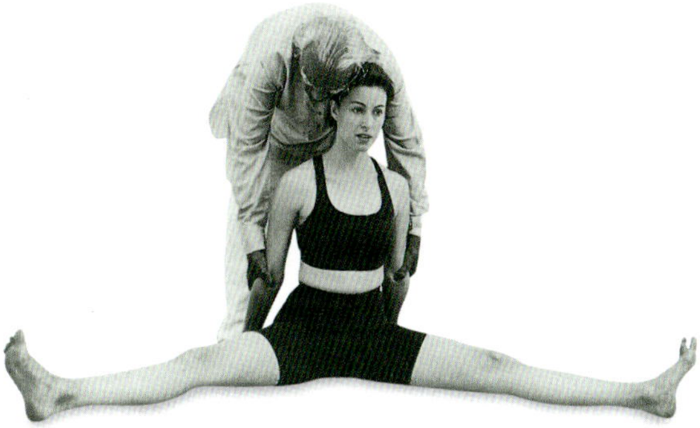

ヨガとは
独立した個と宇宙との
結合である

ヨガの哲学

ヨガは洗練された芸術であり、芸術家の能力を限界まで表現することを追求するものである。大部分の芸術家が絵筆やバイオリンなどの表現の手段を必要とするのに対し、ヨギに必要なものは自分の心と身体のみである。古代の聖賢たちはヨガを果樹と比較対照した。一粒の種から根が生え、幹と枝が成長し、葉が茂る。葉は樹全体に生命を与えるエネルギーをもたらし、やがて花が咲いてみずみずしく甘い果実をつける。ちょうど果実が樹にとっての自然の営みの頂点であるように、ヨガもまた、暗闇を光りに、無知を知識に、知識を英知に、そして英知を魂の完全なる平安と至福へ変容させる。

アサナの哲学

**アサナはヨガの最も重要な”道具”の一つであり、
真剣に取り組む生徒が肉体的、精神的に成長できるようにする。
全身全霊を傾けて練習に打ち込めば、時間と環境の主《あるじ》になれる、と古代の聖賢は考えた。**

アサナはヨガの主要な“道具”の一つである。その効果は肉体的レベルから精神的レベルにまで及ぶ。ヨガがサルワーンガ・サーダナ（全人的実践）と云われる所以である。“アサナ”というのは、外面と内面との間にコミュニケーションを確立するために、全身全霊で様々な姿勢によって身体の位置を定めることである。

ヨガ哲学は、身体を三つの枠と五つの相から成っているとみなす。三つの枠は、カーラナ・シャリーラ（精神体）、スークシュマ・シャリーラ（知性体）、カーリャ・シャリーラ（肉体）である。すべての人は五つの相を通じ、心と物質とエネルギーと純粋な意識において機能している。これらはアサナによって対応するアンナマヤ・コシャ（解剖学的構造の相）、プラナヤーマによって対処するプラナヤーマ・コシャ（生命エネルギーの相）、瞑想のよって働きかけるマノマヤ・コシャ（心理的な相）、正しい判断力を持って誠実に聖典を学ぶことにより変化を遂げるヴィギアーナマヤ・コシャ（知的な相）である。これらのゴールが達成されれば、アーナンダマヤ・コシャ（至福の相）に到達する。

ヨガは三つの枠と五つの相を統合し、個々の人間が完全な存在として成長することを可能にする。そこで身体と心、心と魂の隔たりが消え、すべての面が一つに融合する。このようにして、アサナは人を身体の認識から魂の自覚へと導き、大きく変化を遂げる助けとなるのである。

ヨガの道のり

『ハタヨガ・プラディピカー』はヨガについての実用的な論文であり、15世紀に編纂されたものと考えられている。著者である聖賢スワートゥマーラーマは、初心者が辿らなければならない身体の鍛練から魂の洞察への道のりについての、実際的なガイドラインを書いている。チッタ（意識）の抑制による魂の洞察を論じたパタンジャリとは異なり、スワートゥマーラーマはプラーナ（エネルギー）の抑制から論文を始めている。エネルギーの抑制によって魂を洞察するのをハタ・ヨガと云い、それに対して意識の抑制によって魂を洞察するのはラジャ・ヨガとして知られている。

『ハタヨガ・プラディピカー』の4・29で著者は呼吸の重要性を強調

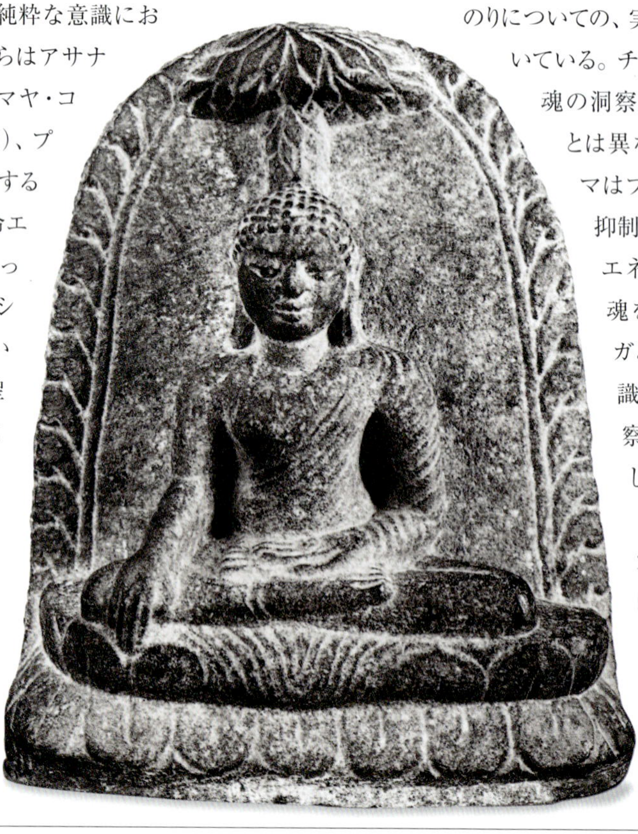

サマーディ
ブッダガヤにて悟りを開く仏陀。インド、サルナートの3世紀作の彫刻。

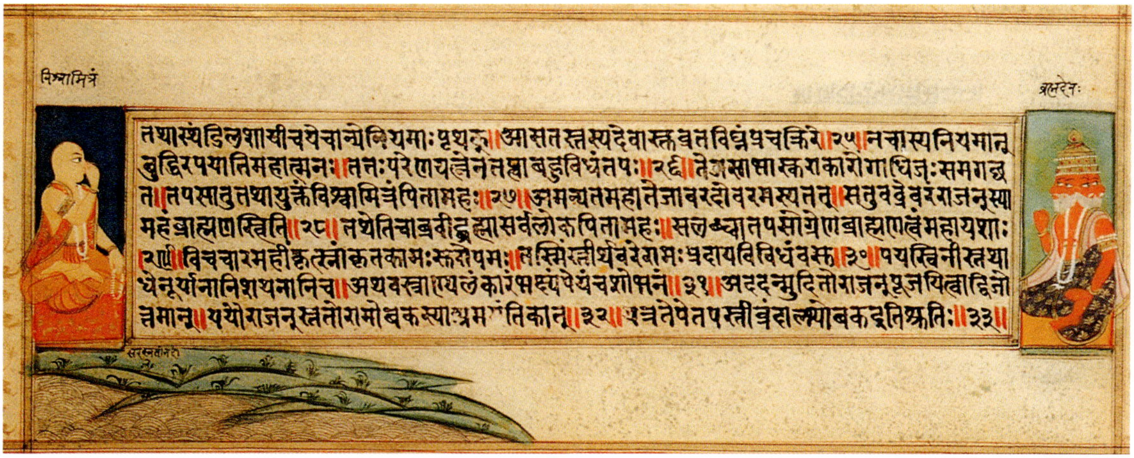

古代インドの大叙事詩『マハーバーラタ』の1ページ
ヨガ哲学の最も重要な原理は、この叙事詩の一部を成している『バガヴァドゥ・ギーター』の中に見られる。

し、心が感覚の王であるとすれば、心の主人は呼吸であると云っている。コントロールされた一定の音を出して規則正しいリズムで呼吸を行えば、心が穏やかになる。その平静な状態で、心もしくは魂の王は、感覚、心、呼吸、意識の最高司令官の働きをする。吸う息と吐く息に意識を集中することができるようになれば、心への影響が中和されるのがわかるだろう。この反応からスワートゥマーラーマは、プラーナのコントロールがサマーディ(超意識)への鍵であるという結論に達した。

『ハタヨガ・プラディピカー』のサマーディ・プラカーラーナの章で、スワートゥマーラーマは自らのサマーディの体験について少しばかり述べている。「外界のことを考えず、同時に内なる思考からも遠ざかることが出来るようになれば、サマーディを体験できる。心が魂の海に溶け込む時、完全なる存在の状態に到達する。これがカイヴァリア(解き放たれた自由)である」と、彼は云う。

アーンニャー・チャクラ
このシンボルは、すべての人にある霊的な潜在能力を表している。

ヨガのゴールは心の平安である。パタンジャリは、この平静さに惑わされてはいけない、なぜならそれがyogabhrastha(ヨガの恩恵を失う)の状態に至ることもある、と生徒に忠告している。また「ヨガの実践は続けなければならない。魂を見る時に最高点に達しなければならないからである」と述べている。人がその存在の核と一体になる段階は、ニルビージャ(種のない)・サマーディとして知られている。

ヨガの影響

『ヨガ・スートラ』の第三章ヴィブーティ・パーダで、パタンジャリはヨガの効果について述べている。

現代人の意識には風変わりに見えるが、そこには人間が生来持っている能力の可能性が示されている。しかし、これらの精神力と能力もまたうまく対処しなければならないのである。さもなければ、それらがワナとなり、修行者をヨガの本当の目的からそらすことになる。肉体、心、能力、成功に対するプライドなどの束縛から魂が解放される時、カイヴァリア(自由)の状態に到達する。この様相は『ヨガ・スートラ』の第四章カイヴァリア・パーダ、完全なる解放の中に書かれている。

ヨガを規則正しく実践している人は、環境や時間の犠牲になるのではなく、主《あるじ》となる。ヨガの実践者は世界を愛し、奉仕するために生きる。これが人生の本質である。内なる平和、外界の平和、個人の平和、家族の平和、社会の平和、そして世界全体の平和である。

心の状態

心は身体と意識を結びつけるきわめて重要なものである。人は心が穏やかで目標が定まっていてこそ、自覚、識別力、自信をもって生きることが出来る。ヨガはこの心の平静を作り出す魔法の力である。

ヨガの用語のチッタ（意識）には、マナス（心）、ブッディ（知性）アハンカーラ（エゴ）の三つが含まれる。“人”に該当するサンスクリット語のmanusha、manavaという語は、この独特の意識を授けられた者と云う意味である。心は体内に実際の位置があるわけではない。目に見えず、わかりにくいものであり、どこにでも存在する。心は欲し、意図し、記憶し、知覚し、経験する。苦痛と喜び、暑さと寒さ、名誉と不名誉は心が経験し、判断を下す。心は内界、外界の両方を反映する。けれども内外の事象を知覚する能力はあるが、通常は外界に向けられる傾向がある。

心の本質

見たり、聞いたり、匂いを嗅いだり、感じたり、味わったりした対象物に完全に心を奪われていると、ストレスや疲労、不幸につながることになる。心は、隠れた敵にも油断のならない味方にも成りうる。原因と結果に思い至る前に、我々の行動に影響を及ぼす。ヨガは心を鍛錬し識別する感覚を教え込むので、対象物や出来事がありのままに見え、我々がそれに支配されることの無いようにするのである。

心の5つの能力

心には5つの能力があり、プラス方向にもマイナス方向にも使われる。それらは、正しい観察力と知識、知覚、想像力、深い眠り、記憶力である。時には心は安定と明確さを失い、その様々な能力をうまく使えなかったり、悪い方向に使ったりする。ヨガの実践は、心が有するこれらの能力を良い方向に使うように我々を導き、それによって判断力と注意力のある心の状態にする。こうした判断力と記憶力を伴う“気づき”が、誤った認識に基づく反復行為である悪い習慣に狙いを定める。その結果、良い習慣がとってかわるのである。このようにして、人はより強く誠実になり、成熟する。そして人々、状況、出来事などを明確に見極め、理解することが出来る。このように時を経て熟成した心は、ヨガの大きな恩恵の一つである混乱から明快さへの過程を辿りながら、しだいにその境界を越え日常的な観察力と経験を越えたレベルに到達するのである。

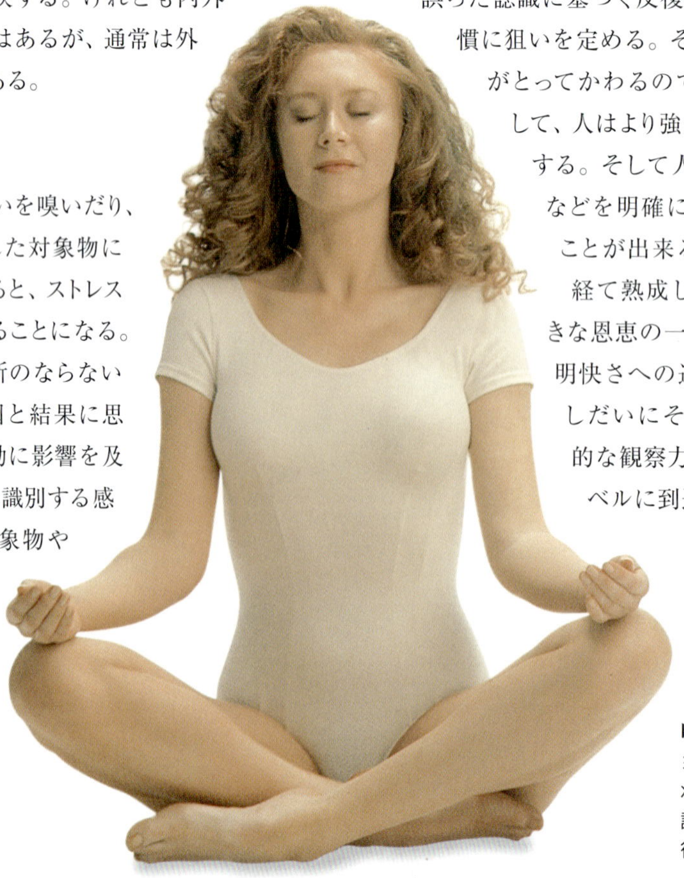

明快な心
ヨガの実践によって、状況をありのままに認識し対処する能力が得られる。

時を経て熟成した心は日常的な観察力を越えたレベルに到達する

異なる心の状態

ヨガの科学では、5つの基本的な心の状態を区別している。これらは段階によって分類するのではなく、これ以上変化しないものでもない。パタンジャリによれば、これらは無気力で沈滞した状態、気持ちが乱れた状態、散漫な状態、集中した状態、抑制された状態の5つである。パタンジャリは、最も意気消沈した精神状態をムーダー（沈滞）と記述している。この状態にある人は観察や行動をしたがらず、あまり反応も示さない。この状態は生来のものであったり、永続したりすることは稀で、普通、身近な人間との死別といったトラウマ的体験か、あるいは自分の望む目標があまりにも障害が多く、達成できそうもないような時に引き起こされる。人生のコントロールに何度も失敗した後に、無気力で沈滞した状態に引きこもってしまう人が多い。この状態は不眠または寝過ぎ、食物による気晴らしか、精神安定剤その他を摂取することで悪化することが度々あり、元の問題もさらに深刻になる。ヨガはこの敗北感と無力感を、徐々に楽観主義とエネルギーに変えていく。気持ちが乱れた状態というのは、思考や感情、知覚が意識の中で沸き返っているが、どれも持続しないため何も達成しない。パタンジャリはこの状態をクシプタと呼んでいる。クシプタの状態にある人は不安定で、目標に優先順位をつけたり集中したりすることが出来ない。これは通常その人が知覚から誤った信号を受け、よく考えずにそれに従ってしまうためである。これは知性を曇らせ、精神的安定を乱す。ヨガアサナとプラナヤーマの実践を通じてこんな状態を鎮め、現実に立ち向かえるようにしなければならない。

最も一般的な精神状態は散漫な心である。この状態では脳は活動しているのだが、目的と方向性を欠いている。この状態はウィクシプタと言われる。常に疑念と恐れに悩まされ、決断力と自信欠如が交互に訪れる。ヨガの定期的な実践は、徐々に自覚と認識の種子が根付くことを助け、積極的な姿勢と精神的安定を作り出す。

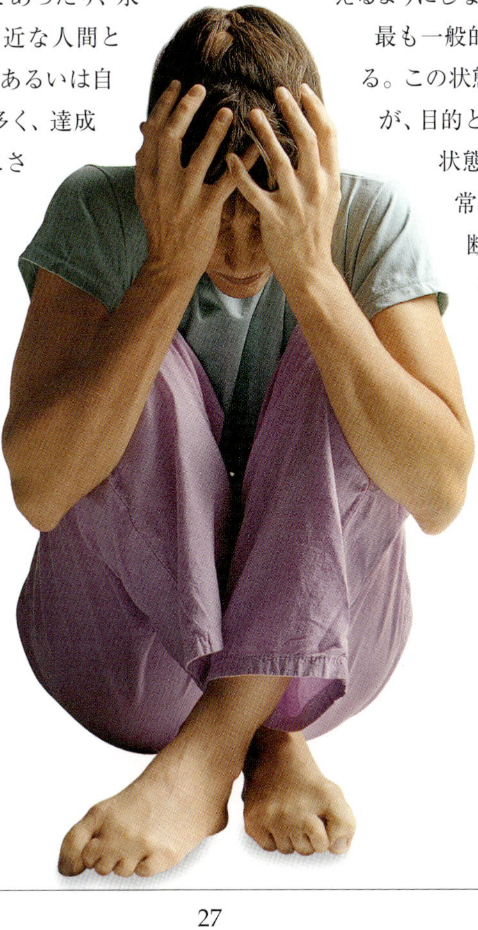

動揺する心
目的に集中できず、現実を受け入れず、物事の優先順位を決めかねるような心の状態には、ヨガの実践が効果を上げる。

古代の聖賢はエーカグラ(集中した心の状態)をより高い存在を示唆するものと特徴づけている。これは苦しみや障害に立ち向かい、克服することで解放された心である。このような心は、方向性、集中力、認識力を持つ。この種の知的精神をもつ人は、過去や未来に囚われることなく現在に生きていて、外界の状況に心を乱されることがない。

5番目の最も優れた心の状態はニルッダ(コントロールの効く抑制された心)である。パタンジャリによれば、ニルッダは断固としてヨガを実践し続け、低いレベルの心の状態を克服することによって到達できるのである。

このレベルでは、心は傾注する対象とのみ繋がっているのである。ある一つの行動に完全に没頭できる能力があり、それを何ものにも乱されることはない。脳が鎮まっている時、知性は平静で、その人は穏やかで安定しており、気儘でもなければ制限されてもおらず、澄み切った意識を持ち堂々と落ち着いているのである。

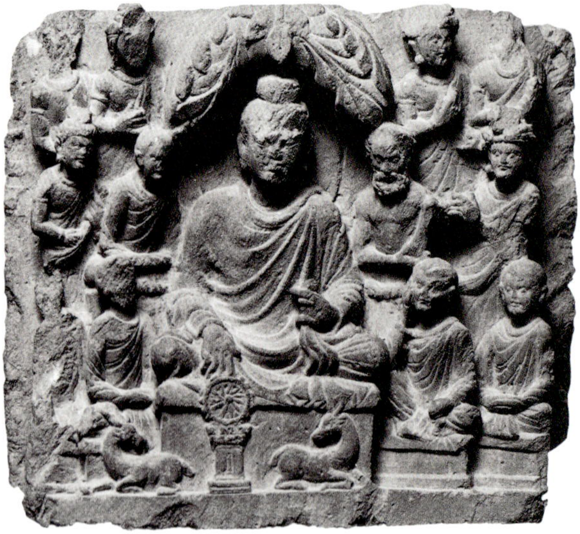

悟りを開いた心
インド、サルナートで発見されたフリーズ(小壁)の彫刻で、弟子達に真理と安心立命の価値を説く釈迦。

最終の段階
たゆまないヨガの実践は、低いレベルの心の状態を克服し、悟りの境地に到達できる。

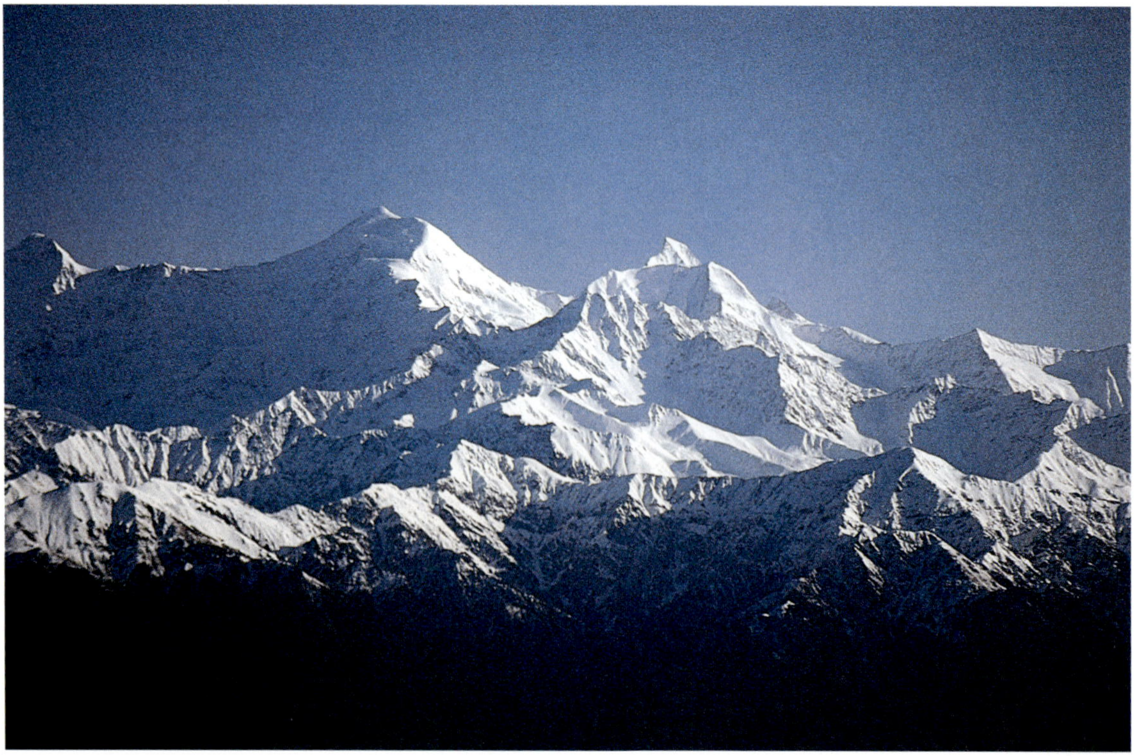

ヨガの8段階

ヨガの基本教義は、聖賢パタンジャリが述べた8段階の形で表されている。これらはアフォリズム（金言）であり、究極の段階――サマーディへと導く道徳律を説明している。

聖賢パタンジャリは、彼の時代の人間の姿と社会の規範について省察した。次に自分の省察したことを、実に整然とアフォリズムの形で表した。それらは人の一生を論じていて、正しい行いのための戒律から始まり、解放と自由という最終目標で終わっている。これらのアフォリズムはヨガの基本的な教義の概略を述べており、アシュターンガ(8段階)として知られている。

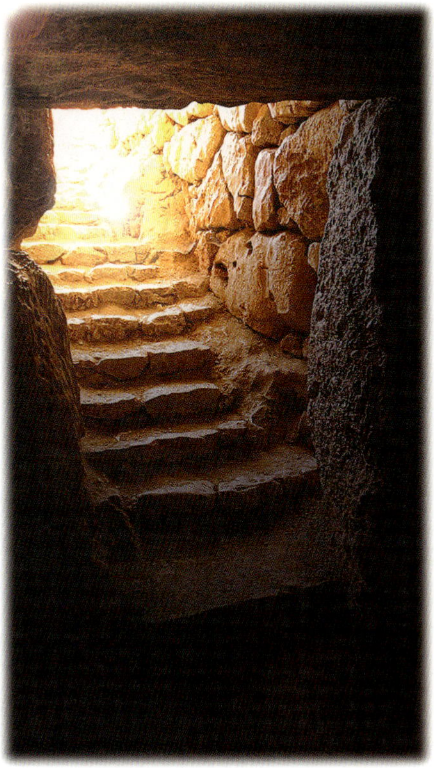

サマーディへのステップ
究極のゴールに到達するために、各段階を理解し自分のものとする。

アシュターンガ・ヨガ

その8段階は、ヤマ、ニヤマ、アサナ、プラナヤーマ、プラティヤーハラ、ダラーナ、ディヤーナ、サマーディである。これらはヨガによる、人の一生の道程における連続した段階である。自我の解放というアシュターンガ・ヨガの最終目標を達成するために、それぞれの段階を理解して辿っていかなければならない。ヤマ（一般的な道徳律）とニヤマ（自己に課す規律）は、個人の道徳と行為を形成する行動規範を規定している。アサナ（ヨガの体位）とプラナヤーマ（呼吸のコントロール）は身体と心を鍛錬するものであり、その基本の実践は身体的、生理的、心理的、精神的な健康をもたらす助けとなる。プラナヤーマは基礎本能をコントロールして心を統制するが、一方プラティヤーハラ（外界からの脱離）は外に向かう感覚の流れを食い止め、知覚器官と行動器官の感覚を世俗的な快楽から引き離す。ダラーナ（集中力）は意識を導いて、厳しく一点に集中させる。ディヤーナ（集中が持続した状態）は、それが存在の根源に行き渡り、魂の奥で知性と意識のエネルギーが融解するところまで心を飽和状態にする。その時、個々に存在する感覚がなくなり、サマーディに到達するのである。何も残っていない。ただ一つ、存在の核すなわち魂を除いては。

ヤマ

ヤマとニヤマは並々ならぬ内面の修行を要求する。ヤマは日常生活の中で、我々が従い遵守すべき道徳律を述べており、社会的な生き物としての責任を喚起している。ヤマには5つの戒律がある。それらはアヒムサー（非暴力）、アステヤ（貪欲からの解放）サティヤ（誠実）、ブラフマチャリヤ（高潔）、アパリグラハ（無欲）である。消極的で破壊的な考えや行動を積極的で建設的なものと入れ替えるために、アヒムサーで内省が求められる。

怒り、残忍性、他人への嫌がらせは、我々すべてが潜在的にもつ暴力的な面である。

これらはアヒムサーの戒律に反するものであり、一方、嘘やごまかし、不正、欺瞞はサティヤの戒律を破るものである。ブラフマチャリヤは完全な禁欲を意味するものではないが、内面からの満足感と精神的強さを奨励、抑制の利いた性生活を示唆する。パリグラハとは“所有”または“強欲”を意味するが、これらは我々が誰でも持っている本能であり、死んだ後にも我々を因果応報の輪廻に封じ込める。

しかしながら、物質的な所有欲は捨てることが出来るかもしれないが、感情的所有欲や知的所有欲はどうだろうか。心を修練して所有欲から解放し、アパリグラハ（無欲）とアステヤ（貪欲からの解放）の状態に到達するために、ここでアシュターンガ・ヨガが力になるのである。

ニヤマ

ニヤマは自己を律し無気力さを取り除いて、ヨガの道を進みたいという内なる願いを形作る積極的な流れである。ニヤマにはサウチャ（浄化）、サントーシャ（満足）、タパス（厳格さ）、スワディヤーヤ（身体、心、知性、自我を含めた自己についての学習）という戒律がある。ニヤマの最終的な戒律はイシュワラ・プランダーナ（神への献身）である。サントーシャ（満足）は欲望、怒り、野心、貪欲を抑制できるようにする一方で、タパス（厳格さ）は身体、感覚、心を浄化したいという希望と自己修養を必要とする。自己と神に専心しながらヨガを学習、実践するのがタパスである。

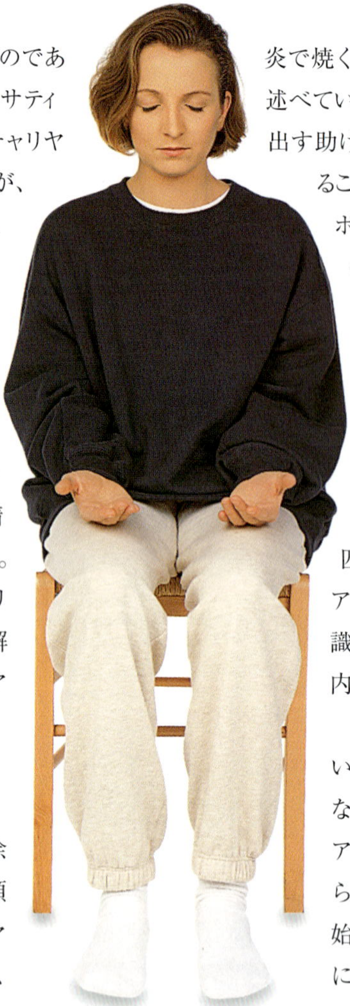

プラス方向の流れ
身体の内に意識を集中し、
心を内へ向けること。

アサナ、プラナヤーマ、プラティヤーハーラ

ヨガの聖賢ゲラーンダは、15世紀に著したゲラーンダ・サムヒータの中で「焼いていない土器を水に投げ込んだ時のように、肉体はすぐに朽ち衰える。ヨガの炎で焼くことにより肉体を強化、浄化しなさい」と述べている。アサナを行うことがエネルギーを生み出す助けになる。一つのアサナを一定時間続けることでこのエネルギーを統合配分し、そしてポーズをもとに戻す動きにより、エネルギーの放散を防いで保護している。

『ヨガ・スートラ』111.47の中で、パタンジャリはアサナの効果を“Rupa Lavanyabala vaira samhananatvani Kayasampat”としている。これは、完全なる肉体には美しさ、優雅さ、強さがあり、それはダイヤモンドの硬度と輝きに匹敵するものである、という意味である。アサナを行っている間、身体の内側に意識を集中し、知性を研ぎ澄ますために心を内に向けるようにしなければならない。

そこで肉体と知性体の両方の欠点が洗い流され、アサナが無理なく出来るようになる。これが身体と心と自我が一体化する、アサナの実践における転機である。ここからイシュワラ・プランダーナ（神への献身）が始まる。アサナとプラナヤーマは相互関係にあり、密接に結びついている。プラナヤーマはアサナをマスターした後にのみ試みるべきであると、パタンジャリははっきり述べている。プラーナは“生命力”であり、意志力と気力が含まれているが、一方アーヤーマは“ストレッチ、伸長、拡張“という意味である。プラナヤーマは“生命力の伸長、拡張“であると言える。パタンジャリは我々にプラナヤーマを教えるのに、まず単純な呼吸動作から入り、呼吸の動きそのものをよく見つめることで、自己の中により深く入っていくように導く。

プラナヤーマには三つの動きがある。長い吸気、深い呼気、そして長く安定した止息で、このすべてが精密に行われなければならない。プラナヤーマはエネルギーを内へ向ける実際のプロセスであり、プラナヤーマから発展するプラティヤーハーラ（五感の超越）に相応して心を整える。五感が欲望の対象から離れる時、心は五感の力から解放され、そこで感覚は受動的になる。そして心が内に向き、五感の支配から自由になる。これがプラティヤーハーラである。

サマヤーマ——自己の解放へ

パタンジャリはダラーナ、ディヤーナ、サマーディをサマヤーマ（身体、呼吸、心、知性、自我の統合）という言葉の下に分類している。ヨガの最後の三つの面を、独立した存在として説明するのは容易ではない。

プラティヤーハーラで習得した自制心は、ダラーナ（集中統一行法）で一つの思考への集中力を強化することになる。この集中が長く続くようになるとディヤーナになる。ディヤーナでは解放、拡がり、静けさ、平安を経験する。この長く続く穏やかな状態は人から執着心を無くし、快楽や苦悩から解放する。知る者と知ることの出来る対象物と知られた事象が一体となる時、サマーディが達成される。瞑想の対象物が瞑想する者を包み込んで主体となる時、自己認識が消える。これがサマーディ（完全同化の状態）である。サマーディは知のレベルで説明することは可能だが、それは心でしか経験できないものである。最終的に、サマーディこそがアシュタンガー・ヨガの修練の末の果実といえる。

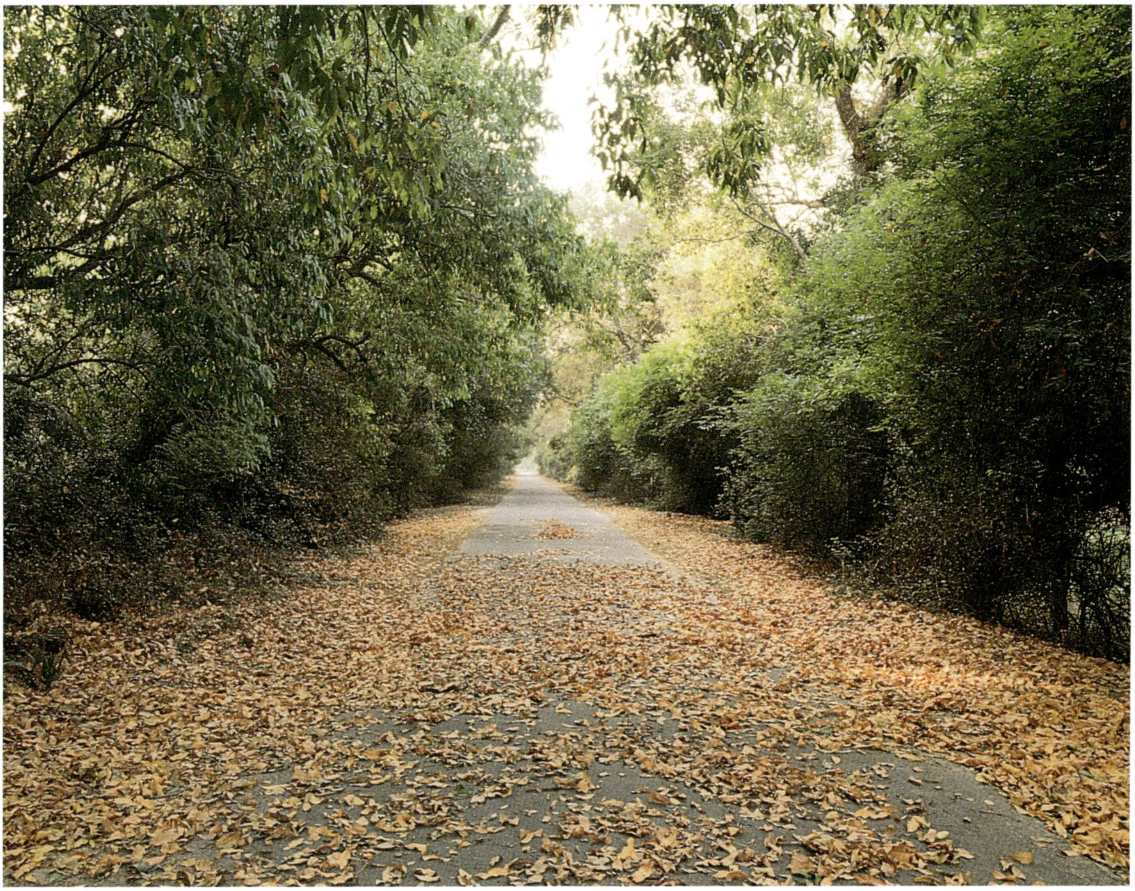

サマーディへの道
ヨガの実践には修練と強い集中力が要求されるが、この道程の果てにあるものは真理と静穏である。

プラナヤーマ

プラーナとは、個人と宇宙のあらゆるレベルに行き渡る生命エネルギーである。それは身体的、性的、心的、知的、精神的エネルギーであり、同時に宇宙エネルギーである。プラーナと呼吸と心は、互いに複雑に結びついている。

古代のヨギ達は呼吸と心を結合させ、それによってプラーナ(生命エネルギー)を結合させるために、プラナヤーマの実践を提唱した。プラーナはエネルギーであり、アーヤーマはエネルギーの蓄積と配分である。アーヤーマには三つの側面または動きがある。すなわち垂直伸長、水平伸長、円周拡張である。プラナヤーマを実践することによって、我々はエネルギーを縦方向、横方向、そして円周的に身体の先端まで行き渡らせることを学ぶ。

プラナヤーマの呼吸

プラナヤーマは深く呼吸することではない。深い呼吸は顔の筋肉を緊張させ、頭蓋と頭皮を硬くし、胸部を締めつける。そして息を吸ったり吐いたりするのに外的な力を用いる。これは肺と胸の繊維組織に硬さを生じさせ、呼吸が全身に浸透するのを妨げる。プラナヤーマでは脳細胞と顔の筋肉は柔軟で受容的なままであり、穏やかに息を吸ったり吐いたりする。

息を吸っている時、心がそれぞれの分子、繊維、体細胞を別々に感じ、プラーナを受け入れて吸収する。

性急な動きではなく、呼吸器官が徐々に拡張し、息が肺の末端まで到達するのが感じられる。

息を吐く時はゆっくりと吐いていくので、残っているプラーナを最大限まで再び吸収するのに十分な時間が肺細胞に与えられる。これによってエネルギーの最大活用が可能になり、その結果感情を安定させ、心を鎮めることが出来る。

アサナの実践により、プラナヤーマを行う時には繊細な吸気と呼気、自然な止息に集中・同化すべきである。心臓や肺、神経などの機能を妨げ乱したり、脳細胞にストレスを与えるようなことはすべきではない。脳は呼気と吸気がスムーズに流れるように観察する器官である。吸気と呼気の間に起こるどんな乱れにも気づかなければならない。

これらを調整するとスムーズに流れ始める。同様に止息する時には、安定した状態で、最初に吸い込んだ息を保息することを覚えなければならない。安定性を失った場合は無理に息を止めているより、吐いた方がよい。プラナ

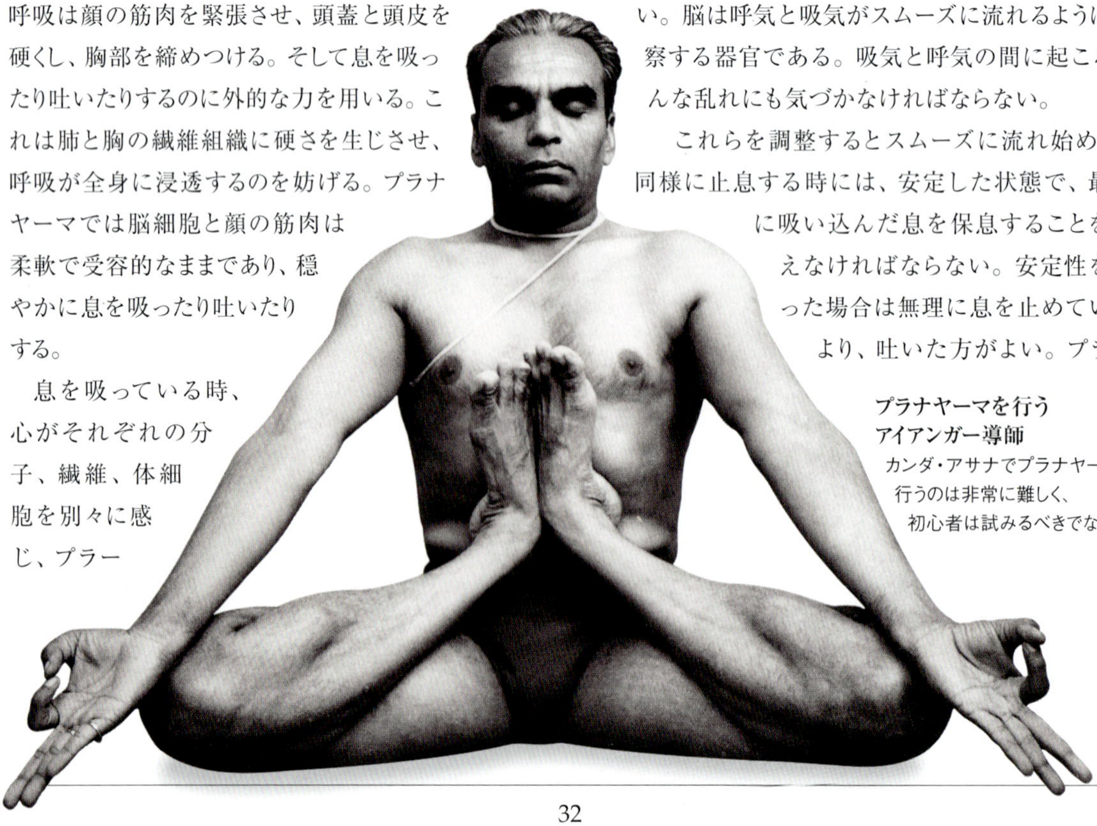

プラナヤーマを行うアイアンガー導師
カンダ・アサナでプラナヤーマを行うのは非常に難しく、初心者は試みるべきでない。

ヤーマのサイクルで息を吸ったり止めたりする時、絶対に腹部をふくらませないようにする。

最終目的

ヨガアサナを習熟してはじめてプラナヤーマを試みるべきだと、パタンジャリは繰り返し述べているが、特に『ヨガ・スートラII、49』で強調している。次のスートラ『ヨガ・スートラII、50』では、吸気、呼気、止息は正確でなければならないことを説明している。このスートラは、呼気（バーヒャ）と吸気（アブヒャンタラ）の動きのコントロールのことから始めている。吸気は一回毎に神経中枢系を作動させて末梢神経系を刺激し、呼気は一回毎にその逆のプロセスを引き起こす。止息の間は、両方のプロセスが起こる。

『ハタヨガ・プラディピカー』では吸気と呼気に加えて、肺に充満又は空っぽの状態での止息（アンタラ・クムバカとバーヒャ・クムバカ）について述べている。プラナヤーマとは、このように複雑なプロセスによって構成された複雑な呼吸法である。最大限に正確かつ真剣に行わなければならない。したいと望むだけでプラナヤーマが出来るわけではなく、そのための準備が整っていなければならないのである。

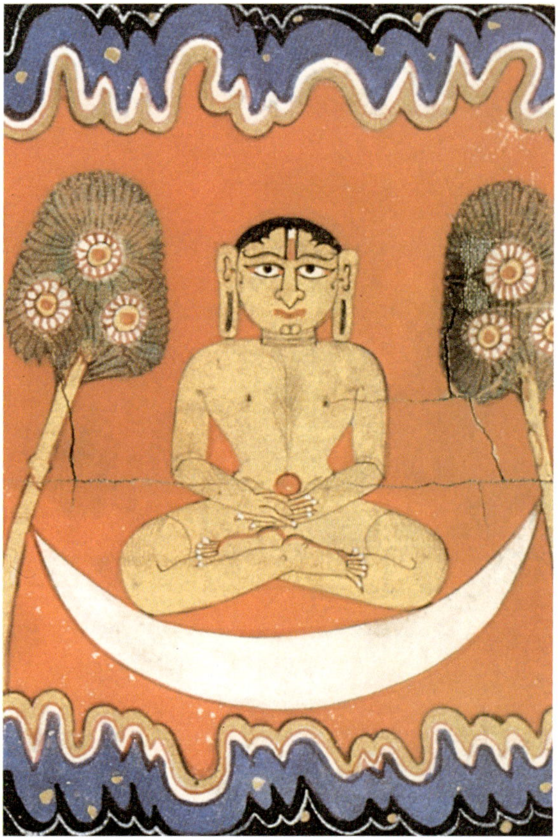

プラナヤーマを行うヨギ
千年以上もの間、聖賢たちはプラナヤーマを実践し、呼吸と心をコントロールしてきた。

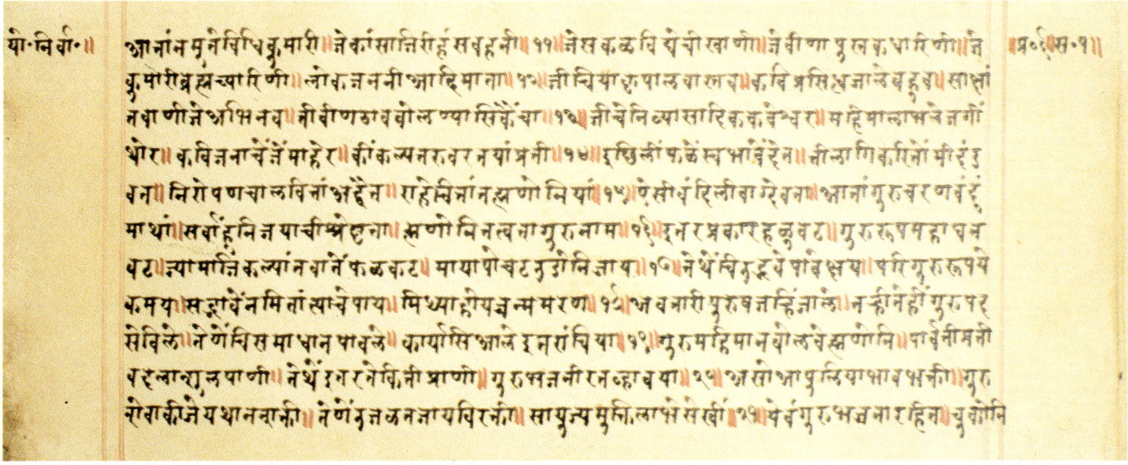

古代の伝統
15世紀の教本『カルパ・ストーラ』の1ページで、健康と精神性への道を述べている。

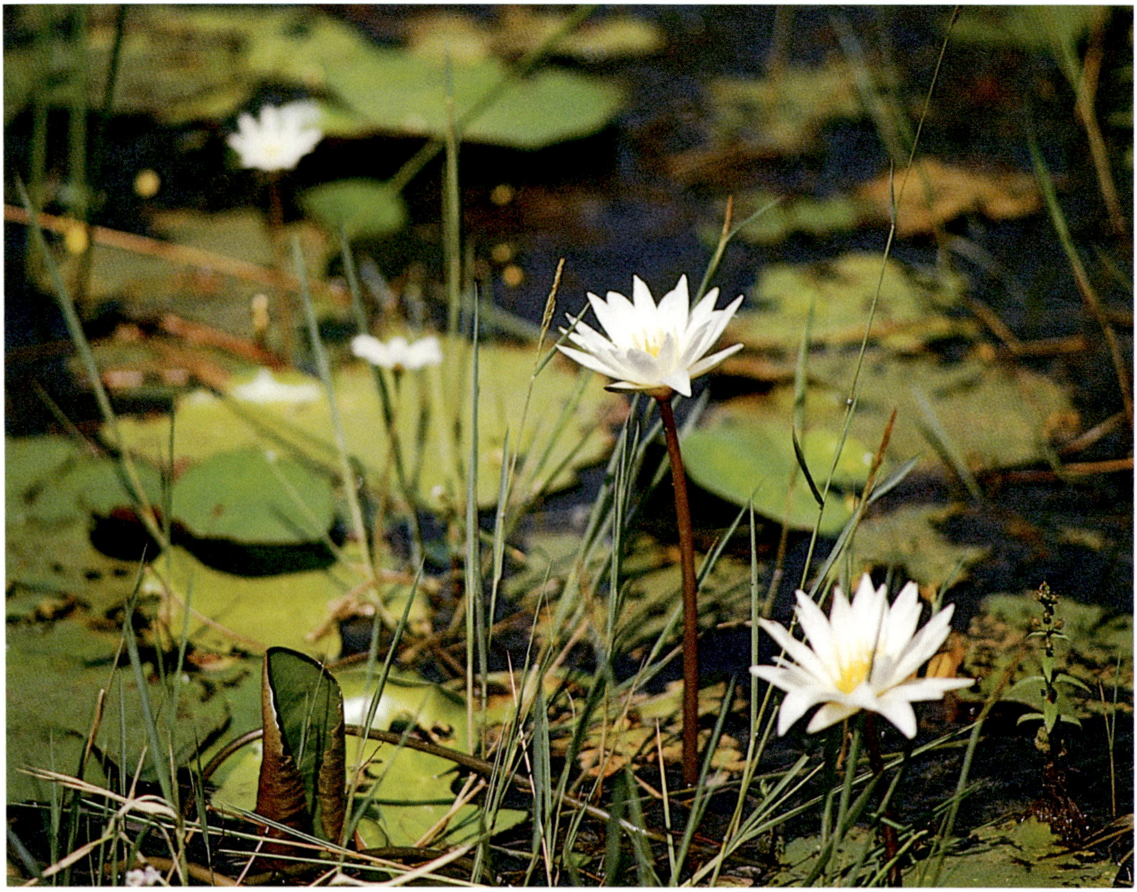

プラナヤーマの精神性　プラナヤーマ的な心は花開き、完全に解き放たれ、自己の中で融解する。

プラナヤーマで行う呼吸は脳を鎮め、そのため神経組織がより効果的に機能する。吸気はすべてに基本となるエネルギーを呼吸の形で身体に取り入れ、宇宙の霊的な気を個人の気と融合させる技術である。呼気は、体組織から毒素を取り除く。

物質世界と精神世界

プラナヤーマはまた、人間の身体と精神を結ぶものである。最初、プラナヤーマは難しく大変な努力を要する。プラナヤーマが無理なく出来るようになればマスターしたと言える。ちょうど横隔膜は生理学上の身体の組織と精神的なものとの双方に関わる器官であり、エネルギーの保持（クムバカ）は身体の中核を実感させるものである。外的な動きがコントロールされると、内的な静寂が訪れる。そのような静けさの中では心が自己の中で融解するので、思考などはない。

『ハタヨガ・プラディピカー』で聖賢スワートゥマーラーマは、個々の人間がプラナヤーマの実践を通じて、自己が一つになるという高められた状態を経験する方法を詳しく述べている。従って実践はただ非常に難しいというだけでなく、高度な集中力を要するものである。数サイクル行った後で失敗しても、3〜4回は意識を集中して行ったのだと認識して満足すること。失敗に顔をそむけてはならない。失敗を受け入れ、そこから学ばなければならない。そうして徐々にプラナヤーマをマスターする方法を学ぶようになる。

チャクラ

ヨガの科学では、精神的な健康は脊柱内に存在するといわれるチャクラ(神経中枢)のシステムによって活性化される、と認識されている。宇宙エネルギーはこうしたチャクラの中で螺旋《らせん》状に存在しており、悟りの境地に至るには覚醒させなければならない。

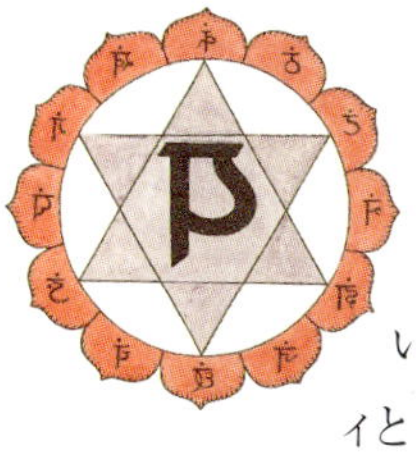

現代の科学技術は、我々の身体の状態を調べる手段を提供してきた。しかし、性格や個性、また潜在する長所の認識を可能にするには至っていない。人間の最も重要な相は、外側の皮膚とシャクティ(最も内側にある魂)の中間の部分である。そこには心、知力、感情、生命エネルギー、“我”という感覚、意志力と識別力、良心が含まれる。一人一人がこれらの面で異なっており、そのことが個々の人間を神秘的でユニークな存在にしている。ヨガの用語では魂はプルシャ・シャクティと言い、一方プラクリティ・シャクティ(自然のエネルギー)は、古代のヨギ達によってクンダリニーと呼ばれるようになった。

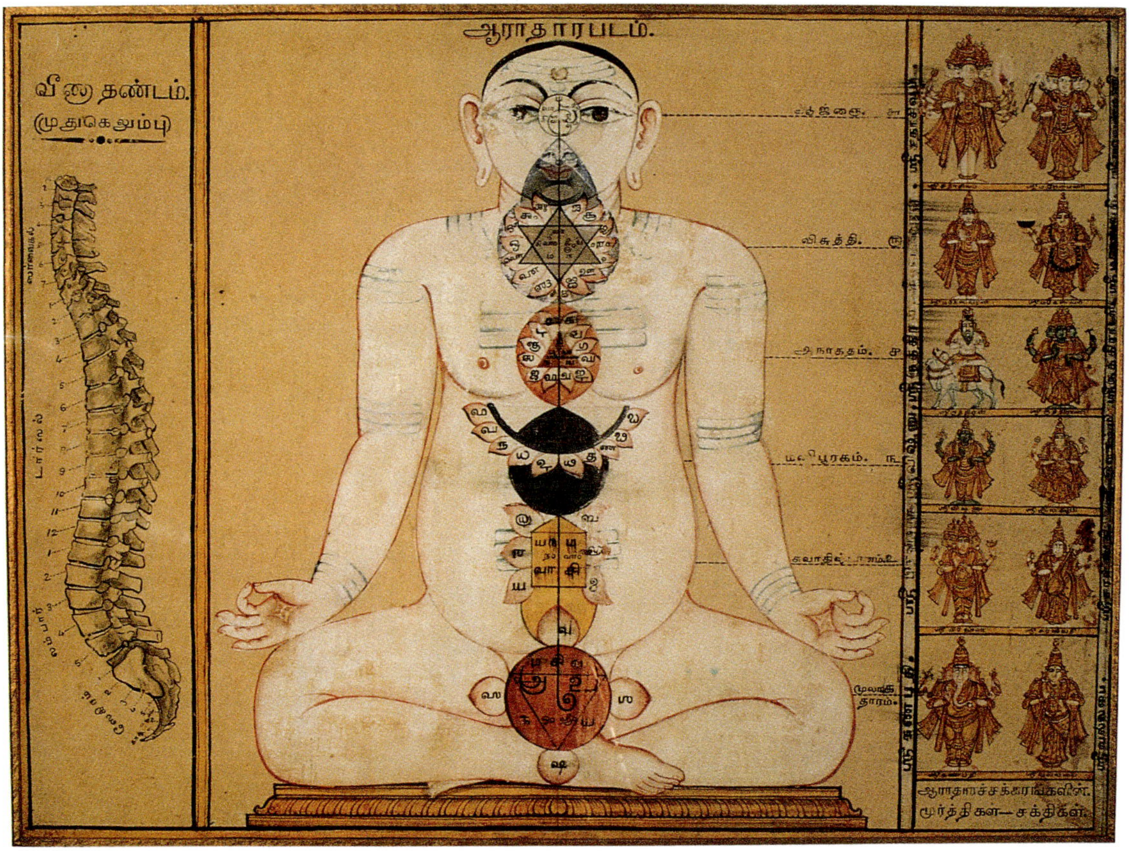

身体の7つの主要なチャクラ
ヨガの聖賢たちは、チャクラが脊柱に沿って存在していると確信していた。

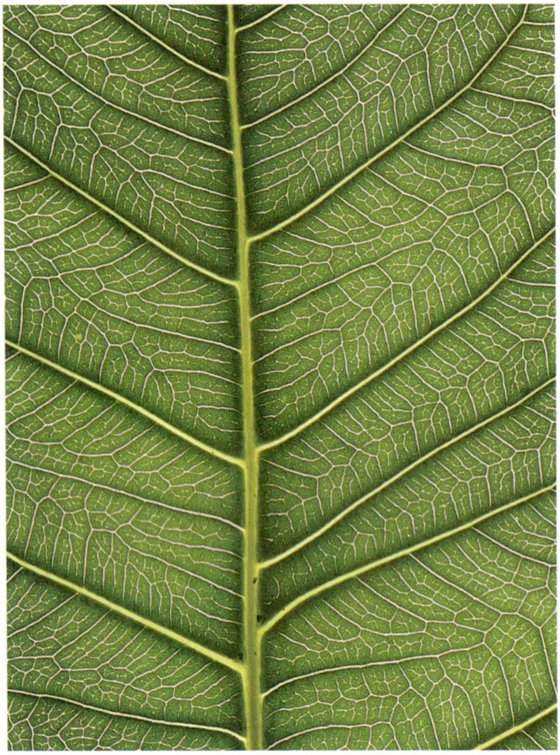

一つ一つの細胞が独立した存在
エネルギーは一枚の葉から拡がる。互いに結びついた小さな細胞から、茎を通って植物全体へと浸透していく。

クンダリニーは聖なる宇宙エネルギーであり、各人の潜在能力として存在する。プラクリティ・シャクティが覚醒されると、プルシャ・シャクティ（魂の核）の方へ引き寄せられるのである。

宇宙エネルギーの覚醒

この聖なる火である宇宙エネルギーは、ヨガ・アグニ（ヨガの火）によって点火される。火を灰で覆うと消える。同様に、我々の感覚が緩慢であったり、あるいは自尊心、我が儘、羨望などに左右されているならば、クンダリニーは休眠状態のままでいる。もし、そのような負性質が長い間我々の思考を支配しているようなら、精神の進化が妨げられるだけではなく、実際に停止してしまう。

健康が重要であるということは誰しもが知っているのだが、ヨガの提唱者達が何世代も前から悟っていたように、我々の肉体の健康状態と心の状態が不可分であるということを、そろそろ理解すべきである。

ヨガの科学はこの関係を最初から認識していた。古代の聖賢たちは、完全なる肉体的な健康を達成するには、身体のチャクラを活動的にしなければならないという結論に達した。チャクラは脳から尾骨まで脊柱に沿って存在している。けれども、脊柱が物質的存在であるのに対し、チャクラは物質からなるものではない。物質性は全くないが、チャクラは身体のあらゆる部分を制御している。

チャクラの意味

チャクラとはサンスクリット語で“車輪”とか“輪”という意味であり、我々一人一人のチャクラの内部には螺旋状のエネルギーがある。また身体と心の状態を定める重大な接合点である。ちょうど脳が神経細胞を通じて、身体的、心理的、知的機能をコントロールしているように、チャクラはすべての生き物の中にあるプラーナ（宇宙エネルギー）をうまく利用して、それを精神エネルギーに変える。これがナーディー（管状経路）を通って身体中に運ばれる。

目に見えないものなので、チャクラはその効果によってのみその存在を認識できる。ひとたびヨガを学ぶ人がヨガの8段階（p.29参照）をすべて達成すれば、チャクラに接触することが可能になり、その時人は自己の中にある神性と一体化するのである。

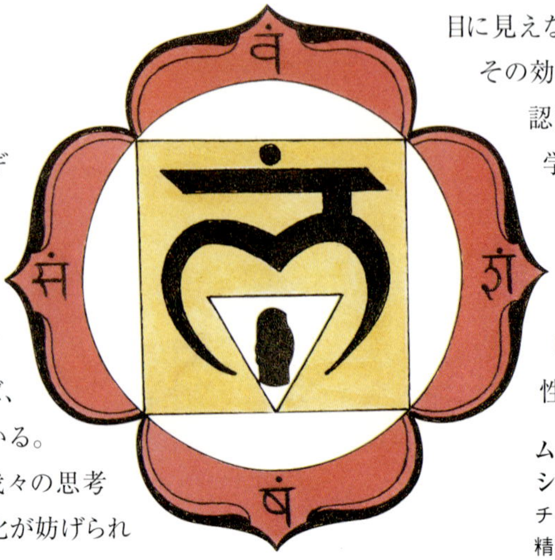

ムーラダーラ・チャクラを表すシンボル
チャクラは宇宙エネルギーを精神エネルギーに変える。

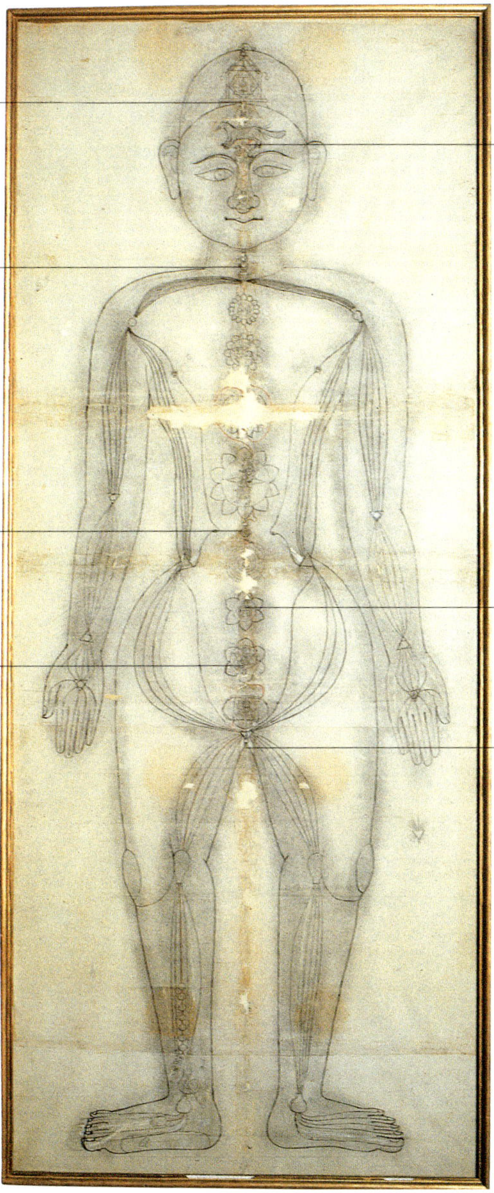

サハスラーラ・チャクラ
直感的な知識によって
螺旋状でなくなり、
求道者に精神の解放を
達成させる。

ヴィシュディ・
チャクラ
知性認識の中枢。

アナーハタ・チャクラ
螺旋状でない時、
思いやり、精神性、
知識を向上させる。

スヴァーディスターナ・
チャクラ
螺旋状の時、
世俗的な欲望に
影響を与える。

アーンニャー・チャクラ
螺旋状の時、
自尊心と欲求に
影響を与える。
螺旋状でない時、
慈愛心と精神性を
向上させる。

マニプーラカ・
チャクラ
恐怖心の中枢。
螺旋状でない時、
平静心を引き出す。

ムーラダーラ・
チャクラ
肉体的相の基礎。
螺旋状の時、
性的エネルギーを
制御する。

人体のチャクラとナーディー
インド、ラージャスターン、
19世紀作の画。

チャクラは11あり、そのうちの7つが非常に重要なもので（p.37の図参照）、その他は従属的なものである。最も重要なのはサハスラーラ・チャクラで、プラクリティ・シャクティ（エネルギー）とプルシャ・シャクティ（魂）が一体になるところである。

ヨガの実践は、すべての人間に内在する神性エネルギーを覚醒させることを目指すものである。アサナとプラナヤーマはチャクラの螺旋を解き放ち、覚醒させる。そのプロセスにおいて、ナーディーが活動的になる。これでチャクラがエネルギーを振動、発生させ、そのエネルギーがナーディーを通って全身に循環する。神性エネルギーが覚醒され、循環するため、チャクラに座している感情が変化する。

自己実現を成就するために、真摯にヨガを学ぶものは根気強く厳しい練習を重ね、幸福への6つの障害すなわち欲望、怒り、貪欲、心酔、自尊心、羨望、を克服せねばならない。

グルとヨギ

グル（師）とヨギ（弟子）という伝統的な関係は古来からのものである。このように世代から世代へと、学んだすべてのものが受け継がれていく。師は慈悲深くしかも厳しい存在であり、弟子は誠実で献身的でなければならない。

どのようにして真のグルと偽りのグルを見分けるのか。グル（師）への崇拝はアジア的な発想である。他の社会において、この発想は異国的で神秘的であり、個々の自由や判断への妨げとして嫌悪感を招く場合もあるかもしれない。

ある人達は、グルは全く必要のないものだと明言し、またある人たちはグルなしでは目標に達成することは出来ないと信じている。グルの重要性はサンスクリット語のグルの語源について考察することにより明らかである。「グ」とは“暗闇”を、「ル」は“光”を意味している。従って、グルとは“暗闇”から“光”へと導いてくれる人のことを指す。サーダカ（求道者）は、悟りをひらく為に独りで心身浄化への道を歩まなければならないが、グルの導きとは正しい道を示しヨガ求道者を保護するために必要不可欠であり、それに従うことを決めた者が弟子なのである。

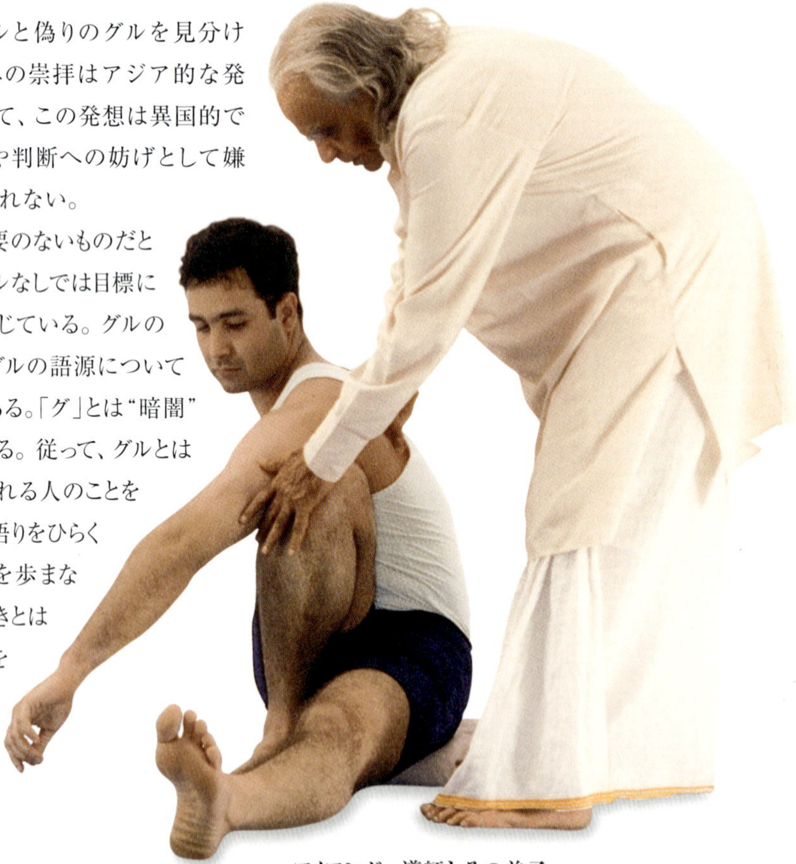

アイアンガー導師とその弟子
グル（師）はアサナを教えるのみならず、いかに生きるべきかを教える

古来の伝承

グルとは精神が目覚める過程のなかでの、意識の声である。インドでは、グルと弟子との関係は古来よりの伝統的様式であり、すべての学習の基礎であった。guru-sishya parampara（シスヤは弟子を意味し、パラムパラは「伝統」を意味する）は、知識が世代から世代へ、時代から時代へと受け継がれていく体制である。

グルが彼の師から吸収したエネルギーが弟子に受け継がれ、一つの時代から次の時代へとその伝承のプロセスは生き続けるのである。グルは覚醒させるために、弟子の目を開く。知識は存在しているが、それは無知のベールで覆い隠されているのだ。弟子（sishya）の知性から、このベールを取り除くのがグルである。グルは、弟子の眠っている能力の門を開けて、潜在している力とエネルギーを目覚めさせるガイドなのである。グルと共にいるということは、太陽の光の中にいるのと似ており、その輝きは永遠に続いている。

師と弟子の関係は、独特のものである。それは母と子の関係に似ているが、全く同じではない。母は子を愛し、養育し、指導し、おだてて服従させ、非難し、教育し、保護する。グルは弟子を自分の保護の元に置き、弟子を肉体的に、知的に、そして精神的に完全な形に作り上げることをライフワークにする。

グル

ヨガは修練であり、ヨガの教本はまず修練(アヌササナム)を強調する傾向がある。「修練なしで何も成し遂げることが出来ない」と書いている。しかしグルは厳しい修練を強いるのではなく、弟子が内面的な修練に目覚めるのを手伝うのである。

賢明なグルは、行為の規則を定めず、指針と模範によって生徒に興味を起こさせる。

グルは自分への注目を強要せず、彼は常に注目される存在なのである。指導の過程において、弟子に完全な自信を与え、あらゆる環境に平静に直面する意思力を彼らが発揮するのを助ける。グルは絶えず指導の方法を改善して弟子に眼を開かせ、指導において新しい次元を作り出すために必要な部分を向上させる。グルは情け深いが、弟子からの感情的な愛着を期待せず、彼自身も感情的に関わらない。

グルは、自信に満ち意欲的で、思いやりがあり注意深く、建設的で勇敢であるべきだ。彼の指導の明快さと創造性は、ヨガへの限りない愛情と献身であり、この場合は、ヨガの複雑さと繊細さを表わしている。

弟子

理想的な弟子とは、従順で、真面目で、真剣であり、グルの教えに従う準備が常にできている。これは、ただ従順であるということではなく、尊敬と学びたいという心からの願望に基づいている。弟子には、活気が無い、平均的あるいは優秀な者に分けることができる。活気のない弟子は、熱意が感じられず、不安定で臆病であり、わがままである。彼らは、悟りという目標を達成するために必要な努力を好まない。

平均的な弟子は、優柔不断であり、精神的な事柄と同様に世俗的な快楽にも魅かれてしまう。

最善のことを意識しているにもかかわらず、このタイプの弟子は忍耐心に欠けておりヨガの道をしっかり辿ることができない。この種の弟子はグルの厳しさと鍛錬が必要であり、それはグルが見れば一目でわかることである。

一方、優秀なあるいは熱心な生徒には、洞察力や熱意、そして勇気がある。彼らは誘惑に負けず、目標を逸らす質のものをためらわず捨てる。それによって、落ち着いて安定し、熟練した状態になる。グルは、このよう

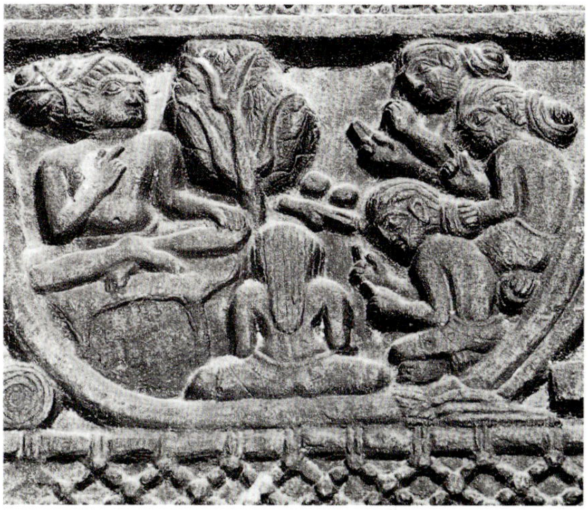

生徒に教えている賢人　紀元前2世紀インド・バルフットの帯状装飾の壁　グルとヨギの伝統的古代の風習を示している

な生徒を究極の目標である悟りの境地へと導く。ヨガの練習をする間、弟子はグルの一つ一つの言葉や行動を思い起こして熟考し、一つ一つの学習経験を統合しなくてはならない。今日の弟子は、明日のグルになるかもしれない。清澄な心と、悟りの道を辿るという揺るぎない決意は、欠くことのできないものである。ヨガ求道者は、何年にもわたり収集された学識と経験と知恵を、弟子に分け与えるために、ritiとniti、すなわち方法と道徳性を持たなければならない。グルとヨギの伝統は、さらにまた次の世代にも伝えられる。

この本は、真のヨガの弟子になりたいと願う世界中の人々に、私のヨガの知識を広めるための試みである。

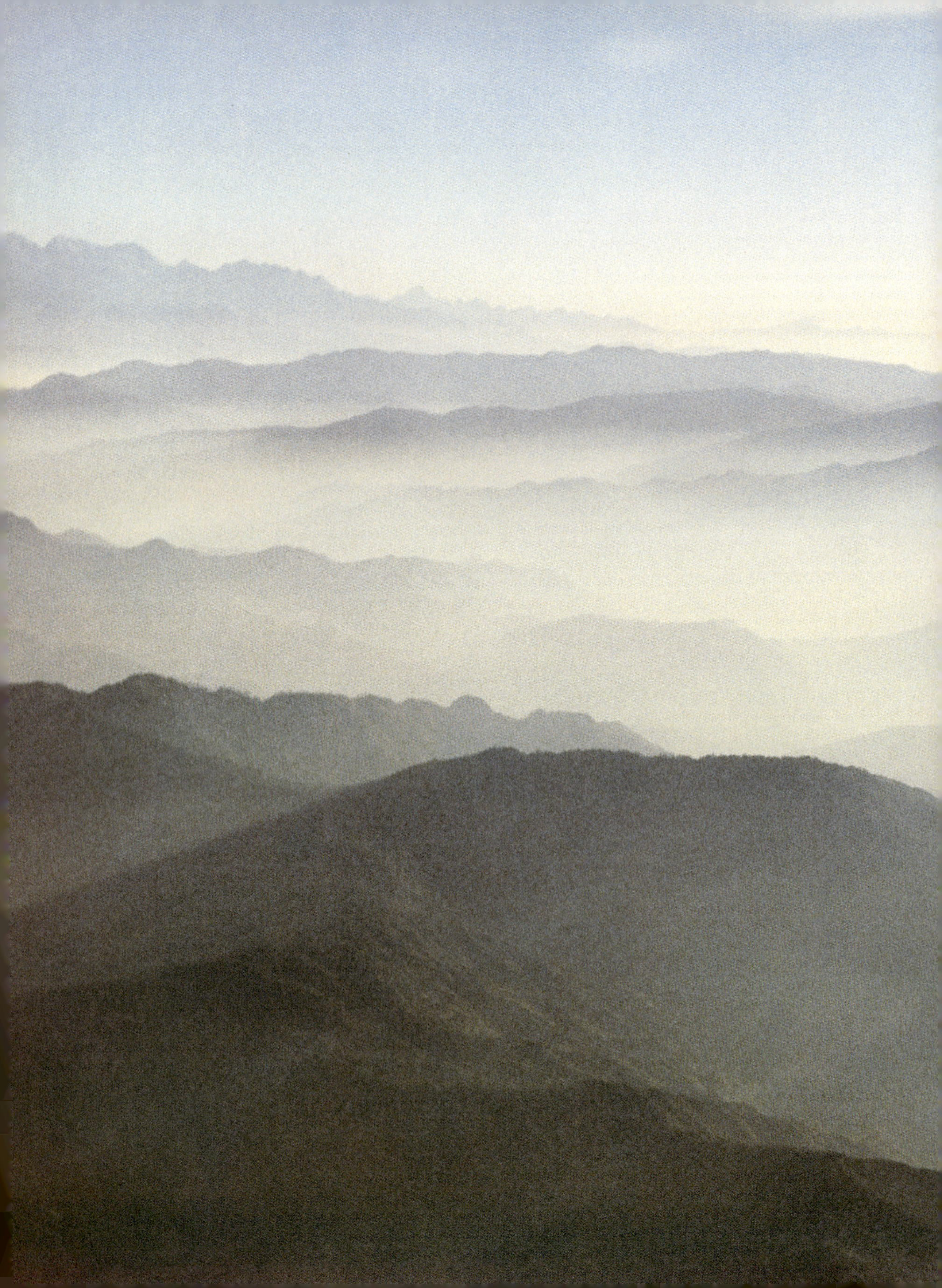

第３章

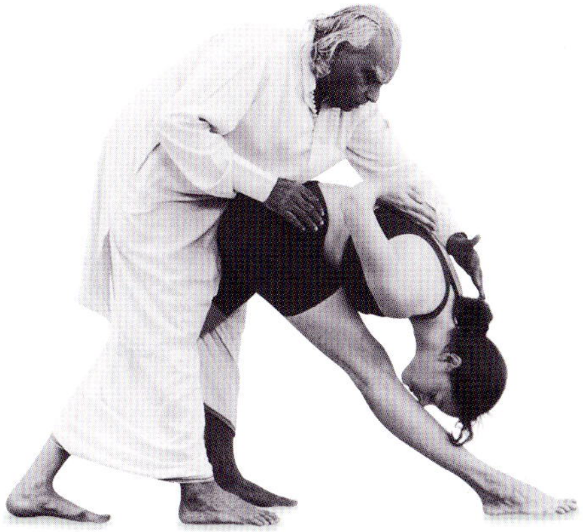

身体はあなたの寺院である
魂を宿すために
純粋で清澄に保ちなさい

アサナとは

ヨガの科学は音楽の芸術に似ている。体内にはリズムが存在し、アサナのそれぞれの段階や進行に注意を払うことによって、そのリズムを維持することができる。ヨガの実践には、肉体的、生理学的、心理的、そして精神的なリズムがなくてはならない。もしメロディーとハーモニーがなければ、音楽は聴く価値がないだろう。身体はまさに繊細で感度の良い楽器である。まるでサウンドのような振動の数々が、体内でハーモニーや不協和音を奏でる。これらの振動の一つひとつが、動きの中で同時に起こっていく、それがアサナである。

基本のポーズ

ヨガのアサナは、立位、座位、前屈、ねじり、逆位、後屈、仰臥の体位を基本としている。ポーズは、肉体面を調整するという意識だけでなく、知性と誠意をもって実践しなくてはならない。

アサナの実践は、ただ肉体的に身体の調整をはかるよりむしろ、正確に行うことが重要である。基本のポーズは、識別力と“気づき”をもって実践することで身体、心、知性、神経、意識のすべてが一つになり、全体の調和をもたらす。アサナは単に身体を鍛えているように見えるが、実はさまざまなアサナを行うことで、脳から送受信される化学的なメッセージの影響により、心的状態が向上し安定する。生理的肉体と心理的肉体の中間にある神経を鎮め、脳を落ち着かせるというヨガ特有の力は、心を穏やかにし、生き生きとさせて、身体全体をリラックスさせるのである。

本書では、立位、座位、前屈、ねじり、逆位、後屈、仰臥という基本のヨガの体位を網羅し、アサナを選んでいる。これらのアサナを定期的に行うことで、身体の器官、組織、細胞のすべてが刺激され、活性化していく。心は強く鋭くなり、身体は健康で活動的な状態へ導かれる。解剖学的に言うと、身体は手足といくつかの部位から構成され、物理的には、骨、筋肉、皮膚、組織で作られている。生理学的には、心臓、肺、肝臓、脾臓、膵臓、腸、ほかの器官から、成り立っている。そして、心理学的にみた身体は、神経や脳、知性が作り上げていると言える。アサナを正しく実践することで、これらすべてを同じレベルに到達させなければならない。

段階的にヨガを学ぶ

ヨガの初心者は、心が何にも“とらわれない”状態で、アサナを行わなくてはならない。はじめは、身体を単に解剖学的なレベル——この段階をarambhavastha《アラムハワシュタ》と呼ぶ——として練習を行う。この初歩の段階はとても重要で、先に進むことを急いではならない。アサナを習得するために、初心者は何よりも正しい動きを行うことに意識を向けるようにする。この章では、段階を踏んでアサナが行えるように説明をしている。ポーズをとるなかで、注意を払うべき重要な動きについて強調している。初心者はアサナ全体を理解すべきであり、指などの細かい部分にとらわれてはならない。さらに重要なのは、ポーズを安定させるように練習することであり、これが強固な基礎をつくることになる。

中級の段階——ghatavastha《ガタワシュタ》——に入ると、身体の中の変化にともない、心も影響されていく。この段階に入ると、身体を自分でコントロールしながら、正

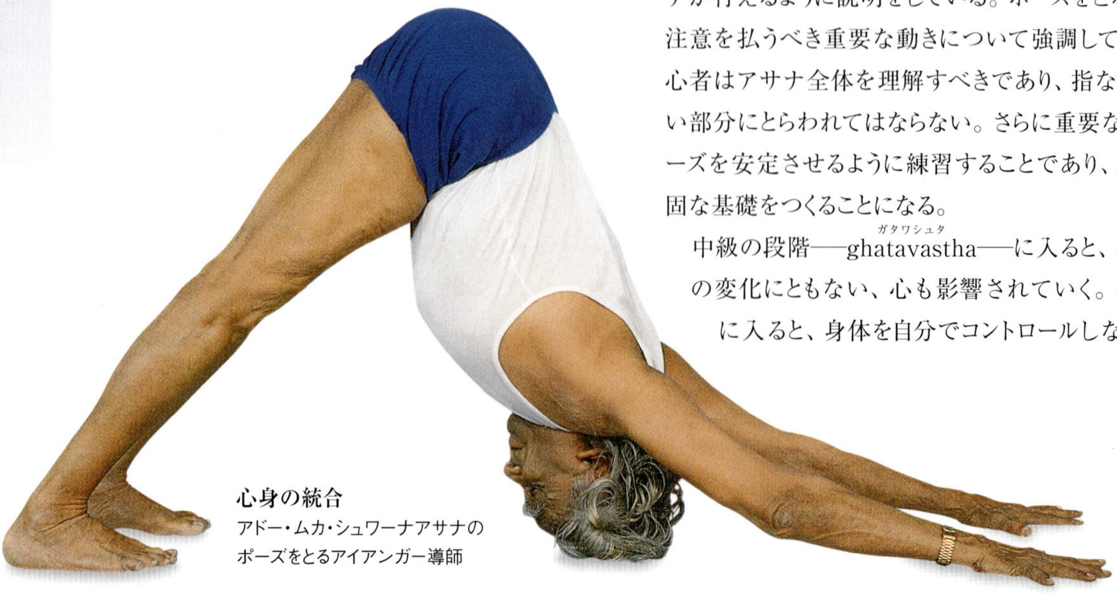

心身の統合
アドー・ムカ・シュワーナアサナのポーズをとるアイアンガー導師

アサナは身体だけではなく、心も同様に健康的に活動的にする

確な動きを練習していくが、心は身体の各部分に意識を向けなくてはならない。この章のアサナの説明では、この段階のヨガの生徒が、思慮深くアサナを練習しなければならないことを指摘している。神経、器官、皮膚、さらに一つひとつの細胞まで意識を向けるようにしなくてはならない。これらすべてと心が一緒に流れるようなイメージで行うのである。

次に上級、Parichayavastha《パリチャヤワスタ》の段階に入る。心によって身体が知性とつながった、深い知識をもつ段階である。一度この状態に至ると、心は実在から分離することなく、知性と心が一体となる。私はここで、上級者が集中するべき概念について付け加えている。調整とは、単に筋肉や骨、関節に対して行うものではなく、精神的で生理学的な身体の分野に及ぶ、より繊細で識別力のあるものである。最終段階、nishpattyavastha《ニシュパッティアワスタ》は、成熟の状態である。知性が肉体と皮膚の間にある不変なものを感じると、そこに自我と魂、つまり自分自身(アートマン)の存在を自覚する。これにより身体は自由になり、有限から無限へと旅をする魂と結合する。そして、身体、心、自我は一つになるのだ。この段階でのアサナは、崇高な瞑想のようなもので、これは“ダイナミック・メディテーション”と呼ぶにふさわしい。

アサナとは何か

アサナとは、機械的に形づくるポーズではない。動きと相反する抵抗との狭間で逡巡し、バランスがとれた時、思考が生まれるものだ。体重は筋肉や骨、関節に等しく分散されているが、同じように知性もあらゆる部分に向けられるべきである。繊細な身体の組織網とアサナを調和させながら、筋肉と皮膚の間にスペースを作らなくてはならない。こうすることで、知覚器官(眼、耳、鼻、舌、皮膚)が、それぞれの動作の微細な違いを識別することができる。生徒がアサナへの主観的な理解に到達すると、活動器官と知覚器官の結合が起こり、知識はもちろん、本能的に動作を正しく調整し始める。献身的に実践しなさい。そうすれば完全にアサナを自分のものとし同化することができるのである。

身体の両サイドが左右対称となりバランスがとれた状態になると循環器、呼吸器、消化器、生殖器、排出器官から、過度のストレスが取り除かれる。それぞれのアサナでは、各器官を構造上異なるポジションに位置づけ、絞り込んで広げ、湿らせて乾かし、温めて冷やす。器官には新鮮な血液が巡り、優しくマッサージされ、リラックスし、調整されて、そして最適な健康状態に導かれるのだ。

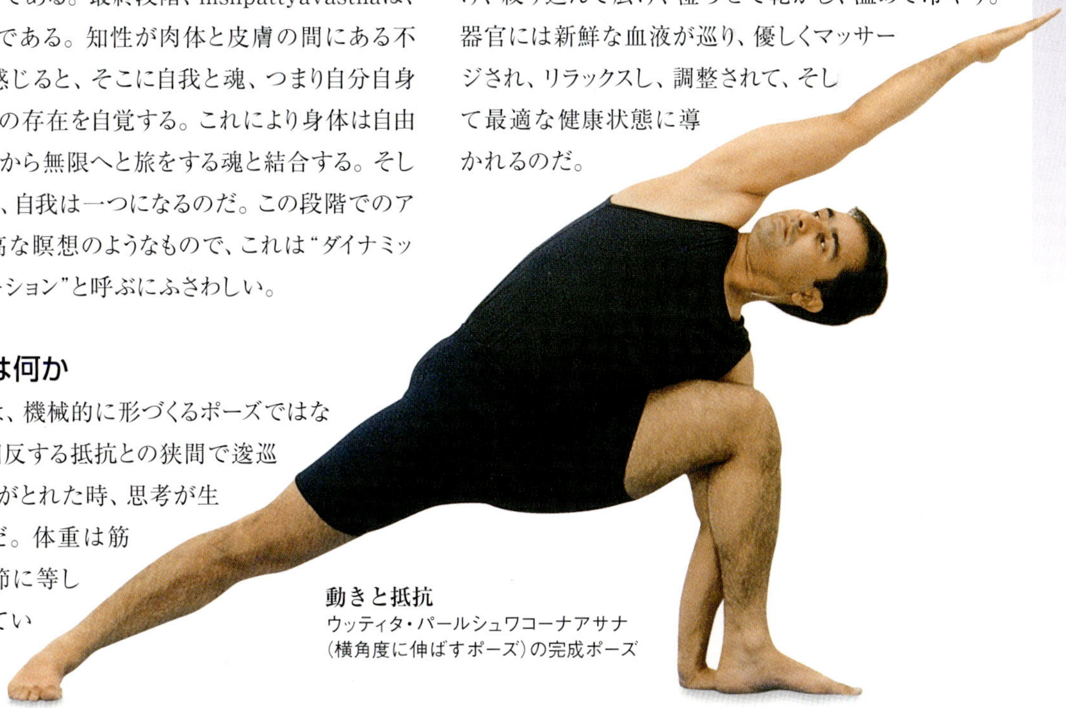

動きと抵抗
ウッティタ・パールシュワコーナアサナ
(横角度に伸ばすポーズ)の完成ポーズ

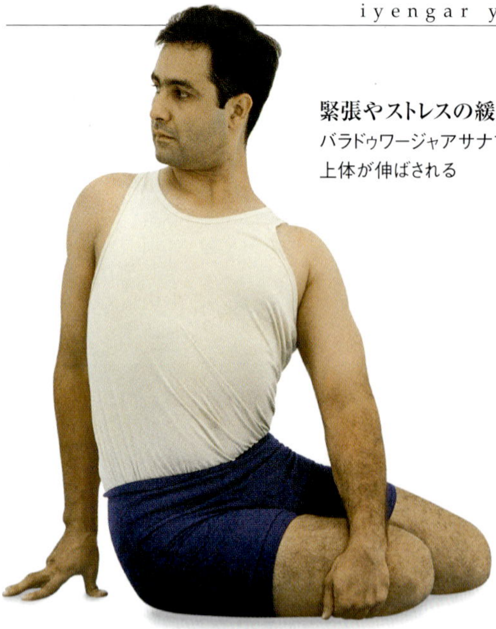

緊張やストレスの緩和
バラドゥワージャアサナでは
上体が伸ばされる

座　位

座って行うアサナはすべて、腰、膝、足首（くるぶし）、そけい部の筋肉に弾力性をもたらす。これらの座位のアサナが、横隔膜や咽頭部の緊張や硬さを取り除き、呼吸をなめらかに楽にする。また、背骨を安定した状態に保ち、心を穏やかにし心臓の筋肉を伸ばす。これにより身体のすみずみまで血行が良くなる。

立　位

立って行うアサナは脚の筋肉や関節を強くし、背骨をより柔軟にし強化していく。回転させたり曲げたりする動きによって、背中の筋肉や脊柱の関節の可動性を増し、配列を正しく調整する。また、脚の動脈が拡張されて下肢の血行が良くなり、ふくらはぎの血栓症を予防する。これらのアサナはさらに、心臓血管系を良好な状態に保つ。心臓の側壁が十分に伸ばされて新鮮な血液が送り込まれる。

前　屈

前屈では、腹部の器官が収縮する。これは神経系に独自の効果をもたらす。これらの器官がリラックスすると、頭の前面部が鎮められ脳内の血流が調節される。また、交感神経系が休められ脈拍と血圧が降下する。ストレスが知覚器官から取り除かれて感覚機能がリラックスする。そして、副腎腺も癒され機能が高まる。前屈において、上半身が水平の位置になると、心臓は重力に逆らって血液を送り込むという重い負担から解放されて、容易に全身に循環していく。また、脊柱の両側にある筋肉や脊柱の関節や靱帯を強くする。

ねじり

一連のねじるアサナは、背骨や身体の内部の健康がいかに大切であるかを私達に教えてくれる。ねじりのアサナでは、骨盤周辺や腹部内臓が絞られ、血液が流れ込む。また横隔膜を柔軟にし、背骨や腰やそけい部の不調を改善してくれる。さらに、背骨はより柔軟になり脊髄神経への血液循環が良くなって活力が高まる。

逆　位

人々の中には逆立ちを練習すると、血圧が上がり血管が破裂するのではと恐怖心を持っている。これは誤解です。例えば、長時間立っていることが血栓症や静脈瘤の原因になるからと言っても誰も立つことをやめない。「直立」に立つことは進化の結果です。人間の身体が直立の姿勢に順応してきたように、危険や苦痛を受けずに逆位のアサナを学ぶことができる。ねじるアサナと比較すると逆位のアサナは骨盤周辺や腹部内臓の調子を整え、一方で脳や心臓、肺といった生命維持器官のすみずみに血液を送り込む。

ハタヨガプラディピカの中の、第3章 Svatmarama 賢人の章によると、サーランバ・シールシャアサナ（頭立ちのポーズ）はすべてのアサナの王であり、サーランバサルワーンガアサナ（肩立

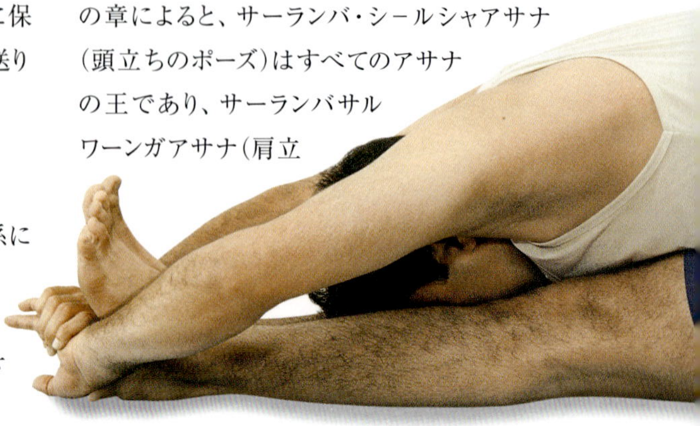

ちのポーズ)は女王であるとしている。この2つのアサナの練習によって、身体と心の健康は非常に促進される。

後　屈

すべての反るアサナは中枢神経を刺激し、ストレスに耐える能力を高める。そして頭痛や高血圧、過度の神経性疲労を軽減し、防止してくれる。また一連のアサナは、身体を刺激し活気づけるのでうつ病を患う人にとっても計り知れない価値がある。ウールドゥワ・ダヌラアサナ、ヴィパリータ・ダンダアサナでは肝臓や脾臓が十分に伸ばされて、効果的に機能を果たすようになる。

仰　臥

仰向けで行うアサナは、身体をくつろがせ心をリフレッシュさせる休息のポーズといえる。これらのアサナは、順番としてヨガの授業の最後によく行うが、身体をリラックスさせ関節を強くするので準備のためのアサナでもある。さらに精力的なアサナのために必要とするエネルギーを身体に与える。例えば、シャヴァアサナは呼吸を整え身体と頭を鎮めてくれる。仰向けで行うアサナはプラナヤーマへの準備となる。

基本ポーズの実践

ポーズの練習は、身体が柔軟で心が安定していると思えるときにすること。初心者や筋肉・関節が硬い人、あるいは何か疾患がある場合は、最初の6〜8ヵ月間はプロップス(道具)を使っての練習を推奨したい。普段プロップスなしで練習している人でも、疲れている時、身体の一部分が特に硬いと思える日はプロップスを使用した方がよい。プロップスに関すること、使用方法は、B.K.S. Iyengar著“The Path to Holistic Health”(2001年、Dorling Kindersley出版)を参照。

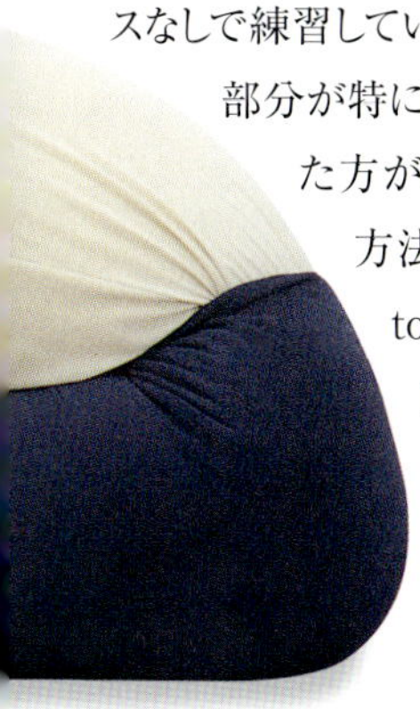

伸長
パスチモッターナアサナは背骨を伸ばす

アサナを行うときは常に注意を払い、練習時は「脳を固くしない」ように気をつける。息を詰めているとき起こりがちで、特に立ちポーズや前屈のポーズでは、頭が緊張したり重くなることがよくある。また、背骨を十分に伸ばさずに、無理に倒そうとして立ちポーズを行っても起こる。これは動きが背骨への知性を利用せず、むしろ力まかせであるため、背骨を緊張させるという結果を生み出しているのだ。こうした状態を、私は「脳を石のように固くしている」と呼んでいる。何故なら、自分の身体の動きに対して、脳が繊細な意識を払ってないからである。同様に、後屈で背中を伸ばしているとき、知性ではなく無理やり力で行うと、首周辺を硬くしてしまう。これもまた「脳を固くしている」ことになる。

ポーズにおける“brain(脳)”

各々のアサナでは、身体の一部がそのポーズの“brain”(頭脳、指揮官、意識する所)としての役目を果たす。例えば、ウッティタ・パールシュワコーナアサナ(p.62参照)を見ると、バランスの中心である、上に伸ばした腕が「指揮官」となっている。練習をする時には、この特定の部位を注意深く観察し焦点を置いてから、しっかりと安定させる。そして、身体の他の部分にもこの意識を広げ、身体をコントロールしていく。次第に、身体の機能を理解した上でポーズが取れるようになり、単なる身体的な動きではなくなってくる。

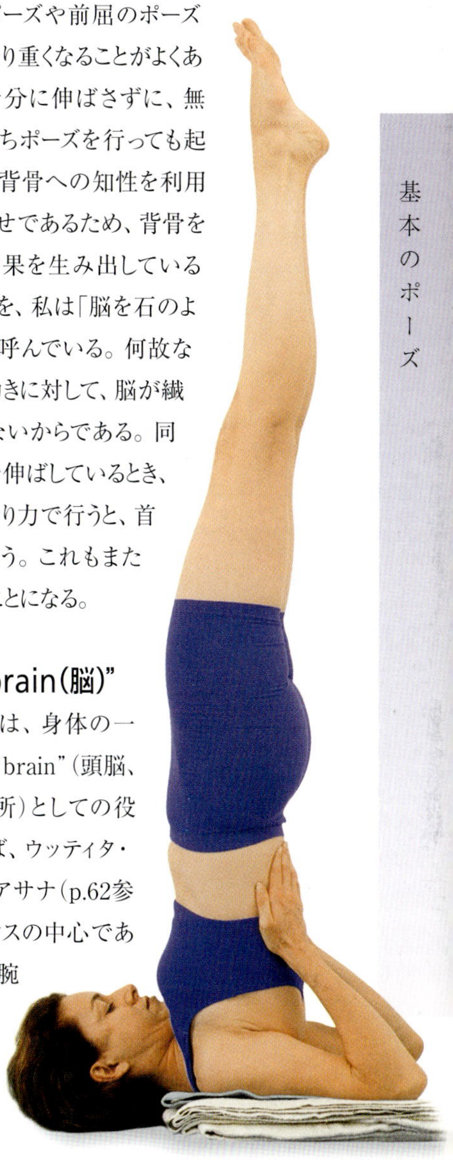

逆位では恐怖心は禁物
サーランバ・サルワーンガアサナのような逆転のポーズは、身体と心によい効果をもたらす

Standing Asanas

—立位のポーズ—

"An asana is not a posture which
you assume mechanically.
It involves thought, at the end
of which a balance is achieved
between movement
and resistance."

アサナとは機械的に形づくるポーズではない。
動きと相反する抵抗との狭間で
逡巡し、バランスがとれた時、
思考が生まれるものだ。

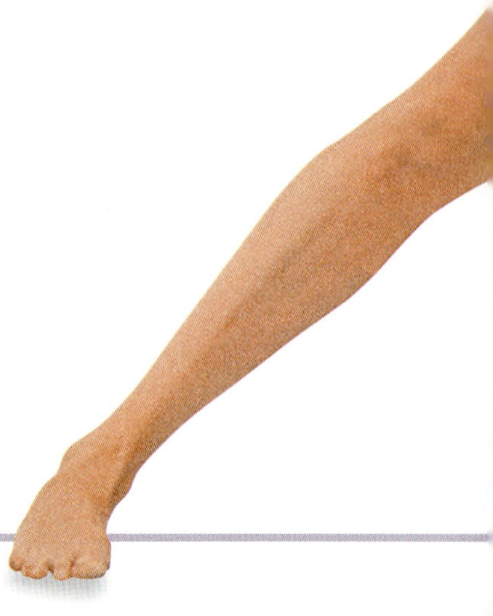

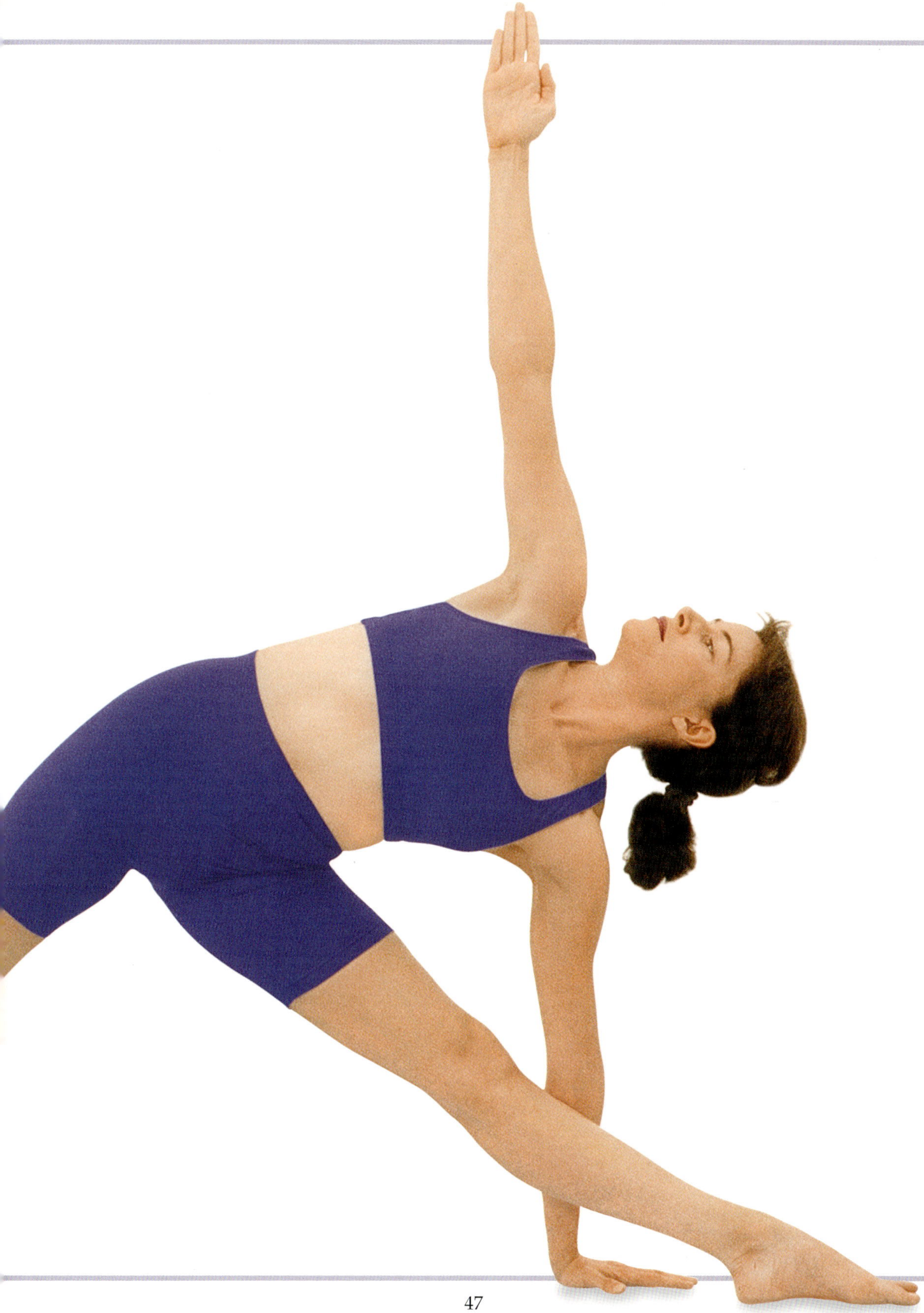

ताडासन

ターダアサナ Tadasana

―直立のポーズ―

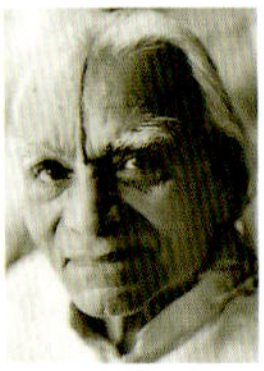

このポーズを通して、山のようなまっすぐ安定した立ち方を学びます。サンスクリット語の“ターダ”は「山」を意味します。ほとんどの人は、両脚で完全なバランスをとることができず、不快感を感じるでしょう。ターダアサナでは正しい立ち方を学び、身体への意識を高めます。これはほかのポーズの基礎となるものです。練習することで、堅固さ、強さ、静けさ、安定の感覚が養われていきます。

注意

◆

パーキンソン病または脊柱椎間板のズレにづれがある場合は、壁に向かって立ち、手のひらを壁につけて行います。脊柱側湾の症状がある人は、並んだ二つの壁の突き出した部分に背骨をつけて行います。

頭と首、背骨が一直線上にくるようにする

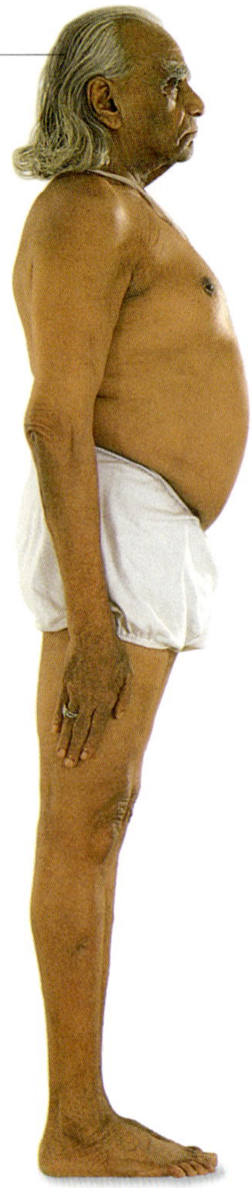

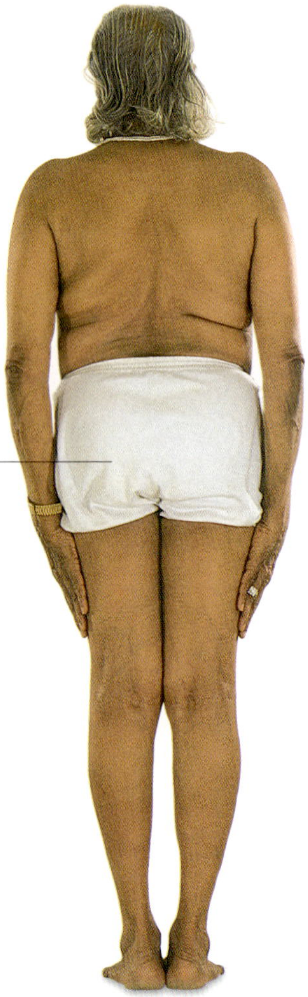

お尻をしっかり締める

1 何もない平らな床の上に両足を揃えて立ちます。左右の足の親指とかかとをつけて、足を揃えます。両足をつけるのが難しい場合は、足の間を7cmくらい離してください。体重は土踏まずの中心にのせるようにします。かかとを安定させて、足の指を広げます。足の指を前方に伸ばしリラックスさせた状態で保ちます。

2 足でしっかり床を押すようにして、両脚を引き上げます。両くるぶしを同一線上にくるように揃え、両脚は床と垂直に一直線にします。膝頭と大腿四頭筋をしっかりさせ、引き上げます。お尻を内側(尾骨)に入れて、引き締めます。

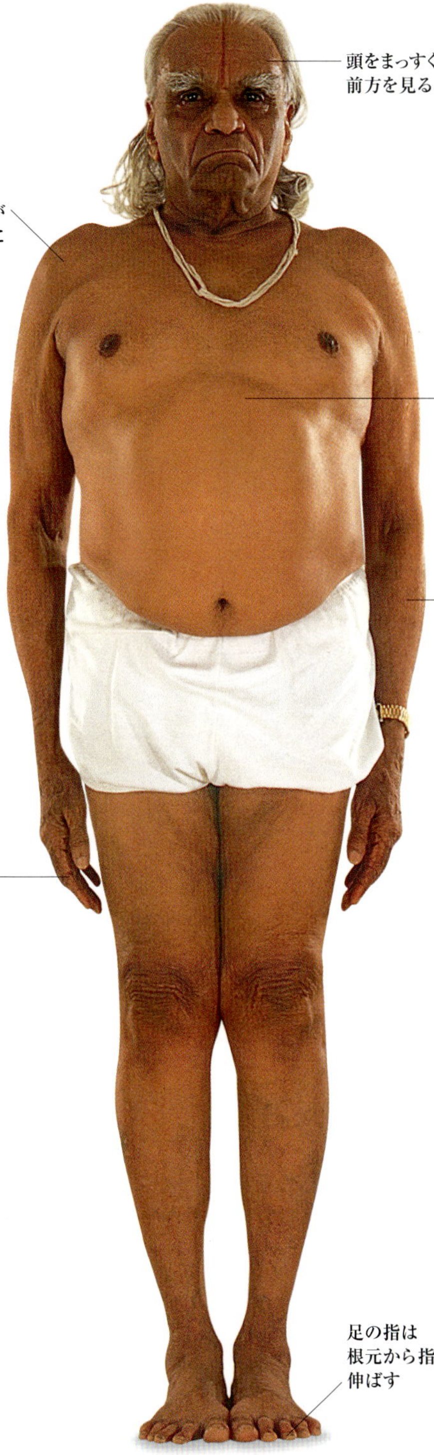
頭をまっすぐにして
前方を見る
両肩が
上がらないように
胸骨を上げる
腕を身体の
両サイドに近づけて
伸ばす
指を揃える
足の指は
根元から指先まで
伸ばす

効果

◆

背骨をまっすぐ伸ばすことで
悪い姿勢を正す

◆

正姿勢（アライメント）の向上

◆

加齢による背骨や脚の衰えを
くい止める

◆

お尻の筋肉を調整する

3 腕は体側に沿って伸ばします。手のひらは大腿に向け、指先は下を指すようにします。頭と背骨が一直線上になるようにします。首の筋肉を緊張させずに伸ばします。下腹部を内側に引き締め、引き上げます。胸骨は上げて、胸を広げます。どの過程を行うときも普通に呼吸してください。

4 足の指のつけ根とかかとでしっかり床を押します。両足の外側と内側のへりに等しく力がかかるようにします。両足先でバランスをとり、次に、体重の多くを意識してかかとにのせるようにしましょう。20～30秒間ポーズをとります。

उत्थित त्रिकोणासन

ウッティタ・トゥリコーナアサナ Utthita Trikonasana

―三角形のポーズ―

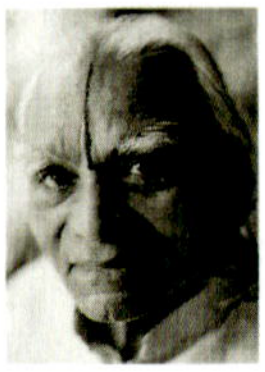

上体と両脚を強く伸ばしながら、身体で三角の形をとります。utthitaはサンスクリット語で“伸ばされた”という意味で、トゥリは「三」、コーナは「角」を指します。練習を重ねることで、物理的に捉えていた身体を生理的に捉えるようになり、その動かし方を学ぶことができます（p.42参照）。手足の動きをコントロールすることで、内臓諸器官、腺、神経といった、生理的な身体の部分が活性化するのを学びましょう。このポーズは靭帯を強化し、柔軟性も高めます。

注意

もし頭痛や目まいや高血圧の傾向がある人は、最終的なポーズの形をとる時に、床の方を見るようにします。頭を回して上方を見ないで下さい。心臓に問題のある人は壁を使う（背中を壁に沿わせる）などして練習します。腕は上げずに腰に添わせて休ませて下さい。

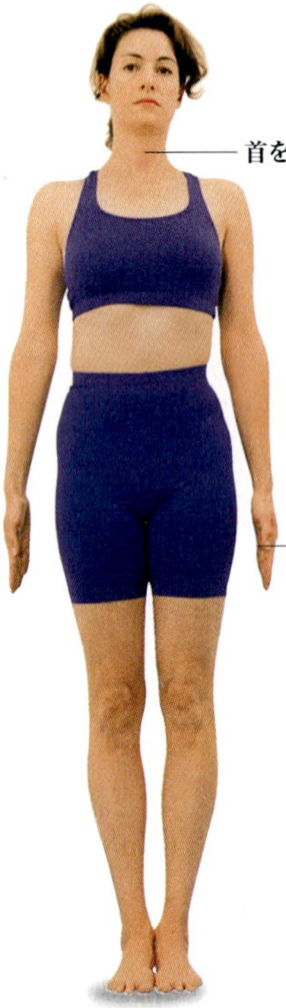
首をリラックスさせる
手のひらは太もものほうへ向ける

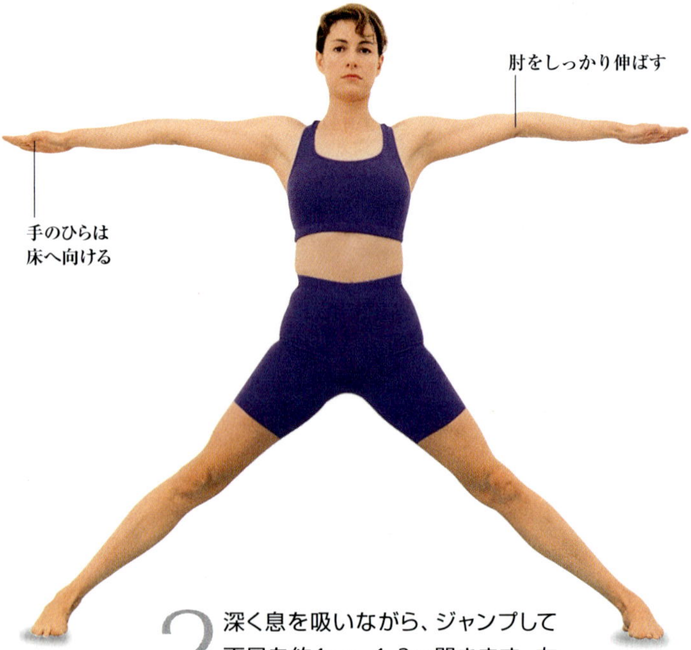
肘をしっかり伸ばす
手のひらは床へ向ける

1 直立のポーズ（p.48参照）で立ちます。体重が両脚に均等にかかるようにします。アーチ（土踏まず）の中心に身体がくるようにして、かかとを安定させ、足の指を伸ばします。両足の内側のへりを合わせてください。背中をまっすぐにして、規則正しいリズムで呼吸します。

2 深く息を吸いながら、ジャンプして両足を約1m～1.2m開きます。左右の足は平行にして、つま先は前を向けます。写真のように両腕を肩の高さまで上げて一直線にします。肘のうしろ側も意識して両腕は手先までまっすぐに伸ばしましょう。胸を引き上げ、前方を見ます。

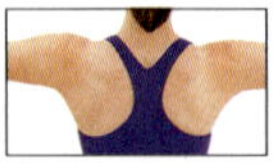

3 左脚を伸ばしたまま、右足を少し内側に向けます。つぎに左足を外側に90度回します。このとき、右脚は伸ばし、膝は締めたままです。腕は揺れ動かないようにして、完全に伸ばしてください。

〈メモ〉 バランスを保つために、内側に向ける足から先に回します。
監注：ここでは、読者の方が見やすいように左側から始めていますが、原則的には右側から始めます。

〈中級者〉 ポーズの完成形でストレッチの効果を高めるため、写真のようにつま先を上げ左足のかかとで床を押します。左膝を引き締めて伸ばし、上げた足を再び床に下ろします。

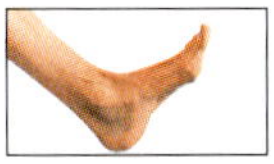

修 正 法

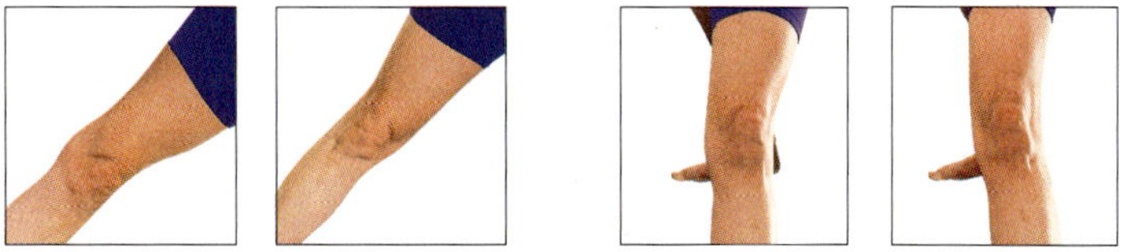

右 膝

×（誤） 右膝が右に回転していると、ポーズの最終段階でストレッチ効果が下がってしまいます。

○（正） 右の膝頭を正面に向けましょう。右太ももが内側に回らないようにします。

左 膝

×（誤） 左膝が左に回転し過ぎると、ポーズの最後でバランスが崩れます。

○（正） 左膝を引き締めるようにして、足先、むこうずね、太ももの中心が一直線になるようにします。

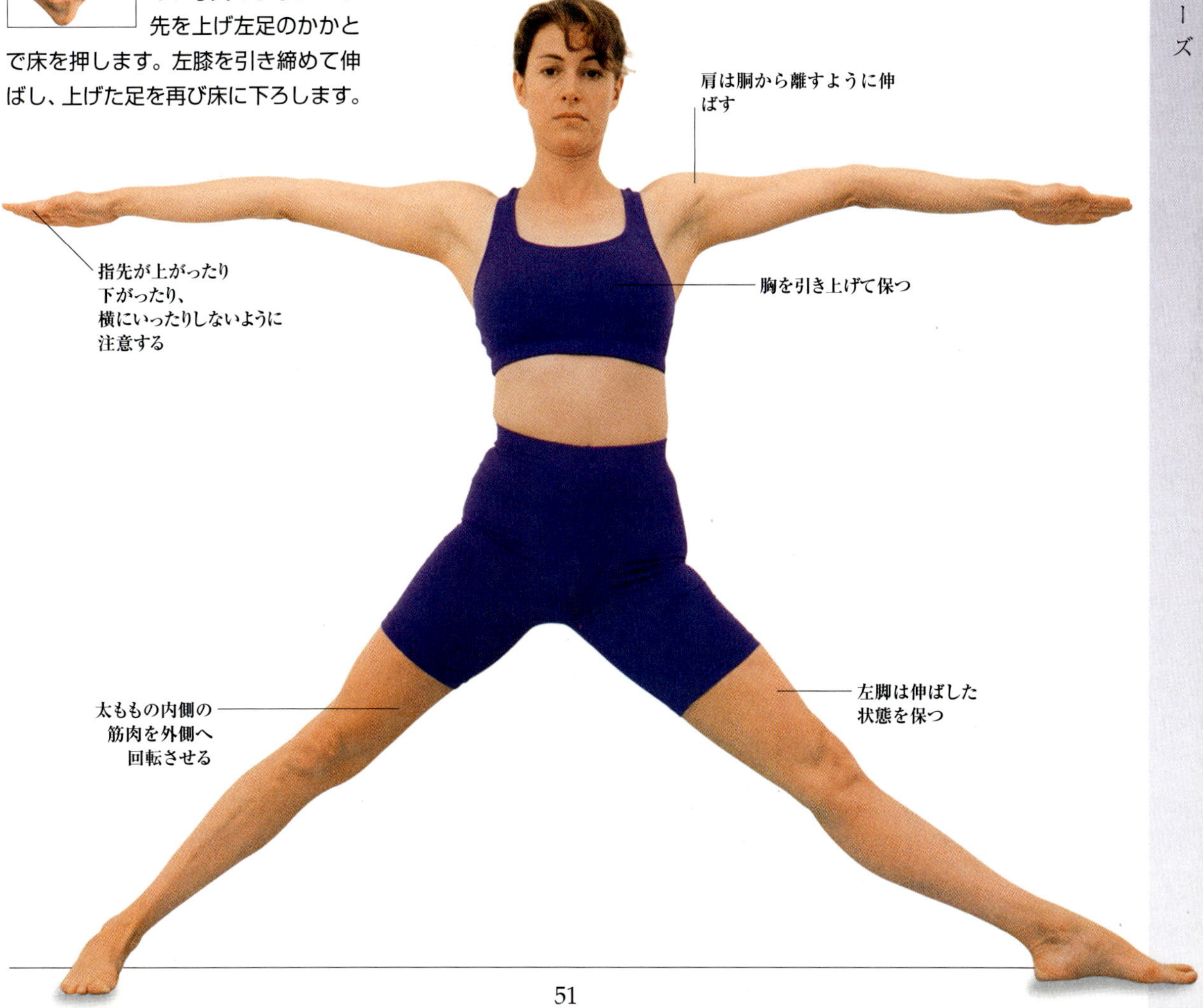
肩は胴から離すように伸ばす
指先が上がったり
下がったり、
横にいったりしないように
注意する
胸を引き上げて保つ
太ももの内側の
筋肉を外側へ
回転させる
左脚は伸ばした
状態を保つ

उत्थित त्रिकोणासन

ウッティタ・トゥリコーナアサナ Utthita Trikonasana

グルのアドバイス

生徒の左のお尻を膝でどのようにサポートしているか見てください。上体を回転させるために、右肩を持って上体をゆっくり上に向けて回します。このポジションになった時には、下側の左脇腹を前に回転させ、上体の右体側を右のわきの下に向けて伸ばすようにします。

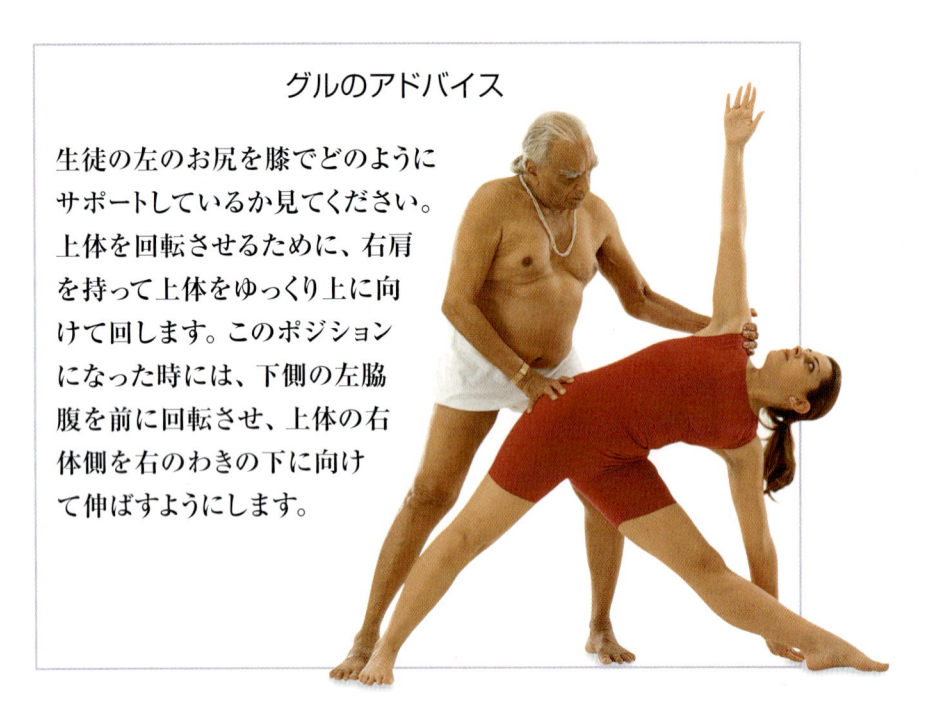

修　正　法

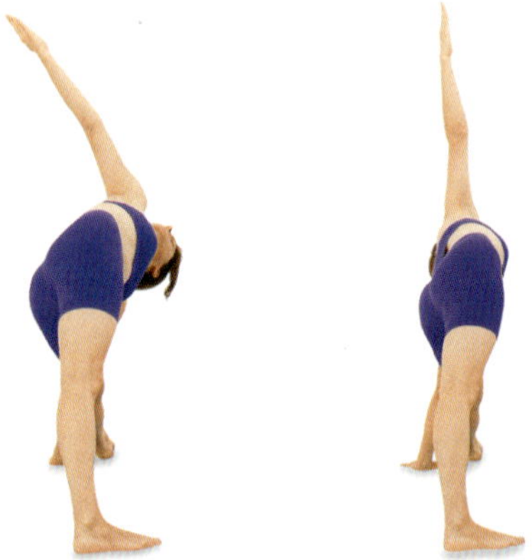

×（誤）　右腕が後ろに傾くと、お尻のアラインメント（正姿勢）が崩れてしまいます。頭と首が前方に突き出て、体重は左かかとではなく、左手に寄りかかった状態になります。

○（正）　右腕は右わきの下から上にまっすぐ伸ばすようにして、安定させます。後頭部と背骨は同一線上で伸ばし、肩甲骨も左右同じラインにくるようにします。

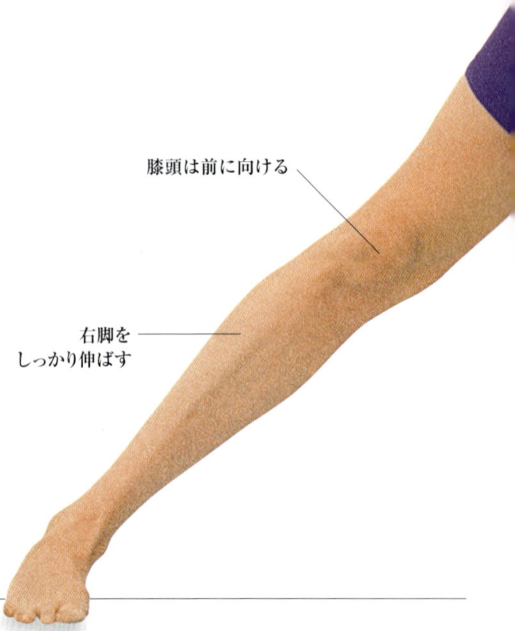
膝頭は前に向ける
右脚を
しっかり伸ばす

4 息を吐きながら、上体を左側に倒していきます。左手のひらを床について、左のかかとで床を押します。体重が左手のひらでなく左のかかとにかかるようにポーズを調整します。右腕は、両肩、左腕と一直線上になるように、天井に向けて上げます。首を緊張させないようにして頭を回し、右手の親指を見つめます。この状態で20～30秒間ポーズをキープします。深呼吸ではなく、規則正しいリズムで呼吸します。

〈メモ〉　ポーズが安定しない場合、はじめのうちは、身体を倒したら左手で左足首をつかみます。左側のお尻を少し前に動かし、右手は腰におきます。安定するようになったら、上記の指示に従ってポーズをとりましょう。

効 果

◆
胃炎、消化不良、胃酸過多、
膨満感の症状を和らげる
◆
背骨の柔軟性を高める
◆
背中の痛みの緩和
◆
肩を正姿勢に導く
◆
首の筋違いによる痛みを改善
◆
骨盤周辺をマッサージし、
調子を整える
◆
足首の強化
◆
生理中の不快感を軽減

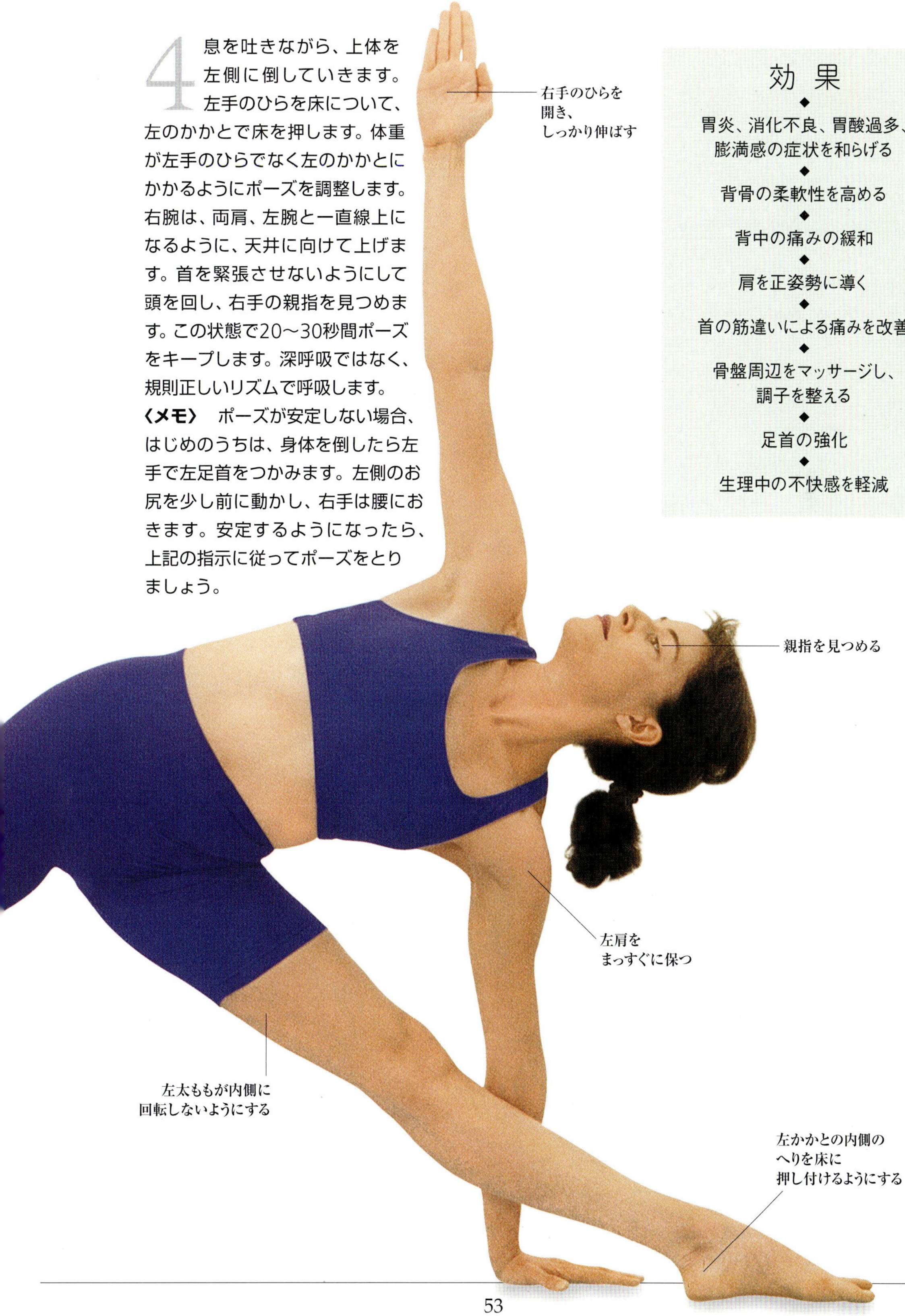
右手のひらを
開き、
しっかり伸ばす
親指を見つめる
左肩を
まっすぐに保つ
左太ももが内側に
回転しないようにする
左かかとの内側の
へりを床に
押し付けるようにする

उत्थित त्रिकोणासन

ウッティタ・トゥリコーナアサナ Utthita Trikonasana

ポーズを前進させるために

右腕がポーズの“ブレイン”(頭脳、指揮官)であるように右腕をしっかりと保ちなさい。(45頁参照)背中も動かしましょう。
身体が背骨から反対の方向に引っ張られているのをイメージします。左右の肩が均等に外側に伸ばされているかどうかチェックします。
上体を少し上方に、そして後ろへと回転させます。背骨の延長線上に首(頸椎)がくるようにして、喉はリラックスさせて首の筋肉は緊張のないようにします。尾てい骨と後頭部が互いに同一線上にあり、身体全体が平面状に左右対称になるようにします。

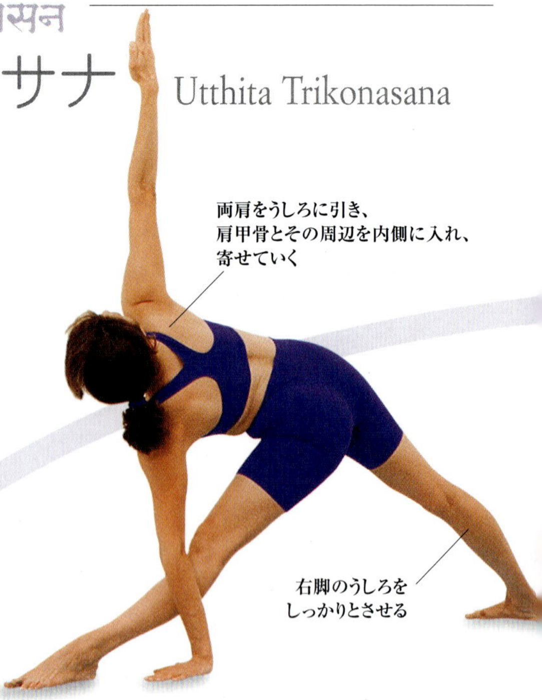
両肩をうしろに引き、
肩甲骨とその周辺を内側に入れ、
寄せていく
右脚のうしろを
しっかりとさせる

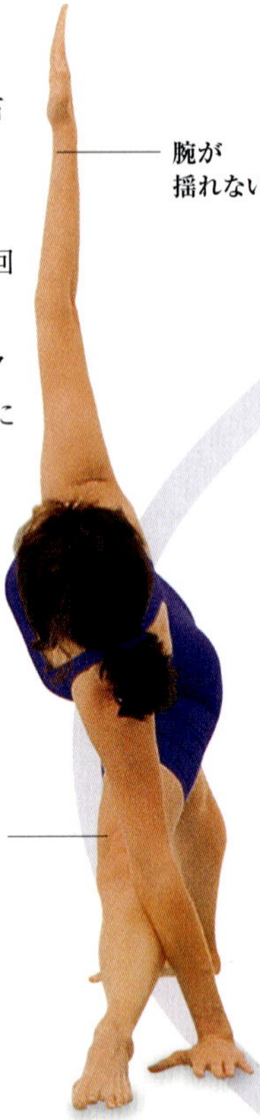
腕が
揺れないように
左脚を活動的に
そしてしっかりと安定させる

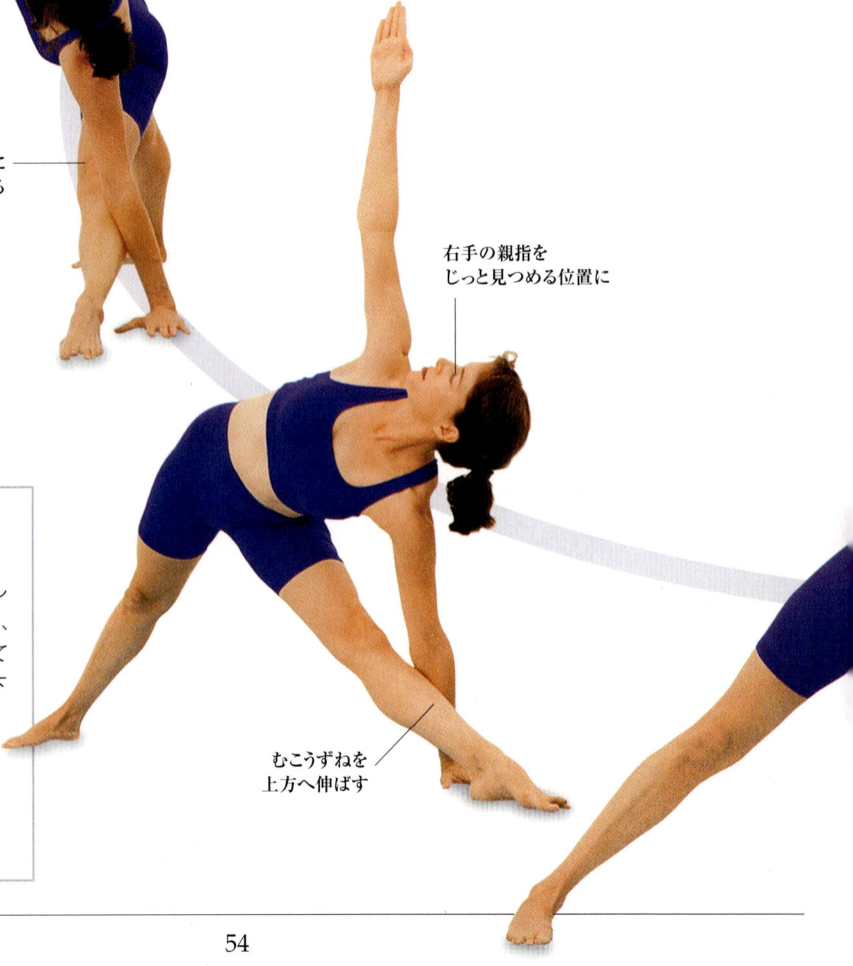
右手の親指を
じっと見つめる位置に
むこうずねを
上方へ伸ばす

戻り方

息を吸って床から左手のひらを離します。右腕は外側に伸ばしたまま、少しずつ上体をまっすぐに起こしてきます。両腕を身体の両サイドに下ろし、足先を正面に戻します。
反対側も同様に行います。それから息を吐いてターダアサナ(直立のポーズ)に戻ります。

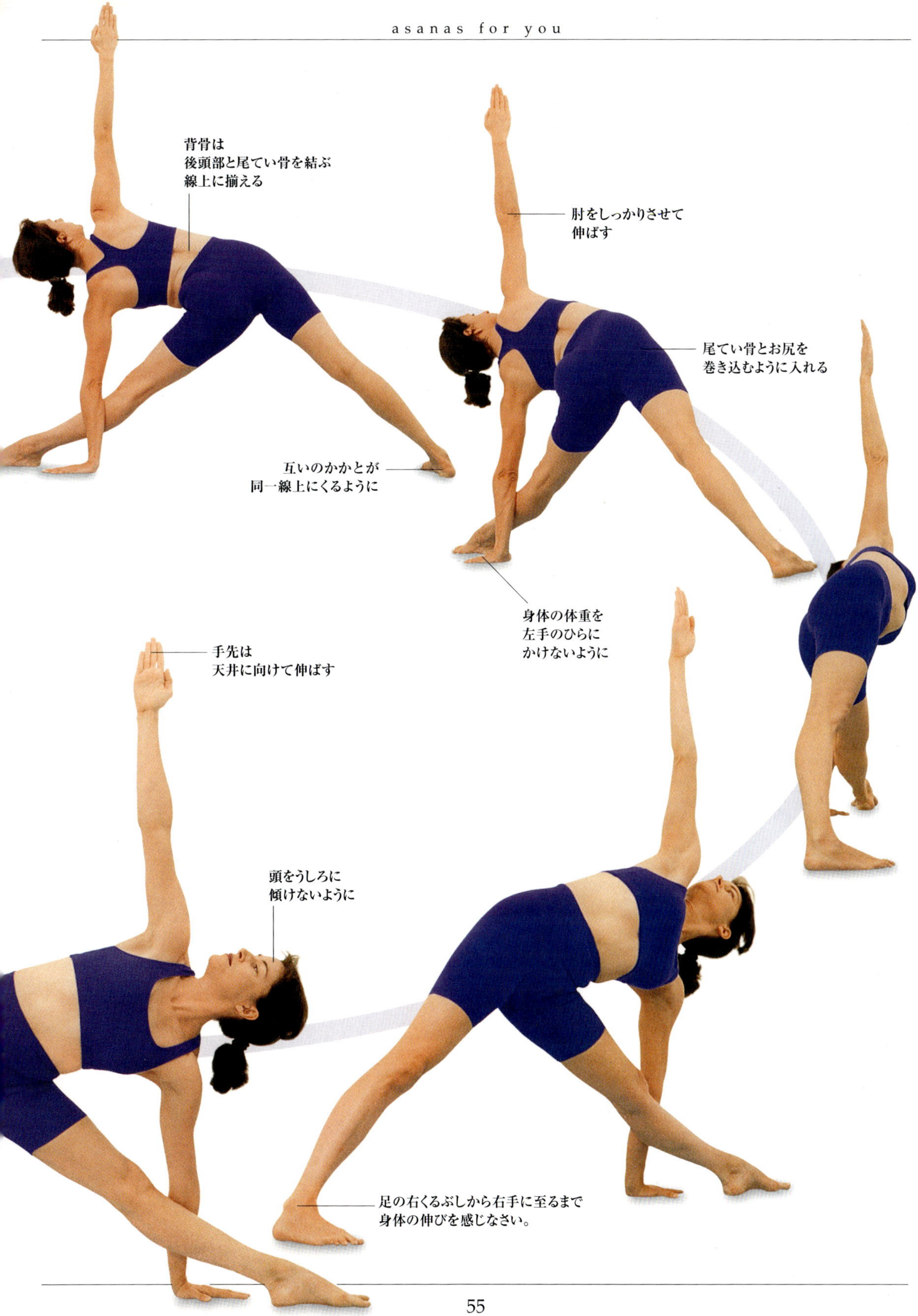
背骨は
後頭部と尾てい骨を結ぶ
線上に揃える
肘をしっかりさせて
伸ばす
尾てい骨とお尻を
巻き込むように入れる
互いのかかとが
同一線上にくるように
身体の体重を
左手のひらに
かけないように
手先は
天井に向けて伸ばす
頭をうしろに
傾けないように
足の右くるぶしから右手に至るまで
身体の伸びを感じなさい。

वीरभद्रासन २

ウィーラバッドゥラアサナII Virabhadrasana II

—英雄に捧げるポーズII—

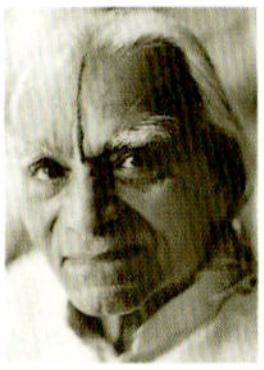

伝説上の英雄、ウィーラバッドゥラから名付けられたポーズです。彼の話は、サンスクリットの有名な劇作家カリダサの叙事詩「クマールサンヴァワ」で語られています。このポーズを定期的に行なうことで体力や持久力が高まります。手足や上体を精力的に動かすので、肩や首のこりを和らげます。さらに、膝やお尻の関節の柔軟性が高まります。

注意

もし心臓が動悸や胸やけなどで不調だったり、下痢や赤痢の場合は練習をしないで下さい。女性特有の月経痛や子宮出血がある場合もこのポーズを避けます。

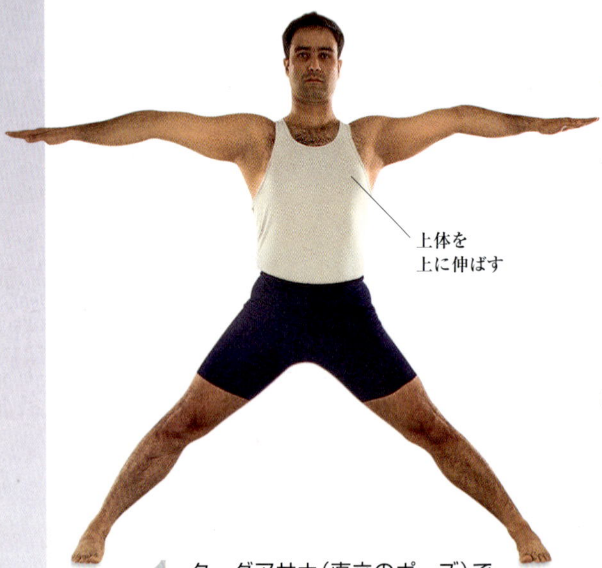
上体を
上に伸ばす

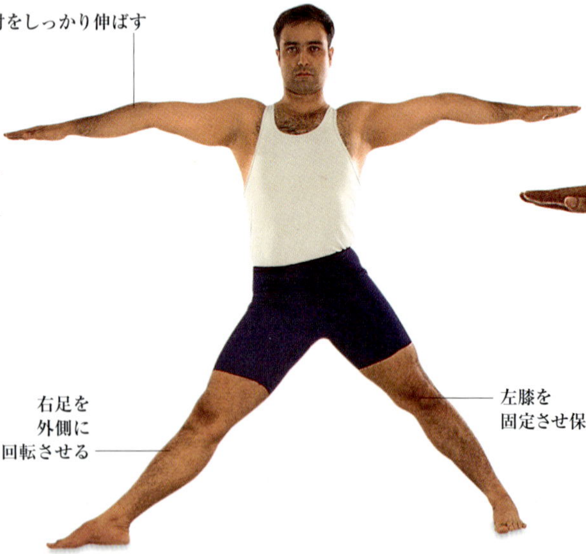
肘をしっかり伸ばす
右足を
外側に
回転させる
左膝を
固定させ保つ

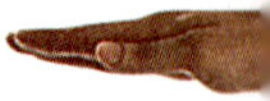

1 ターダアサナ（直立のポーズ）で立ち、深く息を吸います。ジャンプして、両足を1.2m開きます。つま先は前を向くようにします。両腕は、手のひらを床に向けた状態で肩の高さまで上げて一直線にします。指はまっすぐにして、外に伸ばします。両足の小指で床を押し、意識して、両脚の内側をウエストのほうへ引き上げます。

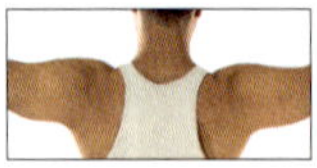

2 ゆっくり息を吐いて、右足を右側へ90度回転させます。左足は右へ少し回します。体重は右足の指でなく、かかとにかかるようにします。左脚はしっかり伸ばして、膝を引き締めます。足が滑らないように、小指と薬指に体重をかけます。

〈メモ〉 右太ももを正しく外側に回すようにしましょう。太ももは右足と同時に、同じだけ回します。

3 息を吐きながら、右膝を曲げます。右太ももは床と平行になるようにします。むこうずねは床と垂直にして、かかとと一直線になるように。右ふくらはぎの筋肉を上に引き上げます。頭は右に向けます。両足の土踏まずとつま先をよく伸ばしましょう。規則正しいリズムで呼吸しながら、30秒間ポーズをキープします。

〈中級者〉 右膝は座骨から曲げるようにして、太ももの肉と皮膚を意識して膝へ向けて押すようにします。両腕は完全に伸ばします。綱引きをしているようなイメージで腕を広げます。

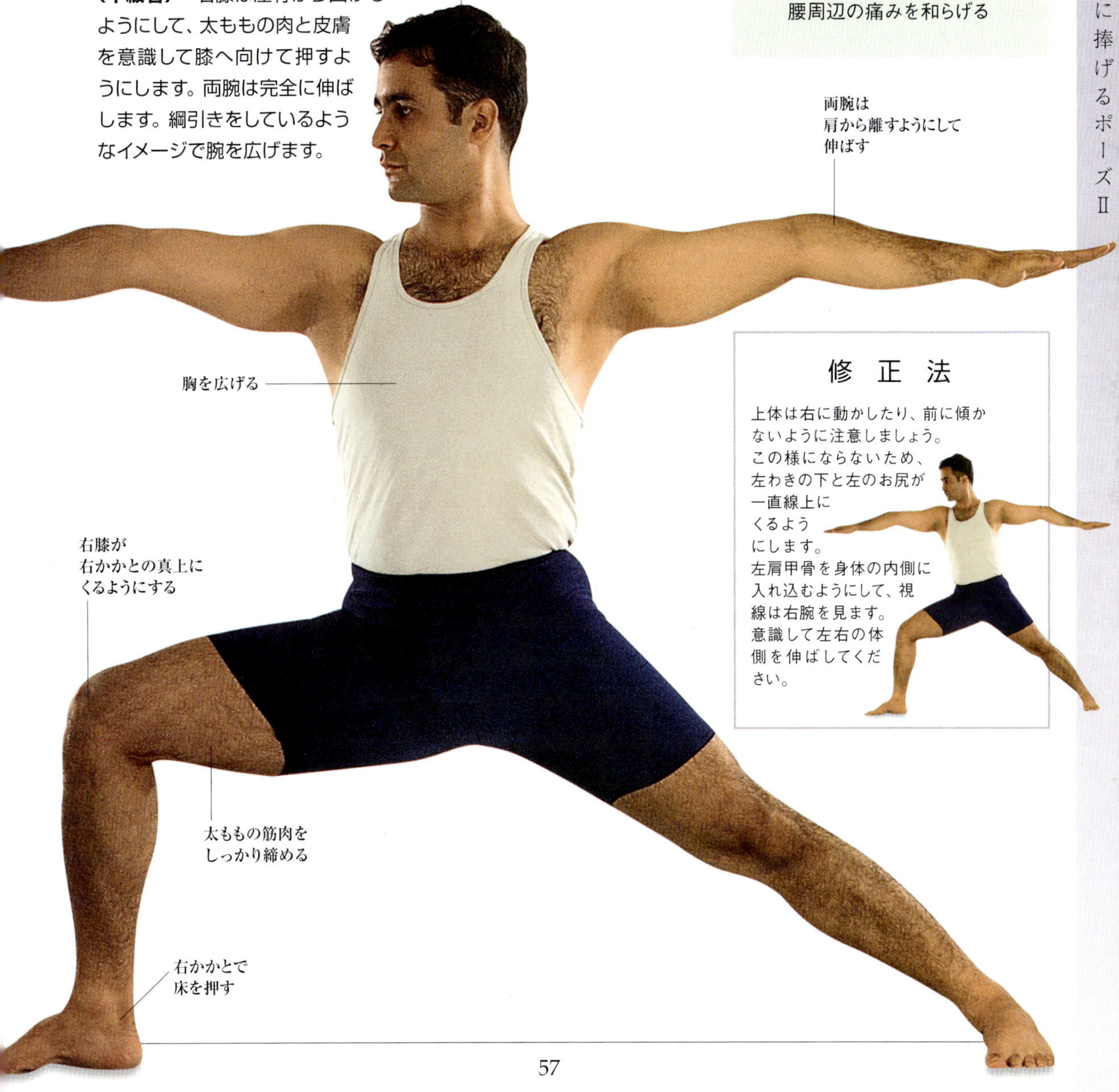
脳は常に
穏やかな状態で
両腕は
肩から離すようにして
伸ばす
胸を広げる
右膝が
右かかとの真上に
くるようにする
太ももの筋肉を
しっかり締める
右かかとで
床を押す

効果

◆

胸を広げることで、呼吸機能を高める

◆

脱出症や椎間板ヘルニアの改善

◆

尾てい骨の損傷、溶解、反りの症状を緩和

◆

お尻まわりの脂肪を減らす

◆

腰周辺の痛みを和らげる

修正法

上体は右に動かしたり、前に傾かないように注意しましょう。この様にならないため、左わきの下と左のお尻が一直線上にくるようにします。左肩甲骨を身体の内側に入れ込むようにして、視線は右腕を見ます。意識して左右の体側を伸ばしてください。

वीरभद्रासन २

ウィーラバッドゥラアサナ II

Virabhadrasana II

ポーズを前進させるために

固く膝を曲げすぎないようにして、曲げた膝はリラックスした状態にします。
意識的に頭は穏やかに。
右のお尻は右の内側の膝より少し低くなります。腰はしっかりさせますが、お尻は左右に広げます。両方の足の外側のヘリを床に押して、くるぶしから膝にエネルギーがのぼってくるのを感じます。
胸を外に向けて押し、十分に内部が広がるように、胸部を拡張します。
左の脚は膝を伸ばしてピンと張った状態にし、上方に引き上げます。
もし脚が下がっていくと胸も落ち込むでしょう。両腕を伸ばし肩甲骨が胴体から離れるように維持します。

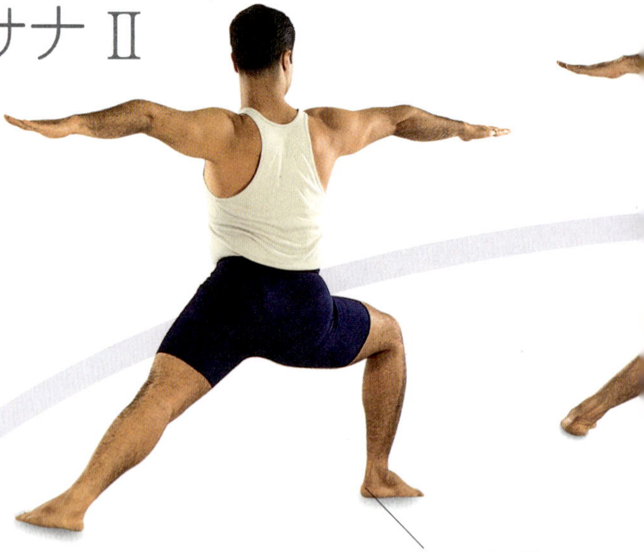
右のかかとと膝が
同一線上（垂直）に
なるように

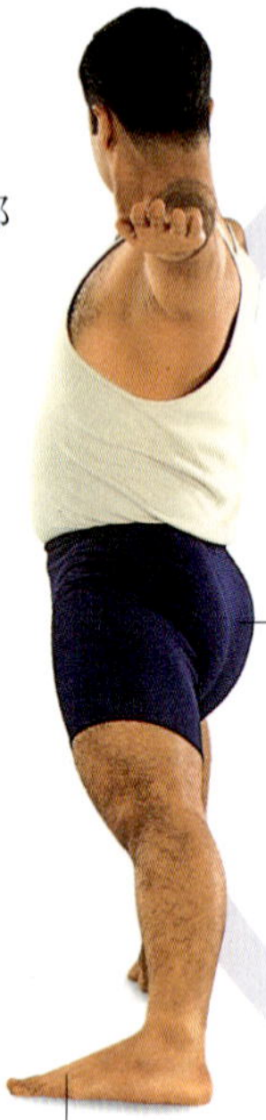
お尻を
引き締めて
足の指の一つ一つを離し
活動的に

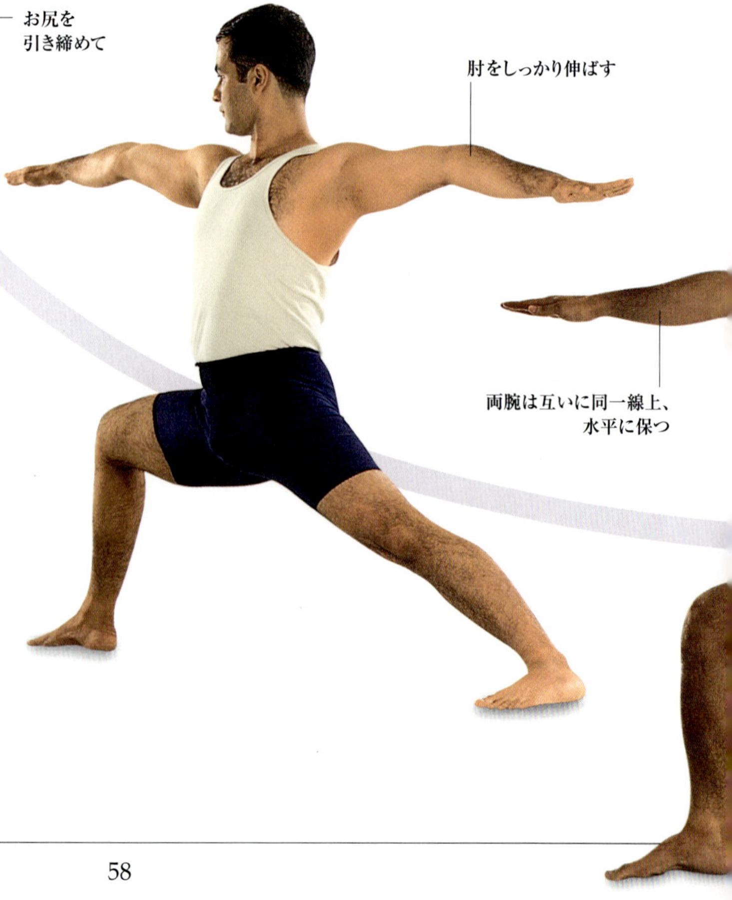
肘をしっかり伸ばす
両腕は互いに同一線上、
水平に保つ

戻り方

◆

息を吸って曲げた右脚を
まっすぐにします。
足先を元に戻し、正面に向けます。
左側も同様に繰り返します。
それから息を吐いてジャンプして
ターダアサナ（直立のポーズ）に
戻ります。

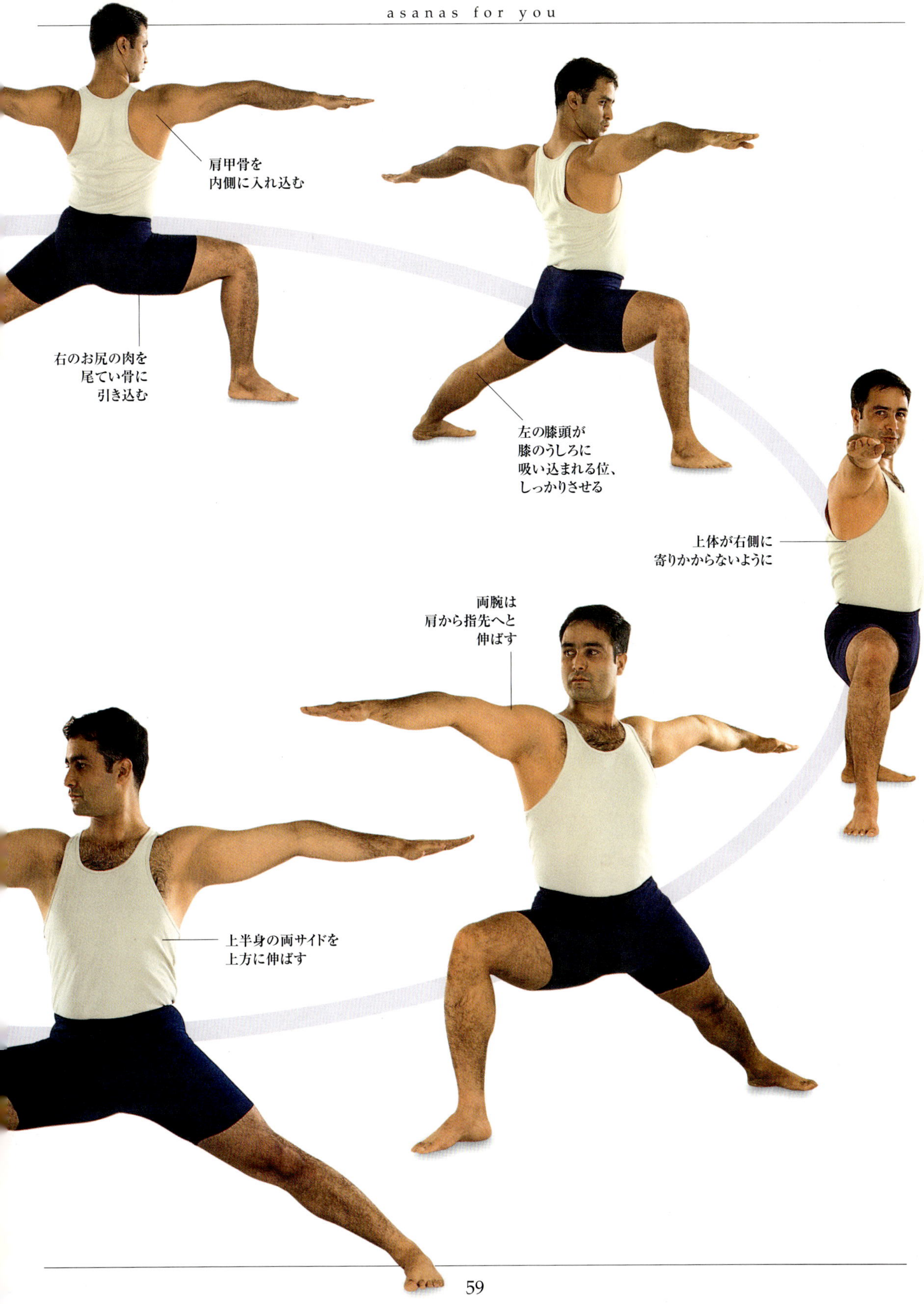
肩甲骨を
内側に入れ込む
右のお尻の肉を
尾てい骨に
引き込む
左の膝頭が
膝のうしろに
吸い込まれる位、
しっかりさせる
上体が右側に
寄りかからないように
両腕は
肩から指先へと
伸ばす
上半身の両サイドを
上方に伸ばす

उत्थित पार्श्वकोणासन

ウッティタ・パールシュワコーナアサナ Utthita Parsvakonasana

—横角度に伸ばすポーズ—

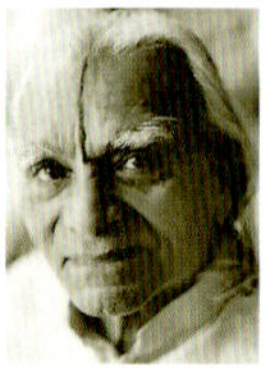

ウッティタはサンスクリット語で「伸ばす」を意味し、パールシュワは「横」や「わき腹」、コーナは「角度」を指します。このポーズでは、片方の足の指から、もう片方の手の先まで、身体の両体側を強く伸ばします。ポーズを行なっているときは、身体を安定させることを忘れないでください。

注意

血圧が高い人は、このポーズを行なわないでください。頚椎症など首に問題がある場合は、首を回したり、上を見上げないようにします。

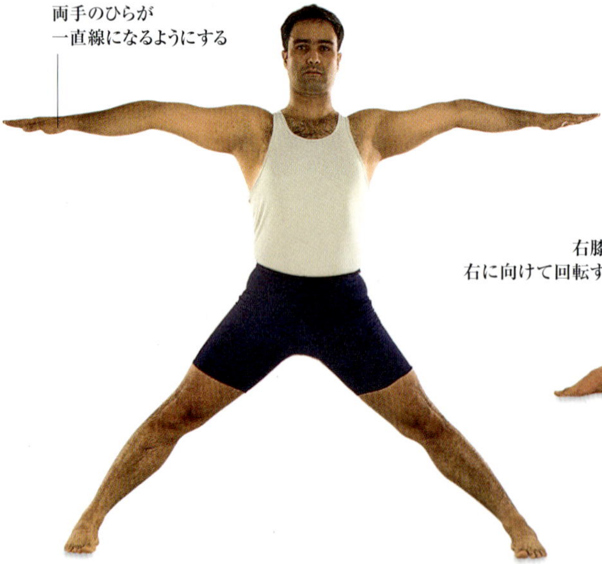
両手のひらが
一直線になるようにする

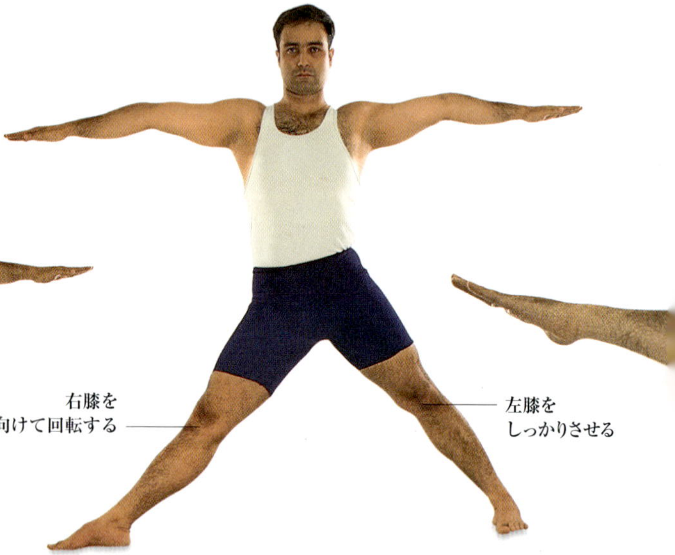
右膝を
右に向けて回転する
左膝を
しっかりさせる

1 ターダアサナ（直立のポーズ）で立ちます。息を吸いながらジャンプして、両足を約1.2m開きます。同時に両腕を肩の高さまで上げて広げます。手のひらは床のほうへ向けます。肘の後ろを意識して両腕を伸ばすようにしましょう。左右の足を平行にして、足先は前に向けます。両足の外側のへりを押し付けます。両足の小指で床を押すようにしてください。

2 ゆっくり息を吐いて、右脚を回しながら、右足先を90度外側に回転させます。同時に左足を少し右に回します。体重は右足の指でなく、かかとにかけるようにします。必要ならば左右の足の間隔を調整します。左右の足が同じラインに並んでいることを確認します。

〈メモ〉 右脚を回転させるとき、太ももを外側に回すようにします。こうすることで、右膝への圧力が軽減します。

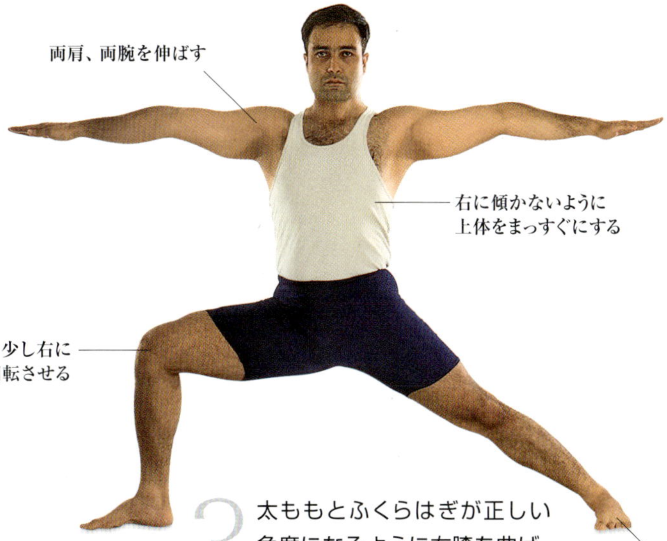
両肩、両腕を伸ばす
右に傾かないように
上体をまっすぐにする
膝を少し右に
回転させる
左足の小指と薬指で
床を押す

効果

◆
肺機能を高める
◆
心筋を調整する
◆
坐骨神経痛や
関節炎の痛みを和らげる
◆
消化力を高め、排泄を促す
◆
腰やお尻の脂肪を減らす

3 太ももとふくらはぎが正しい角度になるように右膝を曲げ、太ももは床と平行になるようにします。1回または2回呼吸します。

〈中級者〉 意識して左膝とくるぶしを上方に引き上げるようにします。左膝の後ろ側を中心から外側に向けて開いて下さい。両脚のふくらはぎの筋肉も太ももへ向けて引くようにします。

4 息を吐きながら、右足外側の床の上に右手のひらを置きます。右わきの下が右膝の外側につくようにします。左腕を耳の上に持っていき、しっかり伸ばします。頭を回して上方を見ます。20～30秒間ポーズをキープします。

〈メモ〉 息を吐いて、まず右腕を伸ばしてから、右手を床に下ろします。手のひらがつかないときは、指先を床につけてください。

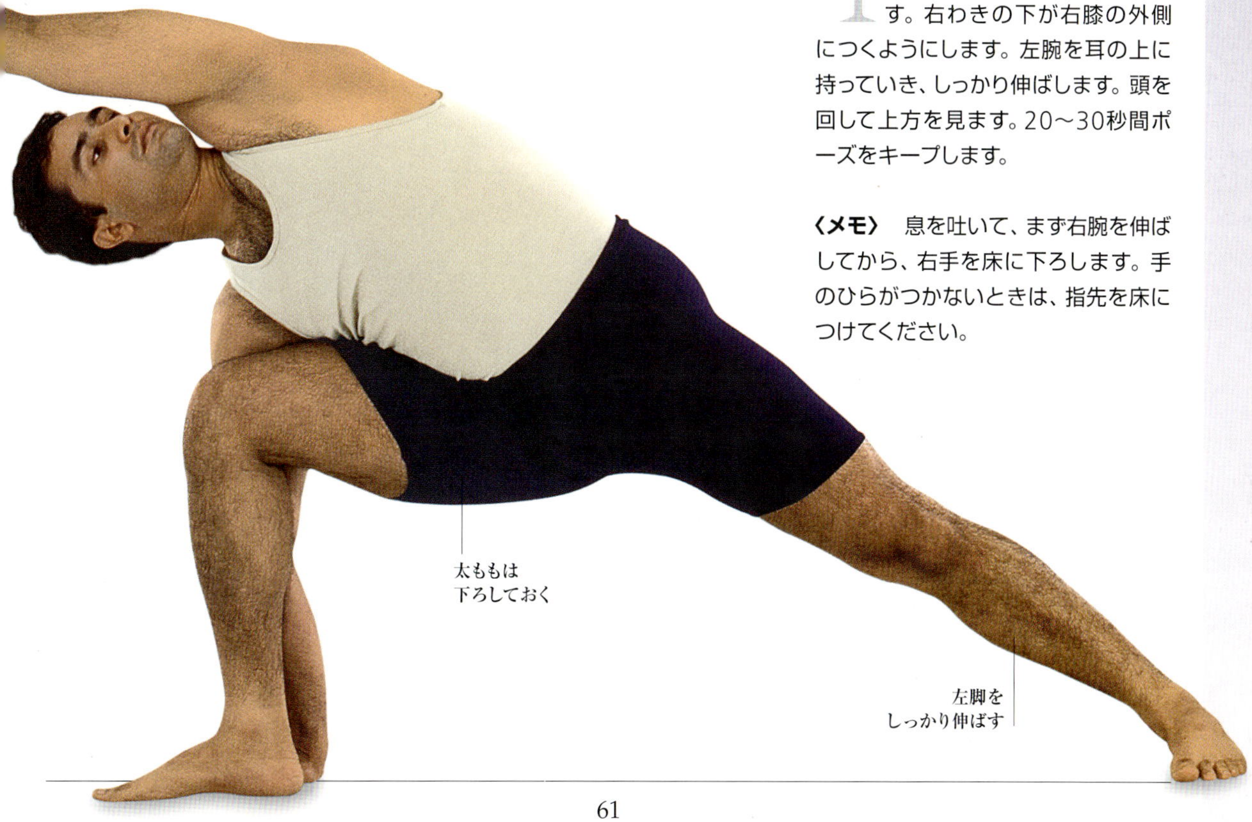
太ももは
下ろしておく
左脚を
しっかり伸ばす

उत्थित पार्श्वकोणासन

ウッティタ・パールシュワコーナアサナ

Utthita Parsvakonasana

ポーズを前進させるために

左の腕がこのポーズの“ブレイン”(頭脳、指揮官)になるので(P45参照)、左腕を安定させ動かないようにします。この腕の伸ばしを強めながら、左の脇の下から腕が離れていくくらい上方に押していきます。

肩甲骨の下のほうが背中に入っていくようにします。

左の太ももを少し引き上げることで、右手を床に着けるのがより楽になるでしょう。

右足のかかとに体重をのせて、右の太ももや手のひらに深く寄りかからないように気をつけてください。

胸やお尻そして左脚が互いに同一線上にくるようにして保ちます。

身体のどの部分も伸ばし、特に背骨に焦点を合わせましょう。あなたの左くるぶしから左手首までひとつの連続した伸びを感じます。

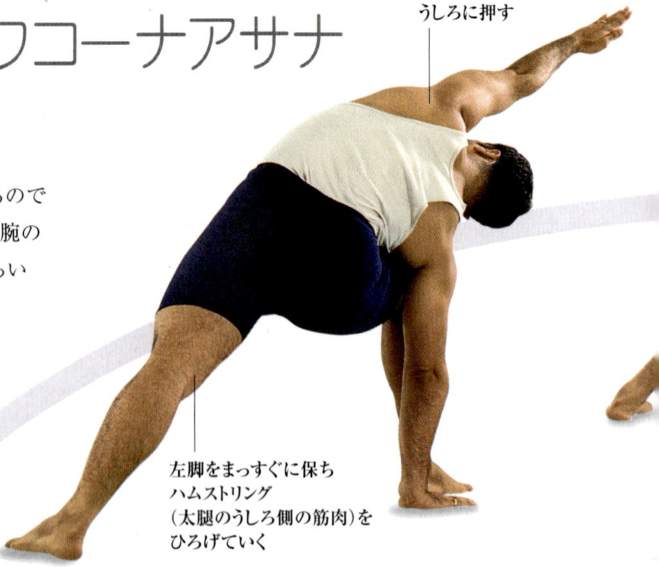
両肩を
うしろに押す
左脚をまっすぐに保ち
ハムストリング
(太腿のうしろ側の筋肉)を
ひろげていく

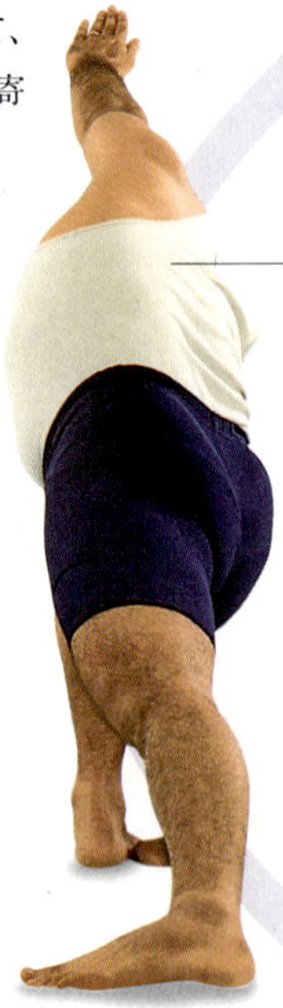
肩甲骨を
内側に入れる

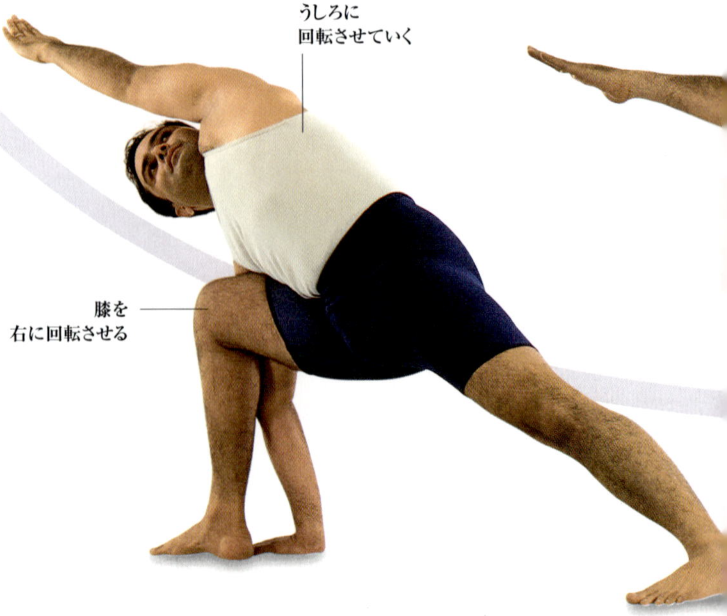
上体の左側を
引き上げ
うしろに
回転させていく
膝を
右に回転させる

戻り方

息を吸って床から右手を離し起きてきます。両腕を横に持っていき、右脚をまっすぐにします。正面に向くように、両足先を元に戻します。ポーズは反対側も同様に行います。それから息を吐いて、ジャンプしてターダアサナ(直立のポーズ)に戻ります。

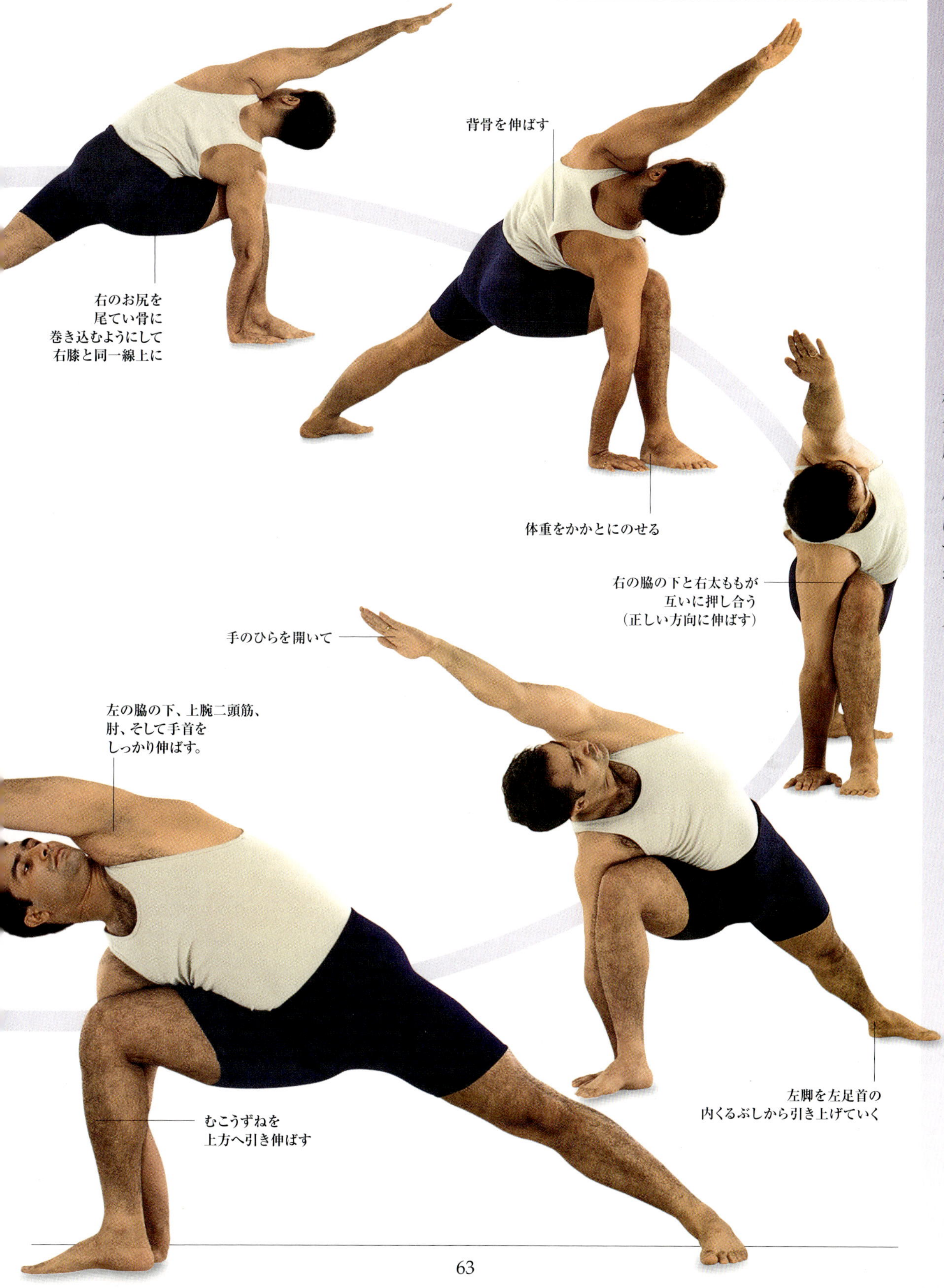
右のお尻を
尾てい骨に
巻き込むようにして
右膝と同一線上に
背骨を伸ばす
体重をかかとにのせる
右の脇の下と右太ももが
互いに押し合う
（正しい方向に伸ばす）
手のひらを開いて
左の脇の下、上腕二頭筋、
肘、そして手首を
しっかり伸ばす。
むこうずねを
上方へ引き伸ばす
左脚を左足首の
内くるぶしから引き上げていく

पार्श्वोत्तानासन

パールシュヴォッターナアサナ Parsvottanasana

—横立ち前屈のポーズ—

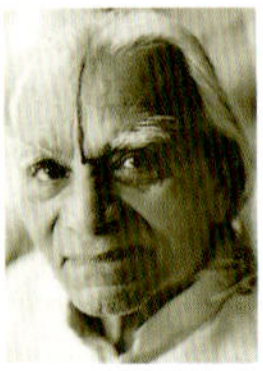

胸を集中的に強く伸ばします。パールシュヴォはサンスクリット語で「横」や「わき腹」を意味し、ウッターナは最終的な強い伸びを指しています。パールシュヴォッターナアサナを定期的に行なうことで、腎臓を刺激して調子を整えます。ポーズの完成形で心地よさを感じることができれば、その効果を味わうことができるでしょう。さらに首や肩のこり、ひじの堅さも緩和します。

注意

高血圧や心臓に疾患がある人は、ステップ4を行なわないでください。下痢や腹部にヘルニアの症状がある場合は、ステップ4までにします。

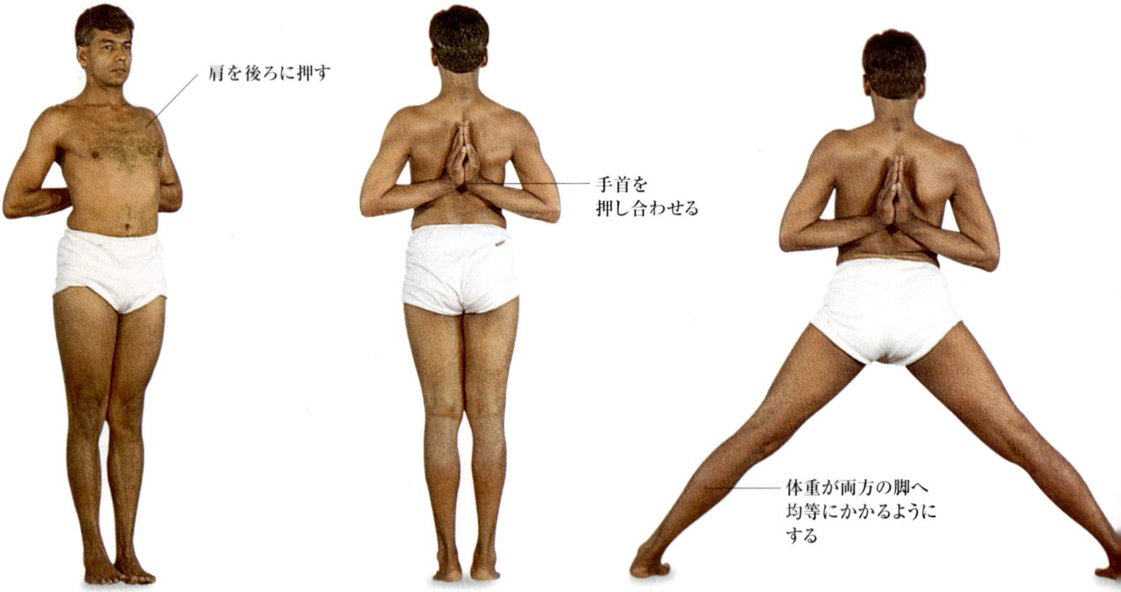

肩を後ろに押す
手首を押し合わせる
体重が両方の脚へ均等にかかるようにする

1 ターダアサナ（直立のポーズ）で立ちます（p.48参照）。腕を内側外側に数回回して楽にします。

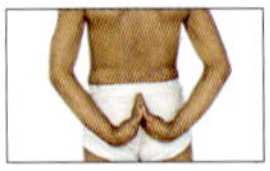

手の指先を背中の後ろで合わせます。この時指先は足のほうへ向けて、下を指すようにします。次に手首を回して指先を天井へ向けます。

〈メモ〉 手のひらを合わせるのが難しい場合は、腕を後ろに回してひじを曲げ、左右の手でそれぞれ反対のひじをつかみます。

2 合わせた手のひらを背中の中ほどまで上げます。両手の小指が背中にあたるようにします。

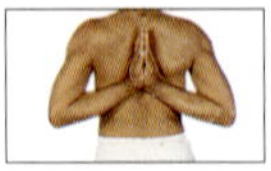

さらに両手が左右の肩甲骨の間までくるように手を上げていきます。両肘を内側に押して、手のひらをしっかり合わせます。こうすることで、肩を後ろに押して、胸が均等に広がっていきます。

3 息を吸ってジャンプし、1.2mの幅に足を開きます。脚が開き過ぎたり、狭すぎたりして不快な場合は、足の幅を調整してください。体重が両脚に均等にのって、落ち着いた感じがすれば、足の幅が適切にとれています。数秒間休んで、ゆっくり息を吐きます。

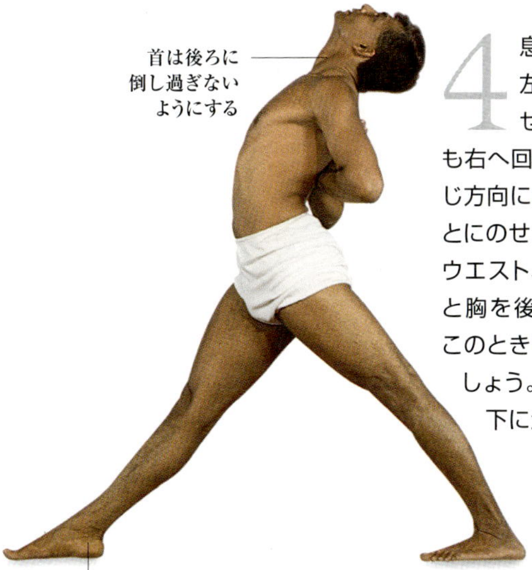
首は後ろに
倒し過ぎない
ようにする
右足は
まっすぐになるように
伸ばす

4 息を吸いながら、右足を90度、左足を75～80度、右へ回転させます。同時にウエストとお尻も右へ回します。上体と顔も右脚と同じ方向に向けます。体重は右足のかかとにのせます。右膝は引き締めて、胸、ウエスト、お尻を伸ばします。次に頭と胸を後ろに倒して、天井を見ます。このとき喉に力が入らないようにしましょう。合わせた手は背骨を押し、下に滑り落ちないようにします。

効果

◆ 脳を鎮め、神経を落ち着かせる
◆ 首、肩、肘、手首の関節炎の緩和
◆ 腹部内臓の強化
◆ 消化力の向上
◆ 肝臓と脾臓の調子を整える
◆ 生理痛を和らげる

5 息を吐きながら背骨を伸ばし、両太ももの付け根から上体を前に倒します。このとき胸骨から倒すようにして、右膝は曲がらないように注意します。ウエストの両サイドから均等に曲げるようにしましょう。普通に呼吸しながら20～30秒間ポーズをキープします。

〈メモ〉 最後の段階の前屈の伸ばしが難しい場合は、右足の横に手のひらをつきます。背中と首は少しずつ伸ばすようにしましょう。

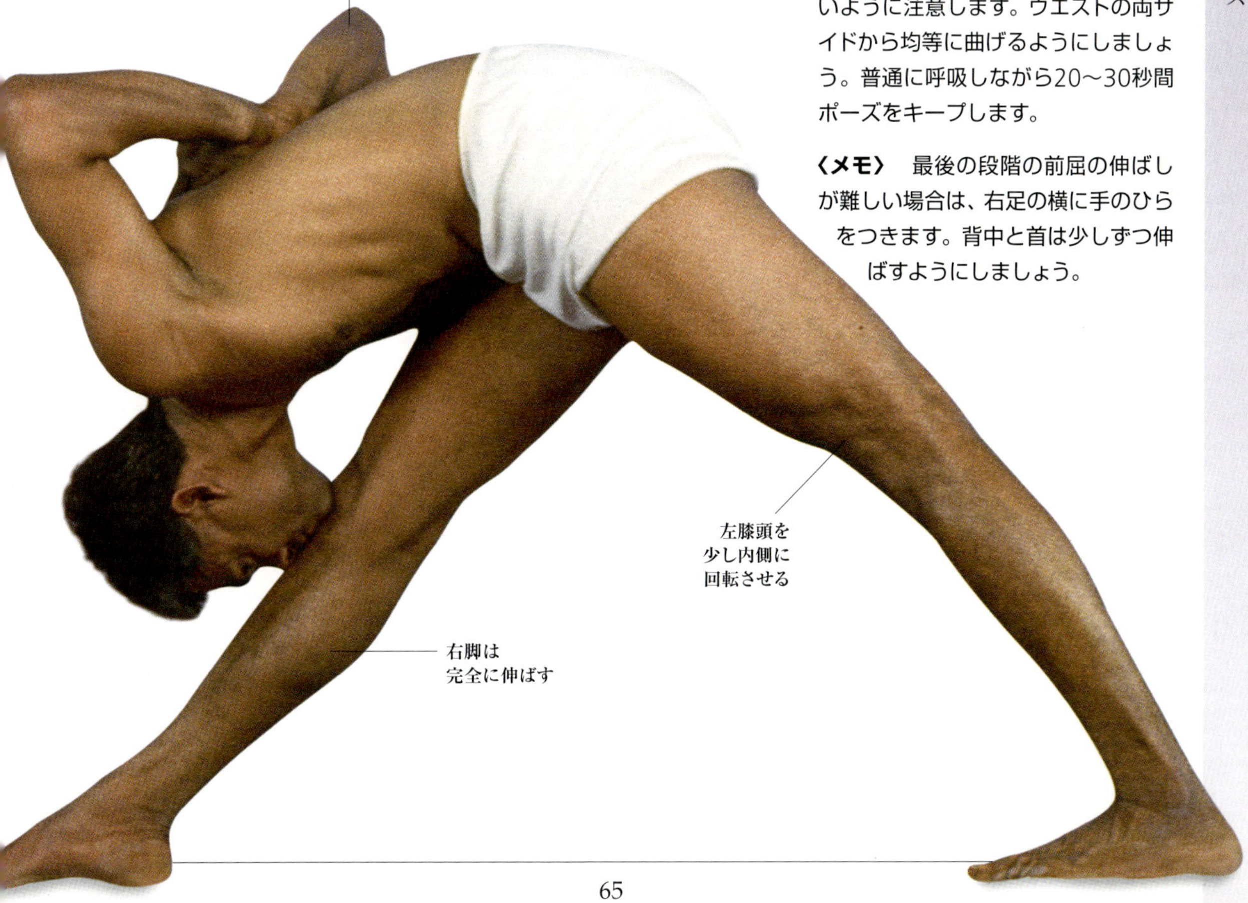
両肘をしっかり伸ばす
左膝頭を
少し内側に
回転させる
右脚は
完全に伸ばす

पार्श्वोत्तानासन

パールシュヴォッターナアサナ
Parsvottanasana

ポーズを前進させるために

ポーズを保っている間、骨盤から鎖骨まで上半身の伸ばしを続けます。
両太ももの伸ばしをさらに強めて、ウエストの両サイドを均等に長くていきます。
ペリニアム（会陰部）周辺は受動的な状態のまま、そけい部から前屈します。右太ももの中心におへそがくるように腹部を少し右に移動させて、上体を右太ももの中心で休ませます。脚の筋肉をしっかりさせ、両脚の後ろ側にも伸びを感じましょう。
右脚よりさらに遠くに伸ばすくらい、背骨を下に押していきます。
胸の両サイドが等分に拡張していくように、両肩を後ろに動かします。呼吸は規則正しく行います。

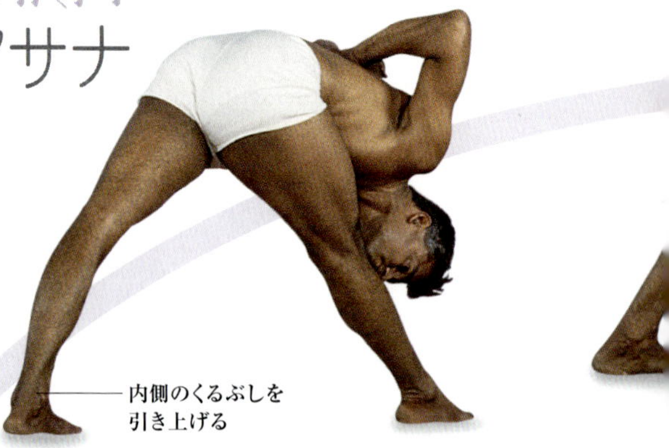
内側のくるぶしを
引き上げる

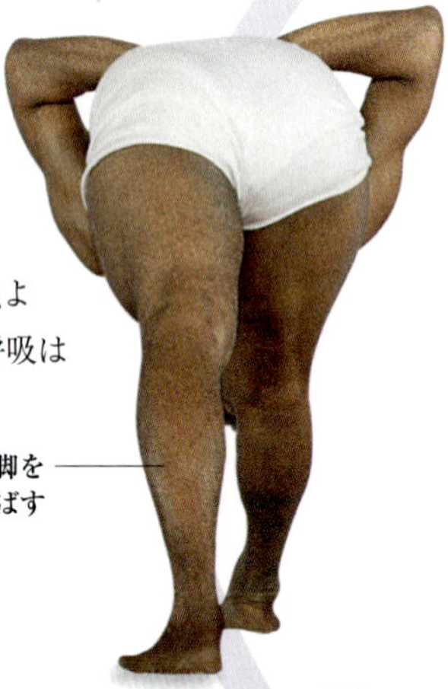
左脚を
よく伸ばす

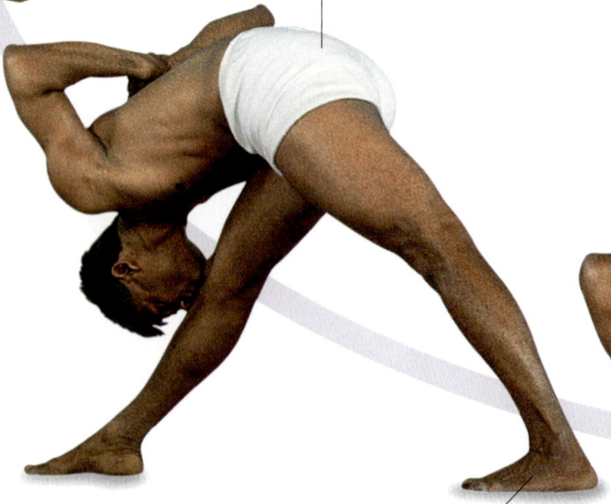
左右のお尻を
平行に保つ
右足の外側のへりを
床に押す

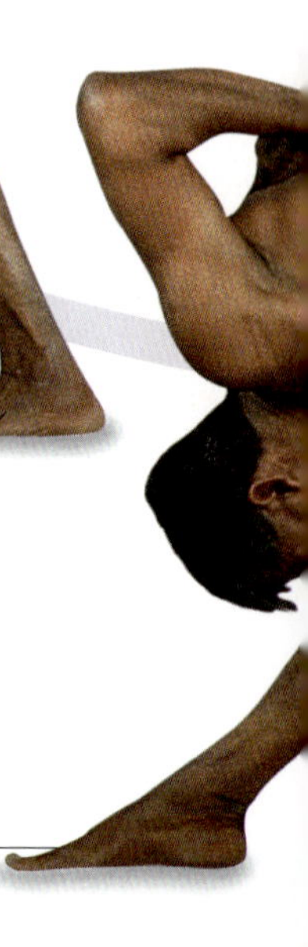

戻り方

息を吸って、上体を起こしてきます。立っている位置に戻りますが、すぐに頭を上げないように。ポーズを反対側も同様に行います。両手を両肩の位置で伸ばしジャンプして両足を揃えます。ターダアサナ（直立のポーズ）で立ちます。

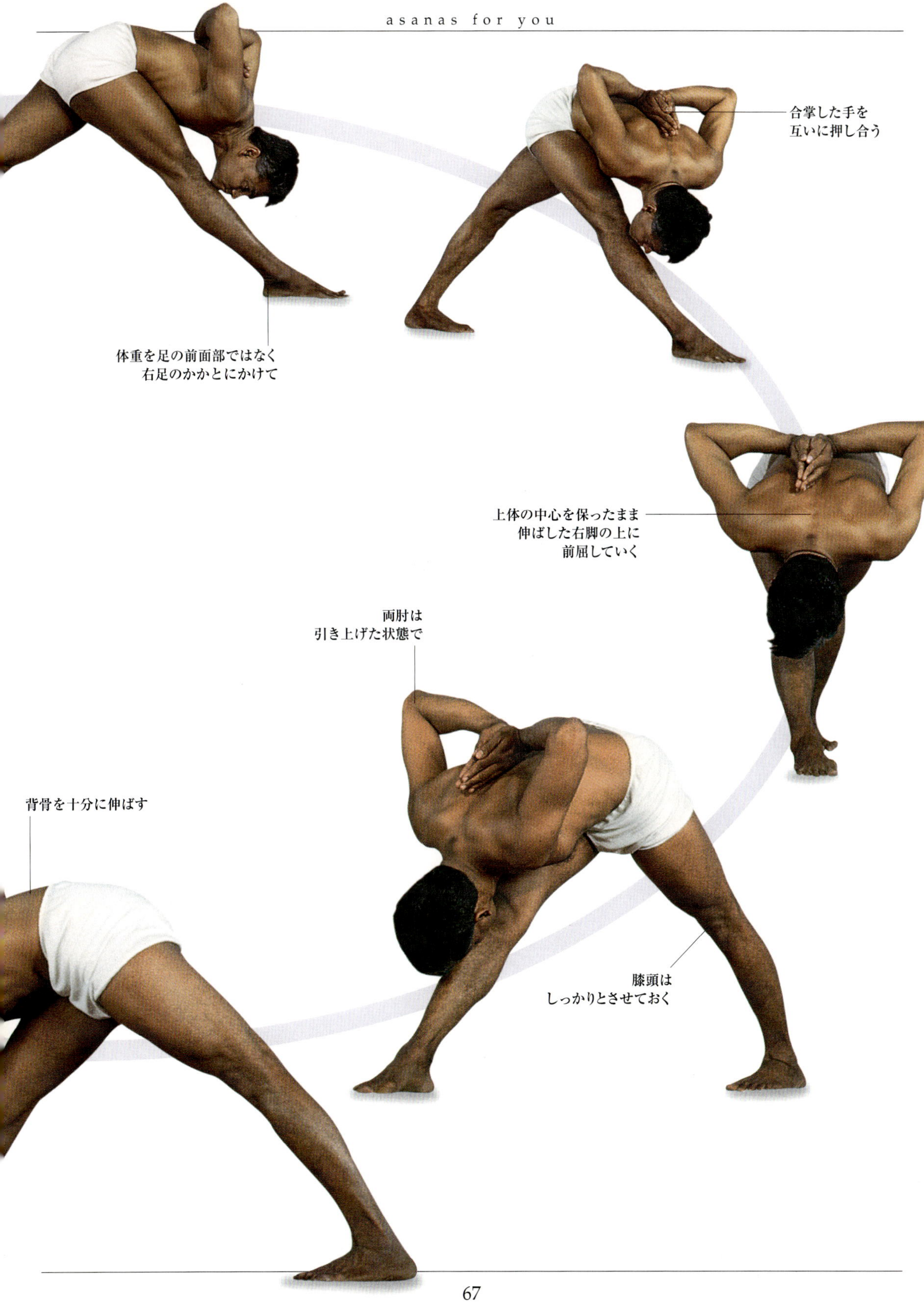
合掌した手を
互いに押し合う
体重を足の前面部ではなく
右足のかかとにかけて
上体の中心を保ったまま
伸ばした右脚の上に
前屈していく
両肘は
引き上げた状態で
背骨を十分に伸ばす
膝頭は
しっかりとさせておく

अधोमुख श्वानासन

アドー・ムカ・シュワーナアサナ Adhomukha Svanasana

—犬のポーズ—

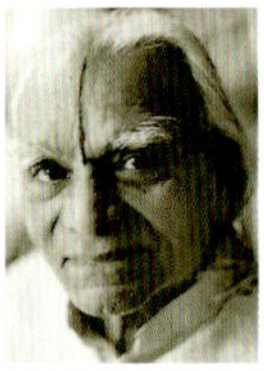

犬が伸びをしている姿勢でポーズをとります。アドー・ムカはサンスクリット語で「うつ向く」という意味で、シュワーナは「犬」を指します。かたくなったかかとを柔らかくして、脚を強め軽やかにするため、ランナーに効果的です。疲れを感じているときは、1分間このポーズを行うと身体に活力が戻ります。神経組織をやさしく刺激して、定期的に練習を行なうことで身体全体が若返っていきます。

注意

高血圧や頭痛が頻繁に起こる人は、ボルスターで頭をサポートしてください。肩に脱臼の傾向がある人は、腕を外側に回転させないようにします。妊娠後期に入っている人はこのポーズを行なわないでください。

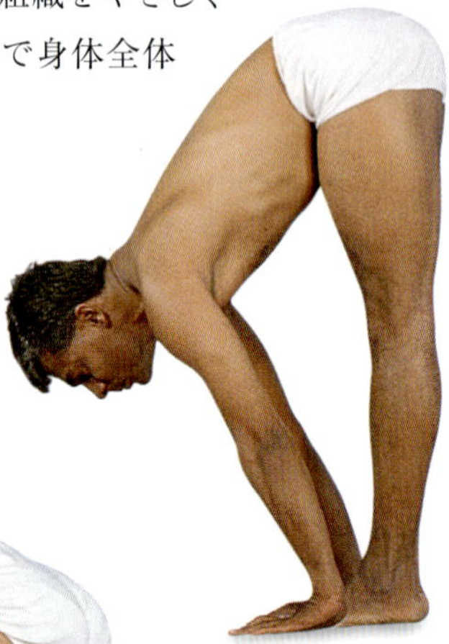

1 ターダアサナ（直立のポーズ）で立ちます（p.48参照）。息を吐きながら腰から身体を曲げて、両足横の床に手のひらをつけます。

〈メモ〉 はじめ脚がまっすぐにならない場合は、息を吐いて腰から身体を曲げ、両膝を曲げて手のひらを両足横の床におきます。

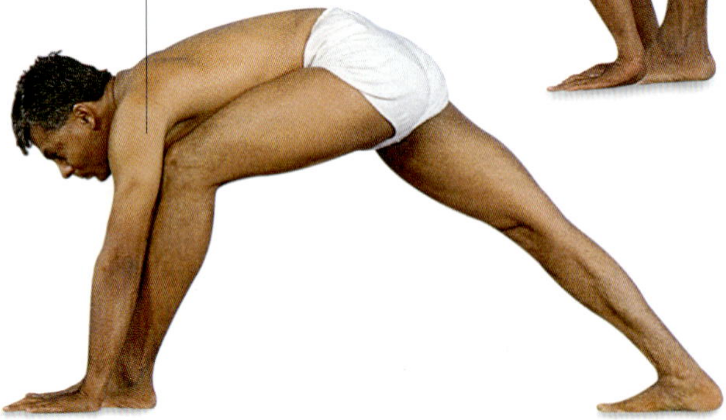
腕を
まっすぐ伸ばす

2 膝を曲げて、片足ずつ約1.2m（注：身長によって異なる）後ろに置きます。両手のひらは肩幅にし、左右の足の間隔は両手の間隔と同じくらい離すようにします。

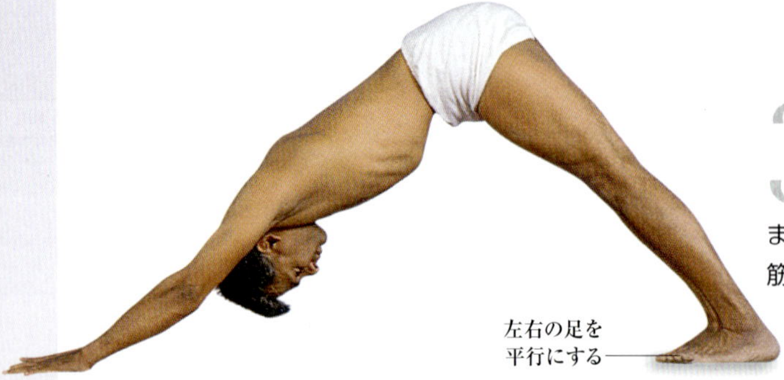
左右の足を
平行にする

3 右腕と右脚が同一線上にくるようにし左腕と左脚も同様にして、それぞれ平行な状態にします。かかとを上げ、太ももの上部の筋肉を引き締め膝頭を中に引き入れます。土踏まずを伸ばして、再びかかとを床につけます。

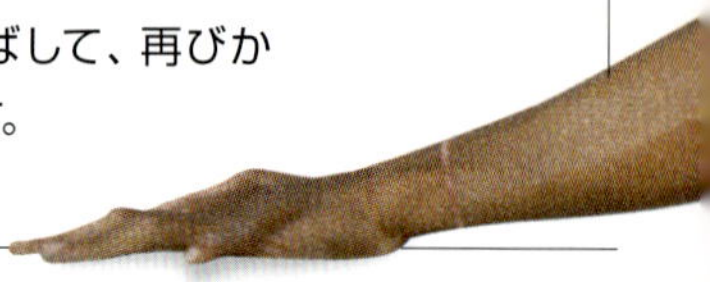
腕を
まっすぐ伸ばす

グルのアドバイス

生徒の手の上にのって、手のひらがしっかり床につくようにし、腕がまっすぐ伸びるようにします。次に肩甲骨を内側に押して、直角三角形を作ります。この体勢をとると、お尻から、背部・胸部の脊椎、手のひらまで、強い伸びを感じるはずです。

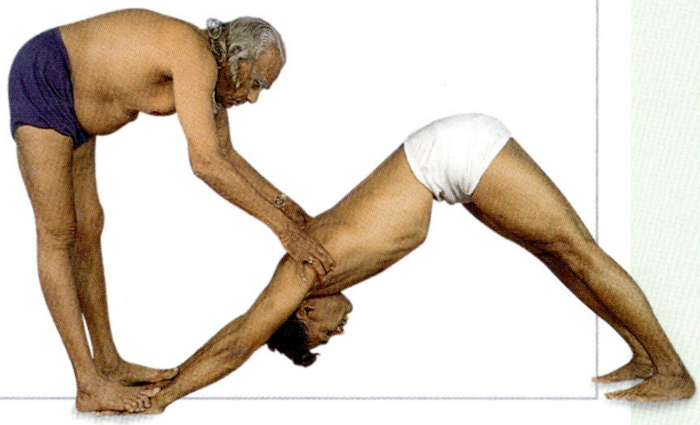

効果

◆
脳を鎮め、神経を刺激する
◆
心臓の拍動を整える
◆
肩甲骨、
肩関節の関節炎を緩和
◆
足首を強化して
脚の調子を整える
◆
かかとの痛み、
踵骨棘を和らげる
◆
重い月経出血を軽くする
◆
更年期に見られる
のぼせの症状の抑制

4 腕の内側をひじから肩へ向けて引き上げます。上体を脚のほうへ動かします。手のひらから足先まで伸びているのを感じてください。そして息を吐き、首の付け根を伸ばして、頭頂を床のほうへ下げます。15〜20秒間ポーズをキープします。

〈中級者〉 頭を下ろす前に三角筋を深く肩の関節のほうへ動かし、肩甲骨を引き上げます。両手のひらで床を押して、胸骨を横隔膜のほうへ引き上げます。

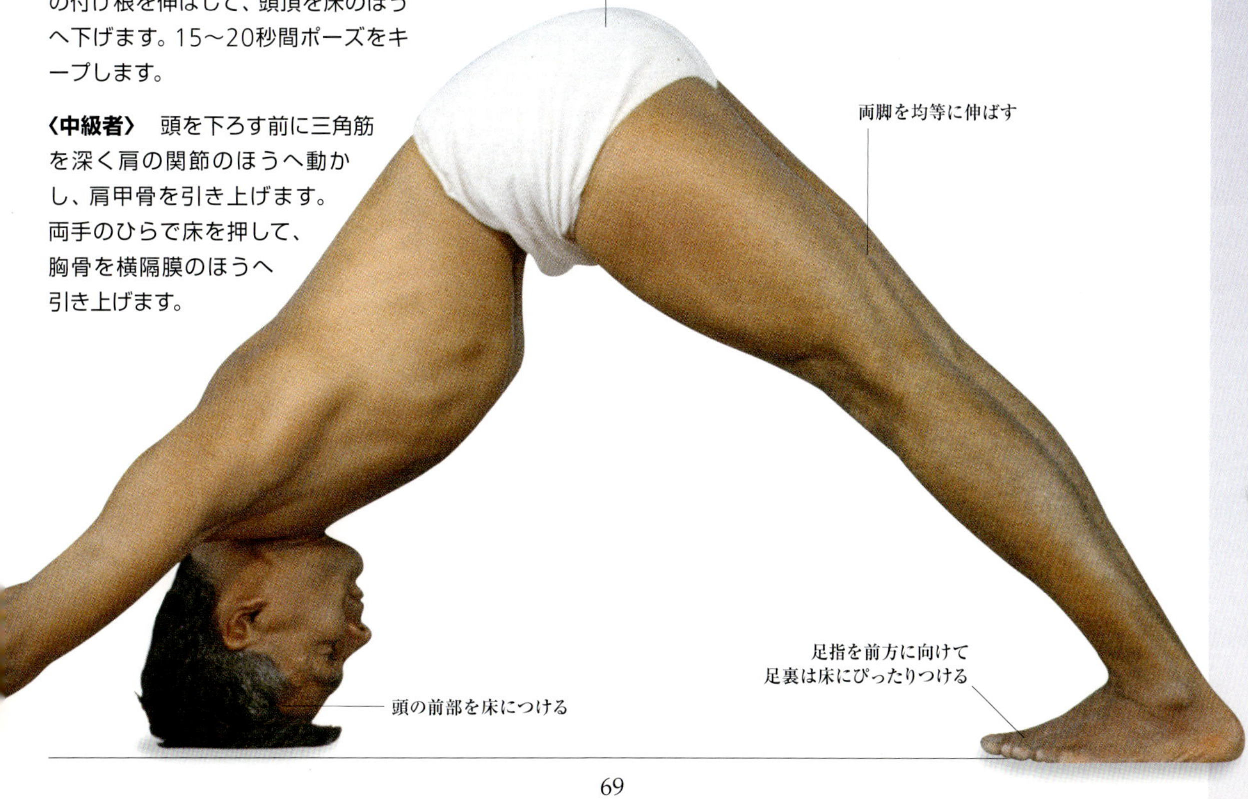

お尻は上方に向け、押し伸ばす
両脚を均等に伸ばす
足指を前方に向けて
足裏は床にぴったりつける
頭の前部を床につける

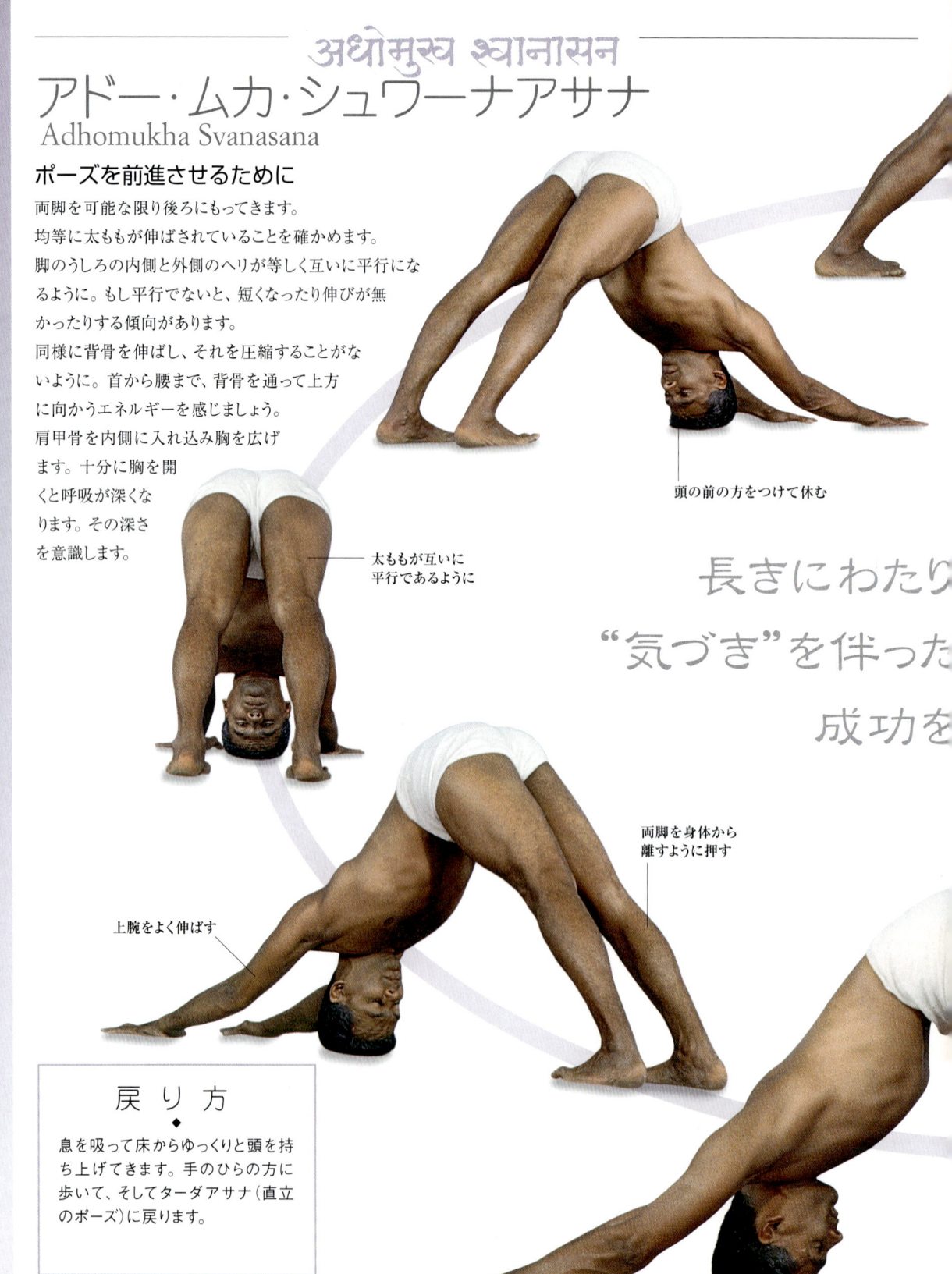

अधोमुख श्वानासन

アドー・ムカ・シュワーナアサナ

Adhomukha Svanasana

ポーズを前進させるために

両脚を可能な限り後ろにもってきます。
均等に太ももが伸ばされていることを確かめます。
脚のうしろの内側と外側のヘリが等しく互いに平行になるように。もし平行でないと、短くなったり伸びが無かったりする傾向があります。
同様に背骨を伸ばし、それを圧縮することがないように。首から腰まで、背骨を通って上方に向かうエネルギーを感じましょう。
肩甲骨を内側に入れ込み胸を広げます。十分に胸を開くと呼吸が深くなります。その深さを意識します。

頭の前の方をつけて休む

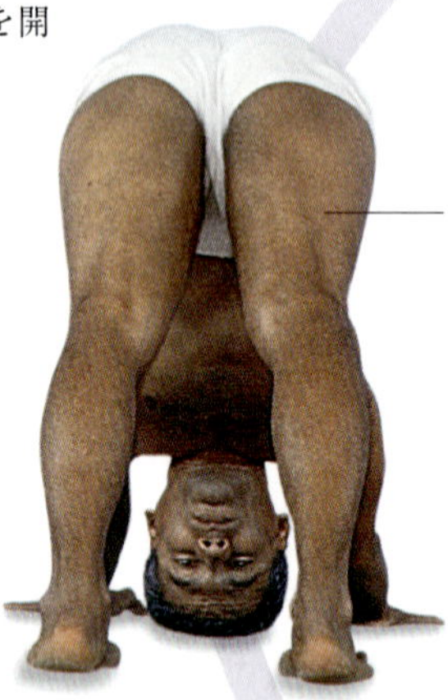

太ももが互いに平行であるように

長きにわたり
“気づき”を伴った
成功を

両脚を身体から離すように押す

上腕をよく伸ばす

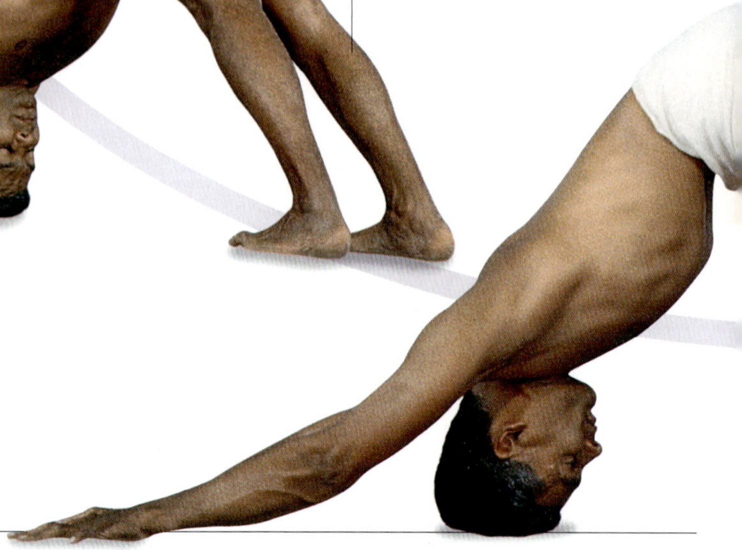

戻り方

◆

息を吸って床からゆっくりと頭を持ち上げてきます。手のひらの方に歩いて、そしてターダアサナ（直立のポーズ）に戻ります。

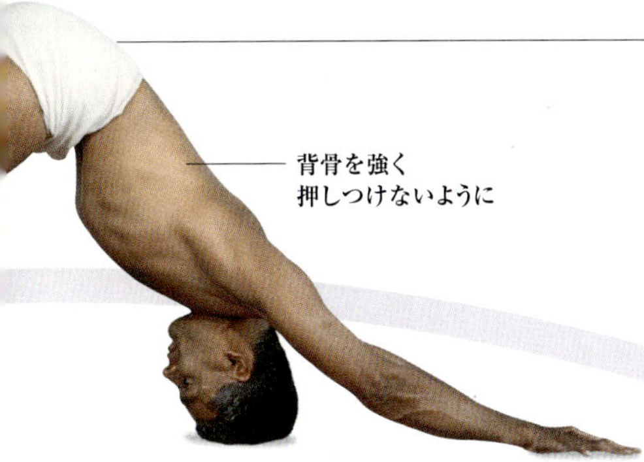
背骨を強く
押しつけないように

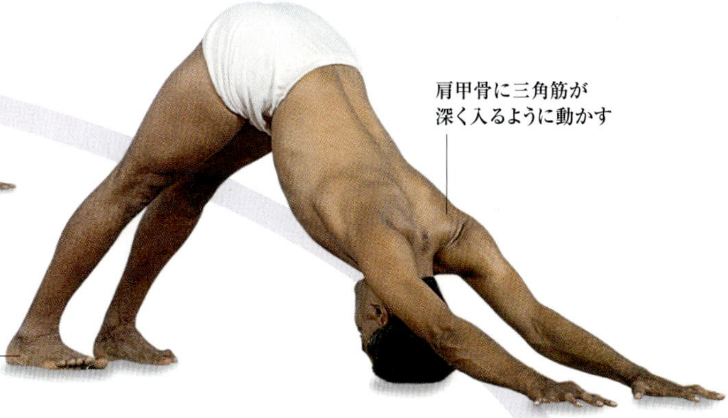
肩甲骨に三角筋が
深く入るように動かす
床にかかとを
押していく

継続して行う
アサナの練習は、
もたらす。

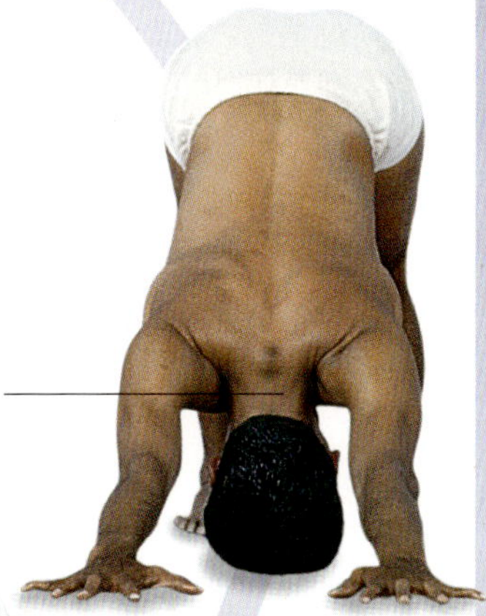
首はソフトな状態のまま
伸ばしていく

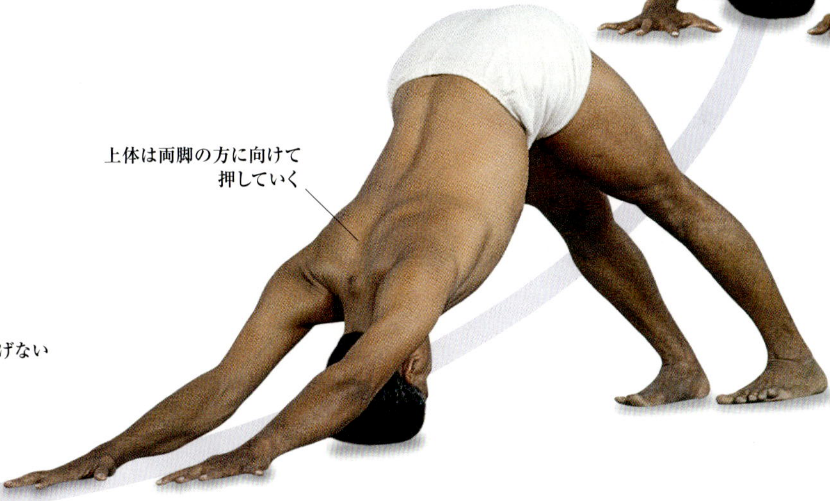
上体は両脚の方に向けて
押していく

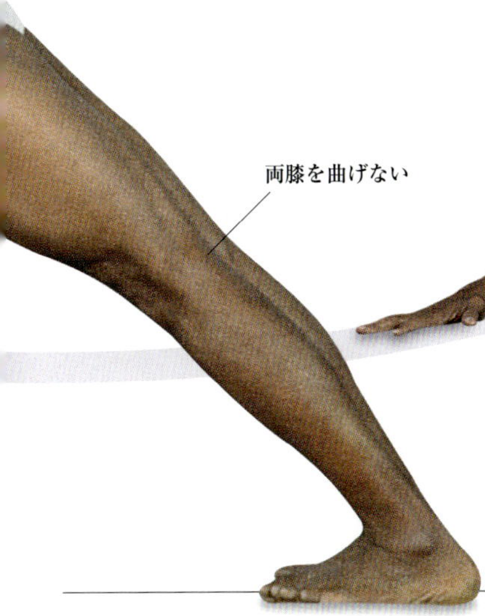
両膝を曲げない

उत्तानासन

ウッターナアサナ Uttanasana

—立ち前屈のポーズ—

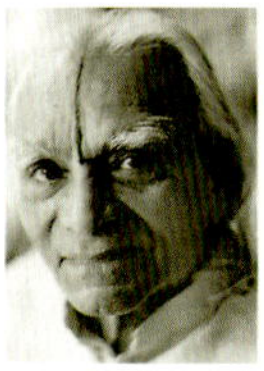

ゆっくりとした強いストレッチの効果があります。ウッタはサンスクリット語で「ゆっくりと、落ち着いた」、ターナは「伸び」を意味します。ウッターナアサナを行なうと、身体や脳を心身の極度の疲労から回復させることができます。このポーズは、脊髄神経や脳細胞を回復させるため、不安症やうつ病の傾向がある人に役立ちます。また、心臓の拍動をゆっくり整える。

注意

椎間板ヘルニアなど脊椎に問題がある人は、ステップ3までにします。このポーズでは背骨をへこませるようにして十分に背骨を伸ばして下さい。。胃酸過多やめまいの症状がある人は、脚を少し離して練習を行なってください。

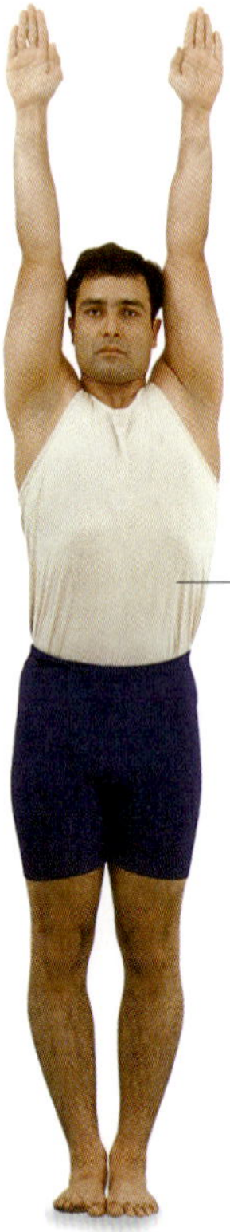
腕を上げて
身体全体を伸ばす

1 両脚をしっかり伸ばし、まっすぐにして、ターダアサナ(直立のポーズ)で立ちます(p.48参照)。膝頭を締めて引き上げます。両腕を天上に向けて上げ、両手のひらを前に向けます。身体全体を伸ばして、1,2回呼吸をします。

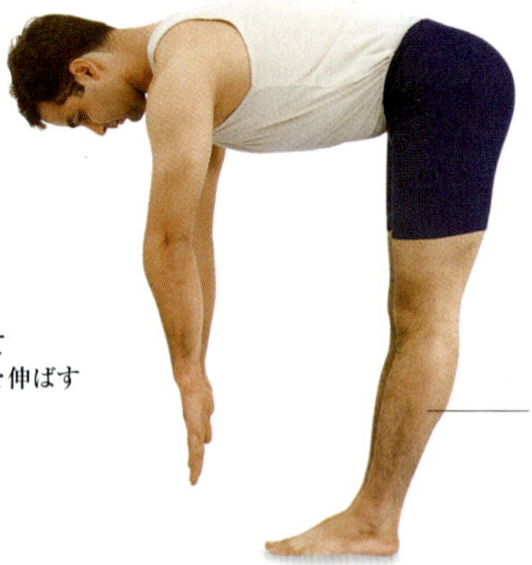
ふくらはぎの
筋肉を伸ばす

2 息を吐きながら、腰から前方に上体を曲げていきます。両脚はしっかり伸ばしたままです。体重が両足に均等にかかっているのを確かめながら。足の指を伸ばします。

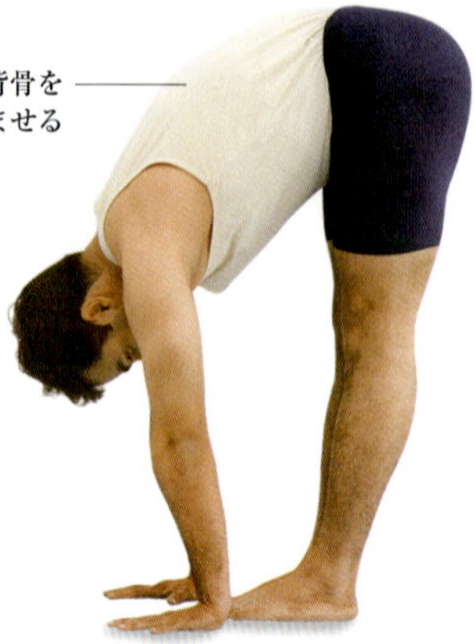
背骨を
へこませる

3 上体をさらに曲げて、手のひらを足の前の床に置きます。足首を少し離して、腰の周辺、お尻、両脚を楽にします。膝と太ももの裏側を意識して伸ばします。

〈メモ〉 身体を曲げたとき、はじめはつま先を上げておきます。身体が柔軟になるまでは、手のひらの代わりに指先を床につけます。

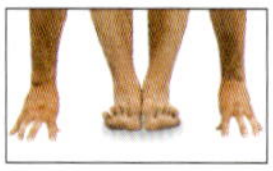

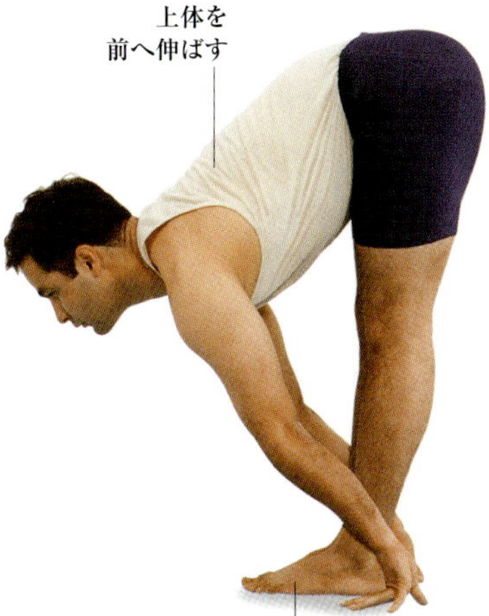
上体を
前へ伸ばす
足裏の前部を
床に押しつける

4 手を後ろに動かして、かかとの横におきます。手のひらは床から離して指をつけます。太ももはしっかり伸ばしておきます。エネルギーが、脚の裏側から腰、背骨に流れていくのを感じてください。膝頭を膝の奥に引くようにして、膝が平行になるようにし、裏側が完全に開くようにします。足の内側外側のへりにかかる力が均等になるようにします。

修 正 法

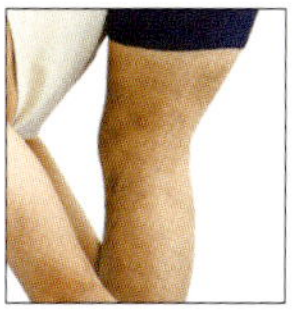

×（誤） 膝が曲がると尾てい骨が突き出して、ポーズが崩れます。

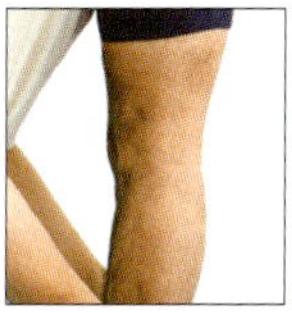

〇（正）膝をしっかりさせ上に引き上げる為には太ももを十分に伸ばします。

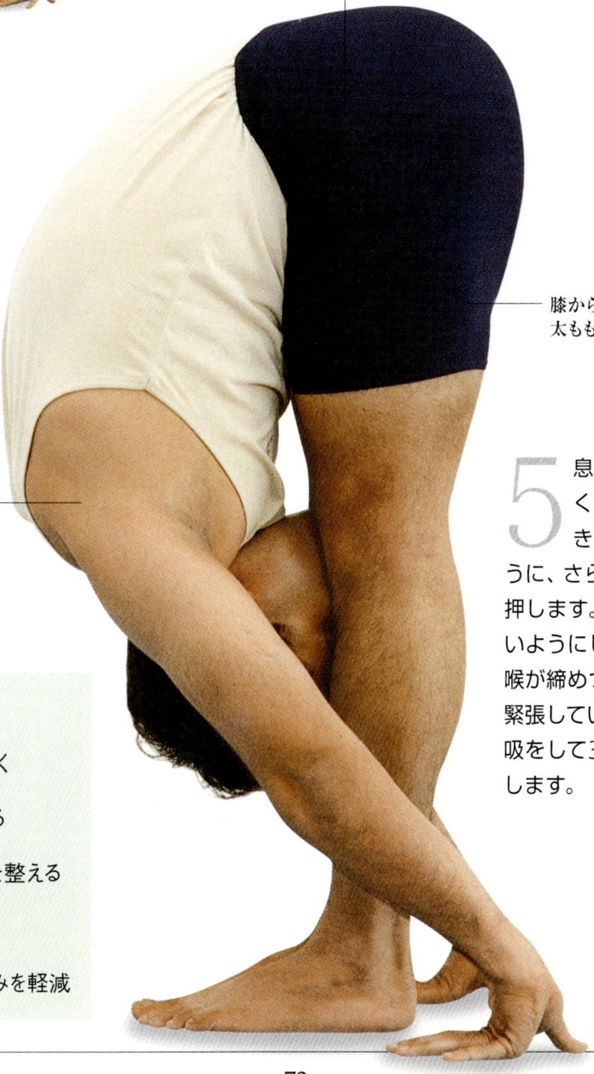
お尻を押し上げる
膝からお尻まで
太ももを伸ばす
腕は肩から
伸ばすようにする

5 息を吐きながら、顔が膝につくまで上体を脚に近づけていきます。あごが両膝につくように、さらに上体とお腹を床に向けて押します。ただし、あごを胸につけないようにして下さい。こうすると首や喉が締めつけられ、頭に圧力がかかり緊張していくからです。規則正しい呼吸をして30〜60秒間ポーズをキープします。

効 果

◆
心身の疲労を取り除く
◆
心臓の拍動を整える
◆
肝臓、脾臓、腎臓の調子を整える
◆
腹痛を改善
◆
生理中の腹部や背中の痛みを軽減

उत्तानासन

ウッターナアサナ
Uttanasana

ポーズを前進させるために

指を床に置いた時に、両腕を外側に回してから下方へ伸ばします。脇の下から指先まで両腕の皮膚を押していくようにイメージして下さい。
次に、肋骨に焦点を合わます。意識的に肋骨の下部から脇の下の上方まで一つ一つの肋骨を広げるように肋間筋を伸ばしていきます。脇の下よりさらに上方から降ろしてきます。これは内側の太ももの後ろを開いてくれます。かかとから頭頂までひとつの連続した伸びを感じましょう。

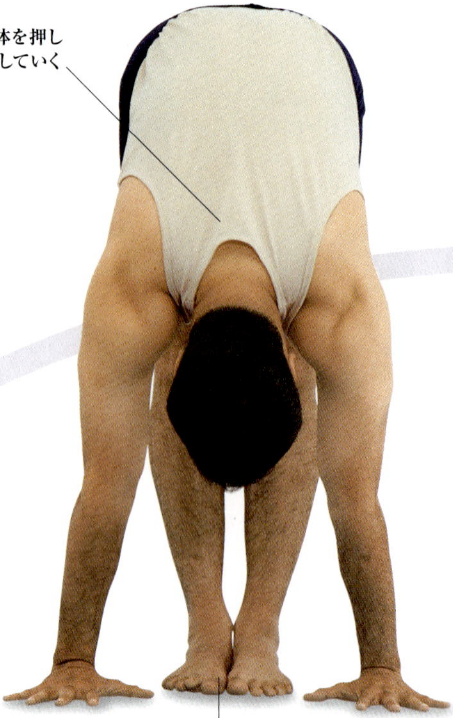
上体を押し
背骨は下に伸ばしていく
内側のくるぶし、膝、
太ももを互いに揃える

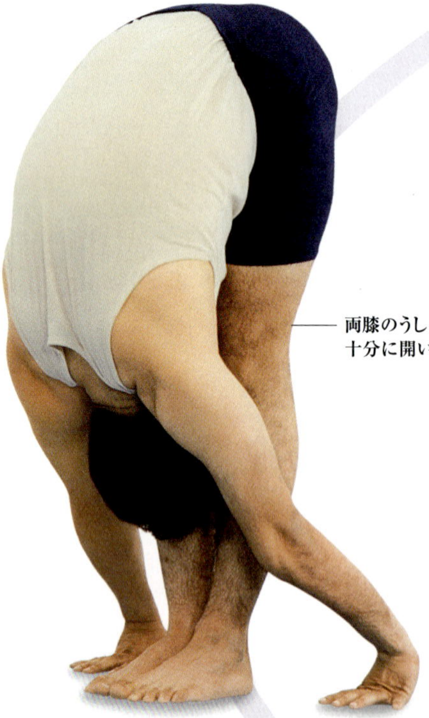
両膝のうしろを
十分に開いていく

あなたの身体は
あなたの心は
ヨガにおいて心と

戻り方

息を吸って床から手のひらを持ち上げないで頭を起こしてきます。指で床を押し、脇の下を下げておきます。それから少しずつ上体を起こしてきます。常に背中をまっすぐにして戻ってくるようにしましょう。ターダアサナ（直立）のポーズで立ちます。

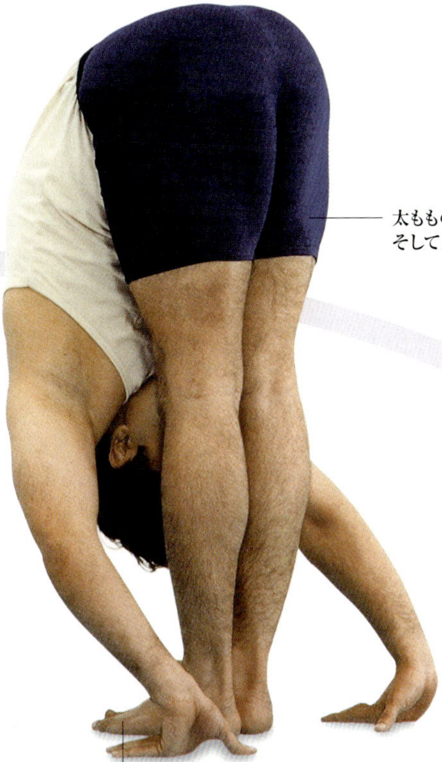
太ももの筋肉を伸ばし
そして広げていく
足のアーチ（土踏まず）から
つま先をしっかりと伸ばす

左右のお尻を
床と平行にして保つ

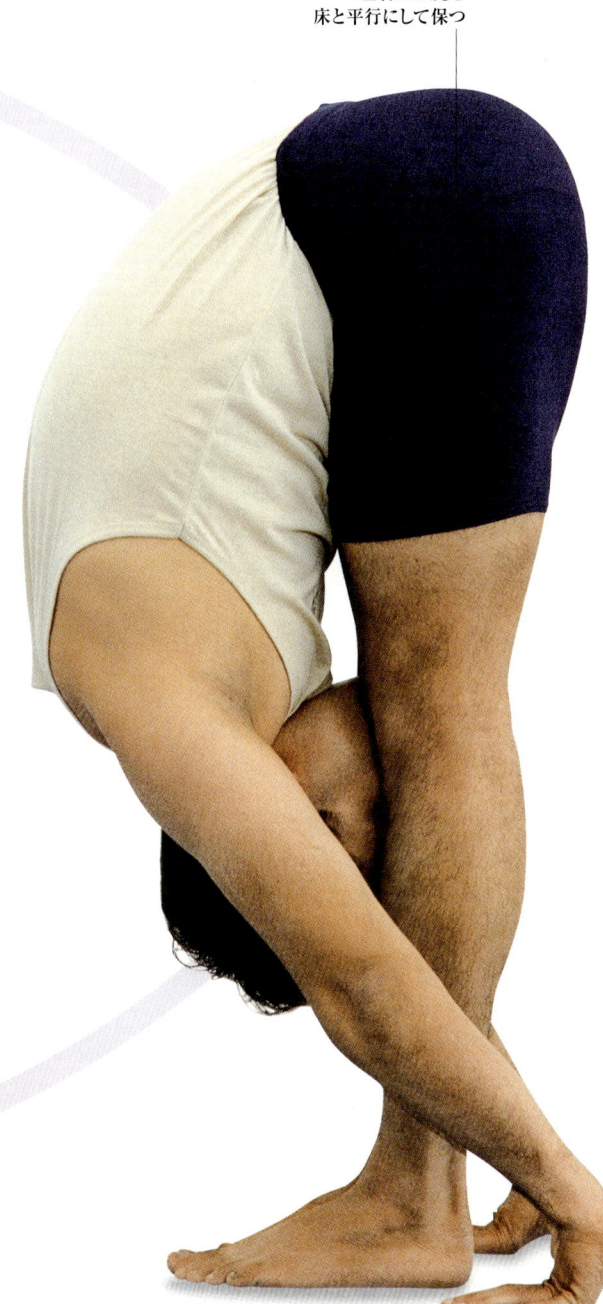

過去に在り
未来に在る
身体は共に、今に在る。

वीरभद्रासन १

ウィーラバッドゥラアサナⅠ Virabhadrasana 1

—英雄に捧げるポーズⅠ—

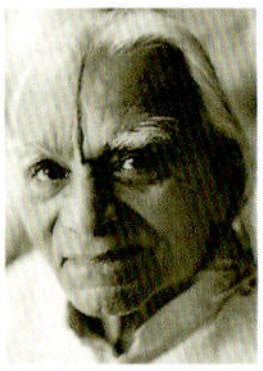

このアサナはwarrior poseが基礎となっており、ウィーラバッドゥクラアサナⅡ（p.56参照）よりもっと激しいポーズといえるでしょう。二つのポーズは、神話に出てくる聖人の勇者ウィーラ・バッドラにちなんで名づけられています。この力強いポーズは、背骨を強め、膝と太ももの柔軟性を高めます。両腕は強く伸ばされ、胸部の筋肉が拡張すので肺の容量も増していきます。

注意

もし高血圧だったり心臓疾患がある場合はこのポーズを行わないでください。

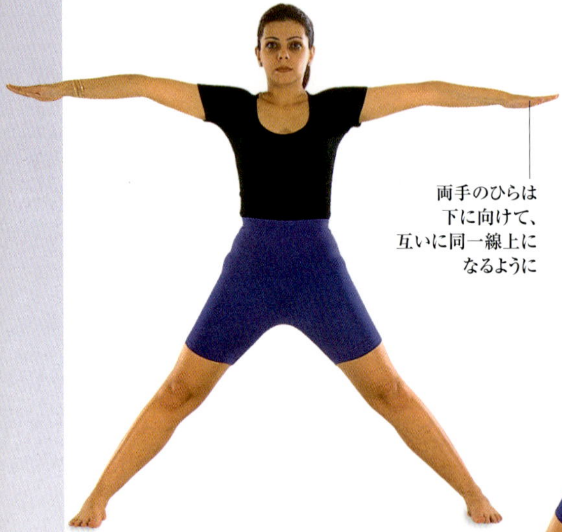
両手のひらは
下に向けて、
互いに同一線上に
なるように

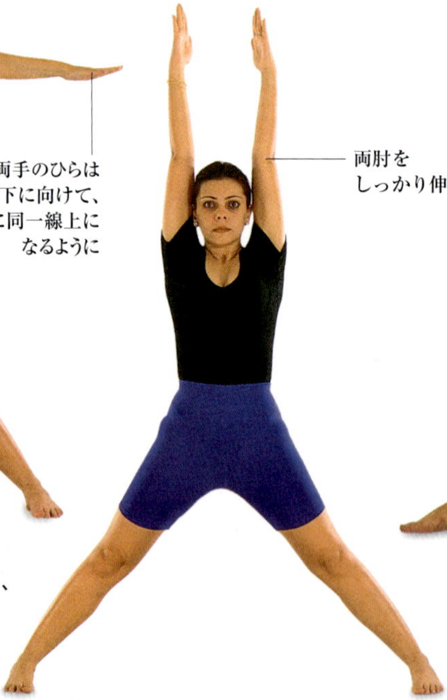
両肘を
しっかり伸ばす

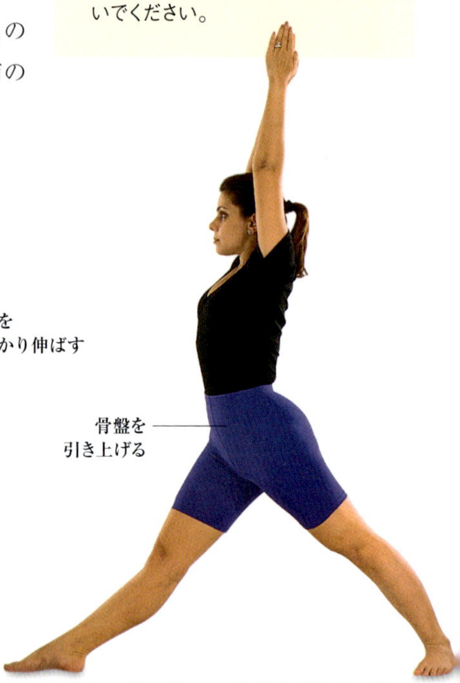
骨盤を
引き上げる

1 ターダアサナ（P48参照）で立ち、息を吸ってジャンプし、1.2m位の足幅に開きます。足先を前方に向け、左右の脚が同一線上にきます。両手は肩の高さで水平に伸ばし、床と平行になるように。両側の足の小指を床に強く押し、足の外側のへりが床についています。

〈中級者〉 より効果的に伸ばす為に足の内側に焦点を合わせましょう。カカトからウエスト迄両脚の皮膚を引き上げるように想像します。

2 下向きの両手のひらを上向きに返します。ゆっくりと両腕が平行になるように頭上に垂直に伸ばします。肩甲骨を引き上げ、そしてその部分が写真のように身体の内側に入っていくようにします。

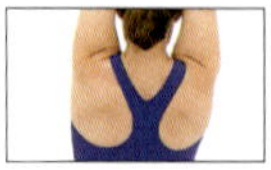

〈中級者〉 両腕を伸ばす時、肘が“ブレイン”となり（P45参照）、指先までしっかり伸ばします。

3 息を吐いて上体を回しながら、右足は90度外側に、左足は内側に向けます。上体、胸と同様に腰も右側に回転させます。上腕を伸ばし十分に上体を回す程、ポーズが効果的になります。

〈中級者〉 左脚に意識を持ちます。後ろ足のカカトから太ももの後ろを伸ばすことに集中しましょう。

グルのアドバイス

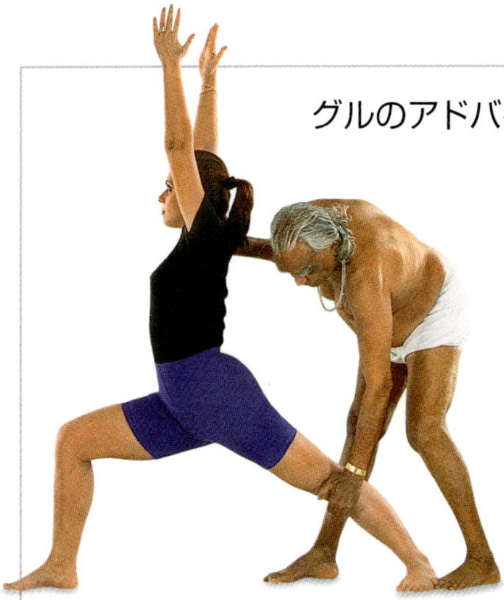

“左脚の膝を上に引き上げしっかり伸ばした状態で保ちなさい。同時に、肩甲骨を身体の中に入れて、そこから引き上げるように調整しなさい。”

効果

◆

背中の痛み、腰痛、坐骨神経痛を軽減する

◆

背中の筋肉を強化

◆

腹部の筋肉を調整

◆

胃のむかつきを和らげ、消化を促進する

◆

膀胱の機能を強め、子宮の位置異常を正す

◆

生理痛を緩め、重い生理を緩和する

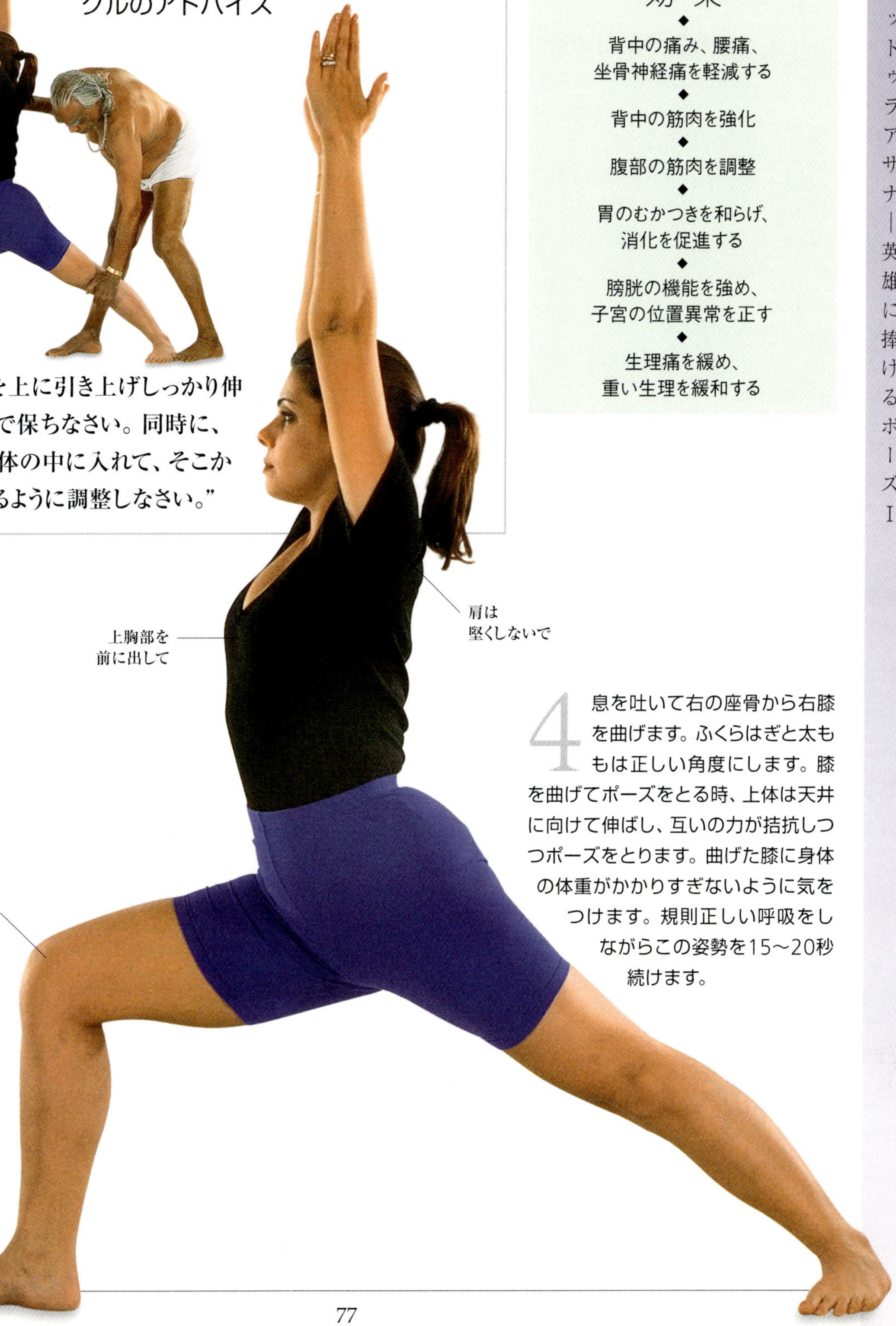

肩は堅くしないで
上胸部を前に出して
膝は内くるぶしと同一線上に

4 息を吐いて右の座骨から右膝を曲げます。ふくらはぎと太ももは正しい角度にします。膝を曲げてポーズをとる時、上体は天井に向けて伸ばし、互いの力が拮抗しつつポーズをとります。曲げた膝に身体の体重がかかりすぎないように気をつけます。規則正しい呼吸をしながらこの姿勢を15〜20秒続けます。

वीरभद्रासन १

ウィーラバッドラアサナ I
Virabhadrasana 1

ポーズを前進させるために

ポーズを経験しながら背中の伸びを感じなさい。肩関節が脇の下に入っていくように押し、両腕をより高く伸ばします。両方の脇の下が互いに平行になるようにして、上半身が左右対称であるようにします。顔、胸、そして右膝は右の足と同一線上にくるように。右膝の緊張を避けるために足の小指の方へ膝頭を回転させます。体重は左のお尻の内側のへりと左足の外側のかかとにのせます。ポーズの調和を支配している左側に目を向けます。左脚から上へ流れるエネルギーを感じましょう。

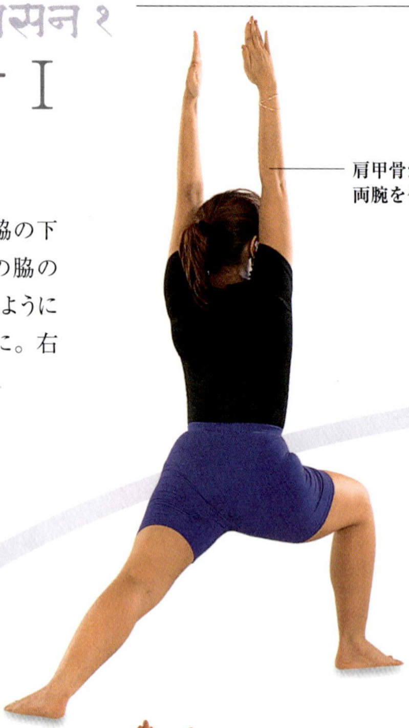
肩甲骨から
両腕を伸ばす

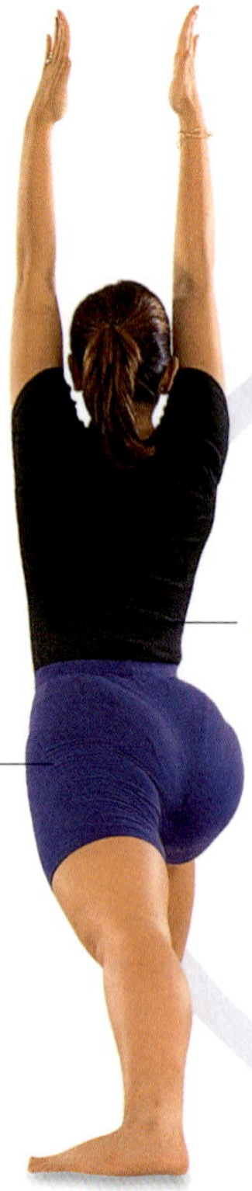
両サイドの腰を
均等に伸ばす
左のお尻を
外側に少し回転する

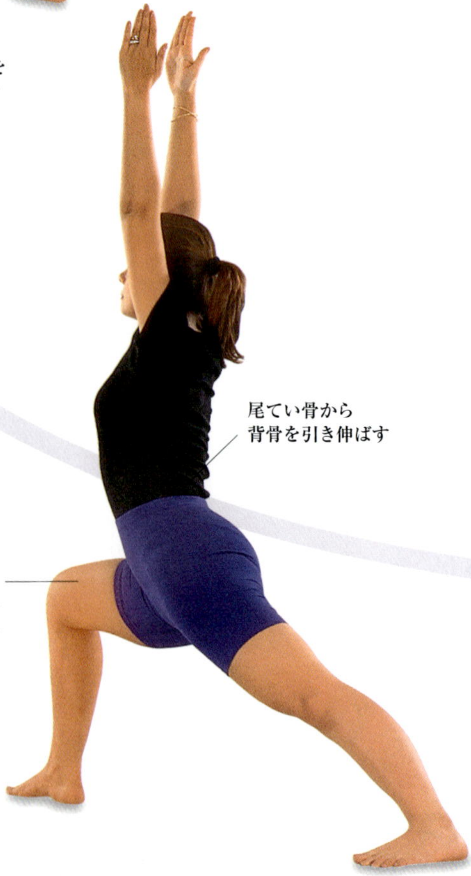
尾てい骨から
背骨を引き伸ばす
右の太ももの筋肉を
リラックスさせた
状態に保ちなさい

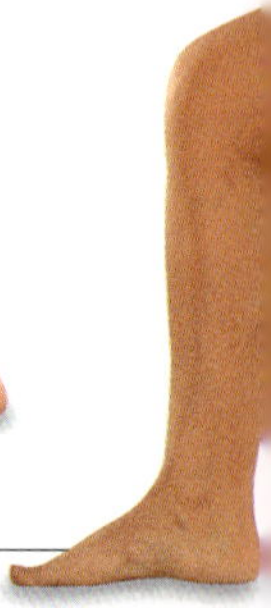

戻り方

息を吸って両側に両手を伸ばします。右膝を伸ばし足先を元に戻し、正面に向けます。反対側でポーズを繰り返します。それから息を吐いてターダアサナ（直立のポーズ）にジャンプして戻ります。直立のポーズで立ちます。

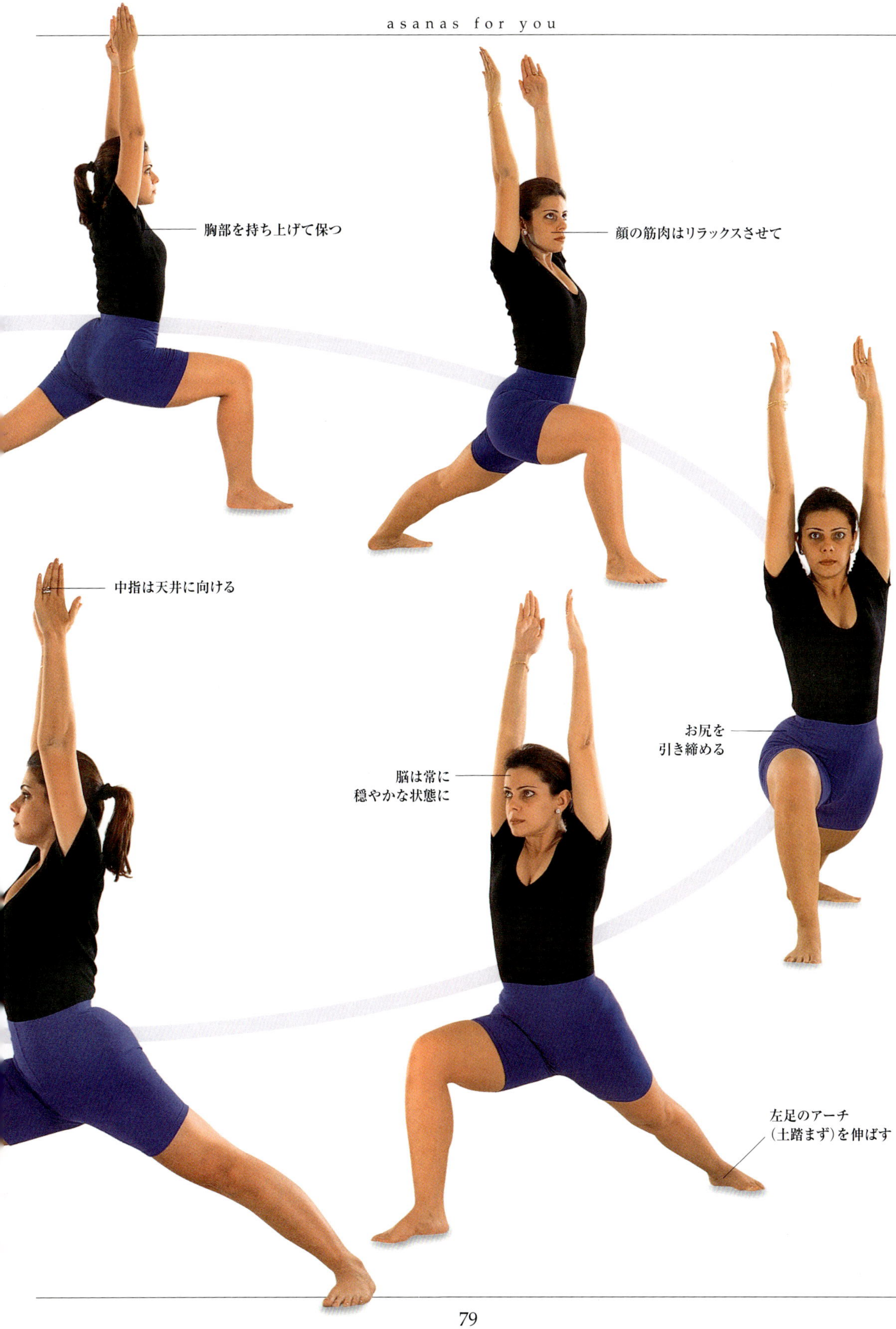
胸部を持ち上げて保つ
顔の筋肉はリラックスさせて
中指は天井に向ける
お尻を
引き締める
脳は常に
穏やかな状態に
左足のアーチ
(土踏まず)を伸ばす

Sitting Asanas

—座位のポーズ—

"Classic poses, when practised with discrimination and awareness, bring the body, mind, and consciousness into a single, harmonious whole."

識別力と"気づき"を持ち、
基本的なポーズを練習する時、
身体、心そして意識は一つになり、
全体が調和したものになる。

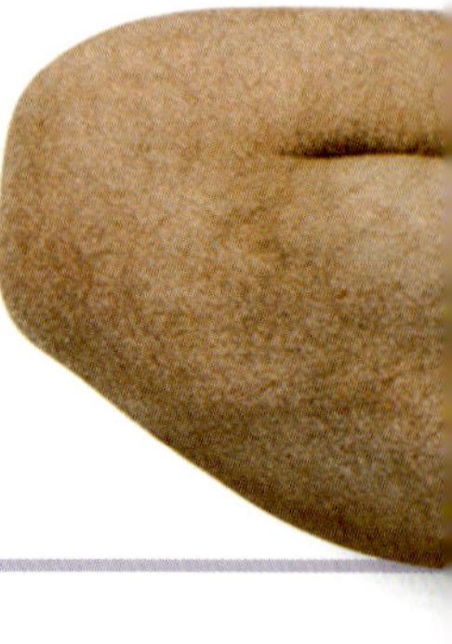

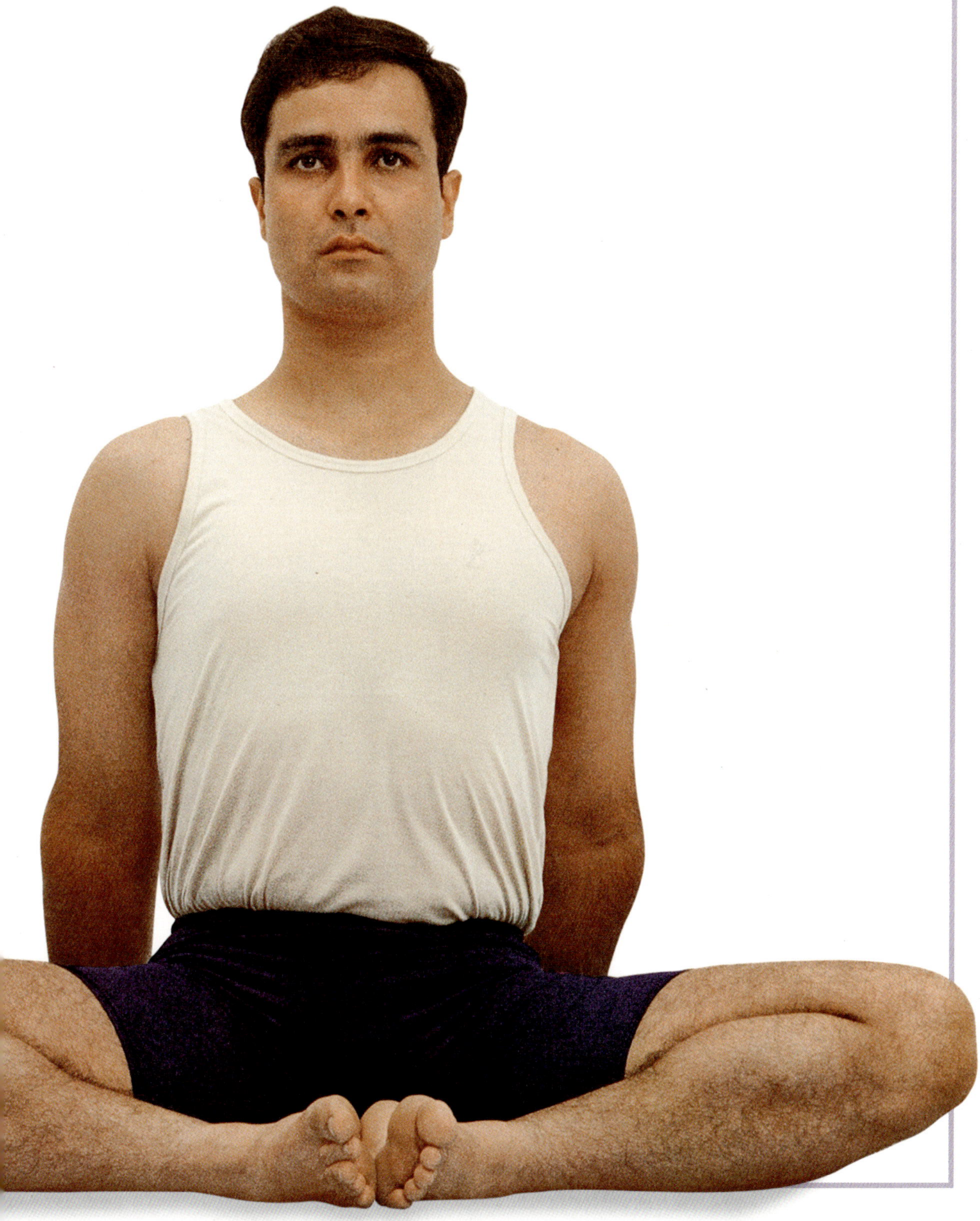

दंडासन

ダンダアサナ Dandasana

—杖のポーズ—

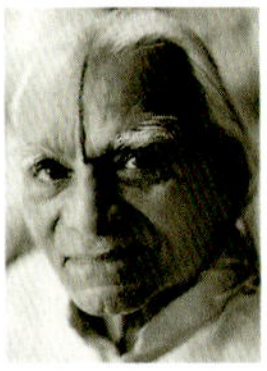

ダンダアサナが全ての前屈の基本となる座るポーズです。ダンダとはサンスクリット語で「棒」または「杖」という意味で、このアサナの定期的な練習によって、座った時の姿勢が改善されます。このアサナを行っている間、脚を休めることになり、関節炎や膝と足首のリュウマチを患っている人によいポーズです。

不安に陥りやすかったり、感情の起伏が激しい人には、このアサナの練習が意志力を強化し、情緒の安定性を高めるのに役立ちます。

注意

姿勢が悪い人や、又は、激しい喘息の発作を起こしたことがある人は、背骨をぴったり壁に付けて、このアサナの練習を行いましょう。

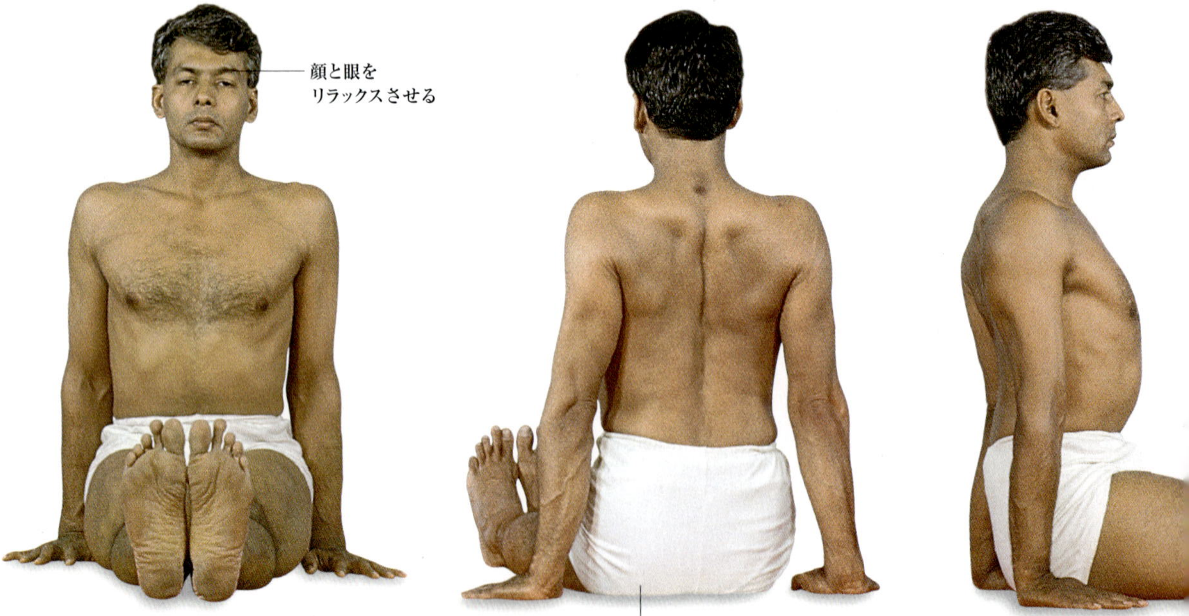
顔と眼を
リラックスさせる
座骨の上に座る

1 両脚を前に伸ばして、床の上に座ります。写真のようにお尻の肉を外側に手で調整してバランスよく座骨の上に座ります。両太もも、両ひざ、両足首、両かかとが離れないように。両手のひらは指先を前方に向けて、お尻のすぐ横の床に付けます。胸を引き上げひじを固定して、腕をまっすぐに伸ばしましょう。

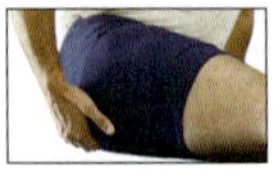

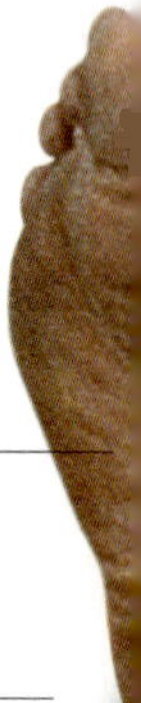
足の裏を広げる

効果

◆

喘息患者の呼吸困難、息苦しさ、のどの鬱血を和らげる

◆

胸筋を強くする

◆

腹部器官の調子を整えて、垂れ下がった内蔵壁を引き上げる

◆

胸やけや膨満感を減少させる

◆

背中と足の筋肉の調子を整える

◆

足の靭帯を伸ばす

2 大腿四頭筋をしっかりさせ、そけい部の方に引き伸ばします。太ももは床の方に押し、その押す圧力に拮抗するように腰を上に引き上げていきます。横隔膜は必ずリラックスさせておきます。胸郭を引き上げて、背骨はしっかりと伸ばし、腰椎が床の方に落ちないように。頭、首、お尻をまっすぐ一直線に保つように意識を集中しましょう。20～30秒間この姿勢を保ちます。

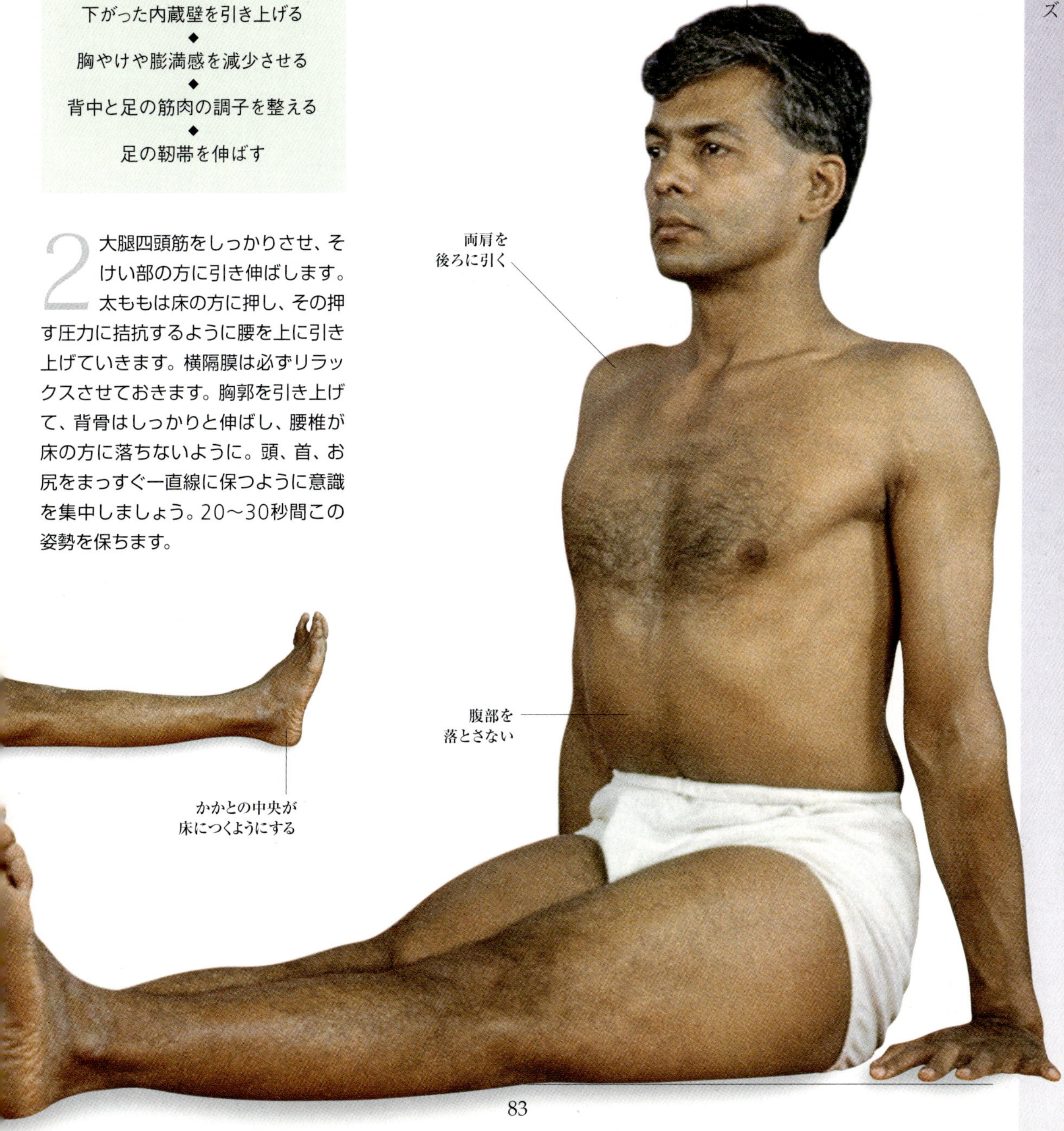
頭と首を
真っ直ぐにしておく
両肩を
後ろに引く
腹部を
落とさない
かかとの中央が
床につくようにする

वीरासन

ウィーラアサナ Virasana

—割り座のポーズ—

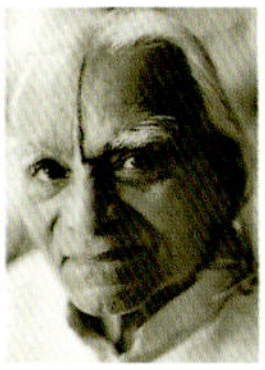

このアサナでは、座っている戦士の姿勢をとります。ウィーラとはサンスクリット語で「英雄」または「戦士」の意味です。定期的にこのアサナを行えば、体力を強化し、忍耐力をつけるのに役立ちます。胸部を伸ばして、呼吸量を増やします。ウィーラアサナは関節の硬さを和らげて、全身の柔軟性を高めます。

注意

膝の靱帯を痛めているなら、毛布を使って、脚を支えるか（p.188参照）、または、かかとの上に座ります。（ステップ2参照）。心臓が悪いなら、このポーズは練習してはいけません。

全ての足指を
床につける

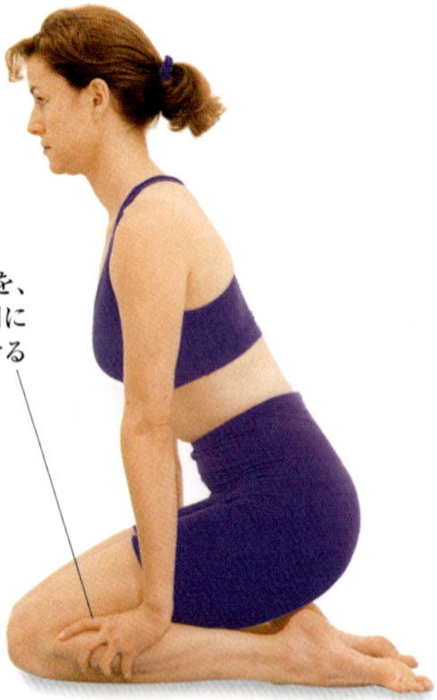
ふくらはぎの筋肉を、
親指で外側に
回転させる

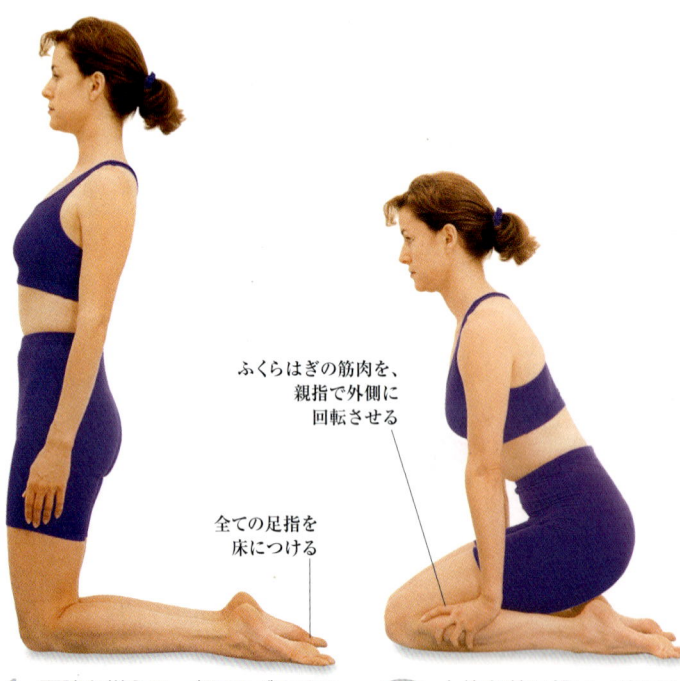

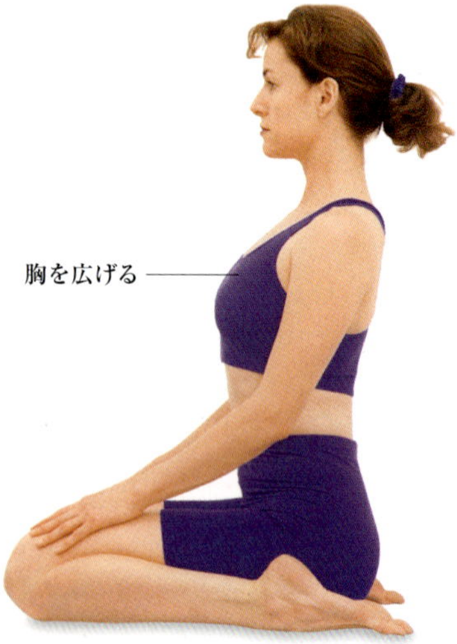
胸を広げる

1 両膝を揃えて、床にひざまずきます。足裏を天井に向けたまま両足を40cm位開きます。

〈中級者〉 土踏まずからつま先、土踏まずからかかとまでが均等に伸ばされるように、足首を調整します。エネルギーが、両方向へスムーズに流れるのを感じましょう。

2 上体を前に傾け、手のひらをふくらはぎに載せます。お尻を床の方に下ろしてゆきます。必ずそれぞれのふくらはぎの内側が太腿の外側に触れるようにします。ふくらはぎの筋肉を外側に回転させ、太もも筋肉を内側に回転させます。

〈メモ〉 お尻が床につかない場合、足の裏を重ねて、その上にお尻を下ろします。次に、両足を離していきます。

3 床にお尻を下ろします。足の上には座らないようにします。両手のひらは膝近くの太ももの上に置きます。太ももの上に体重をかけます。腰と体側を引き上げ、すねをしっかりと床に押しつけます。

手のひらを膝に置いて太ももを押し下げます。上体を骨盤の下部から引き上げます。

〈中級者〉 両脚が床に固定されているようなつもりで、胴を引き上げます。エネルギーが、胸の下部から上の方に流れるのを感じましょう。

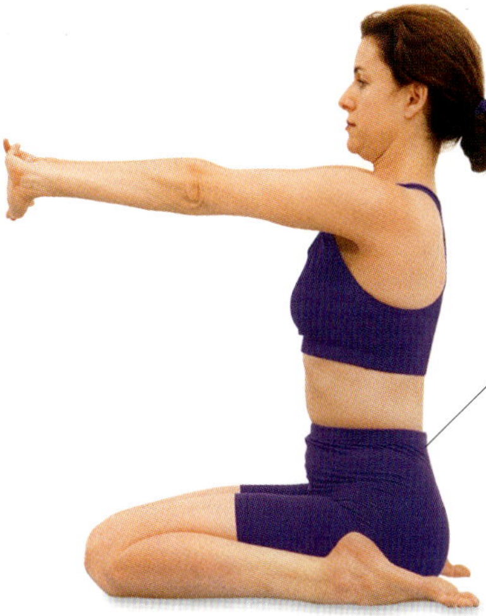
背骨を骨盤の
下部から伸ばす

4 腕を肩の高さまで上げ、床と平行に前方へ伸ばします。手のひらを自分の方に向けて（写真参照）、指の付け根と関節の間に隙間がないように、しっかりと両手を組みます。手首を回して、手にひらを反します（左の写真参照）。背骨は、安定させておきます。

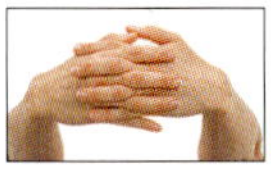

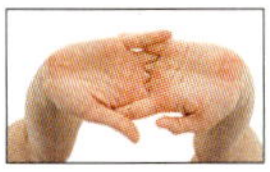

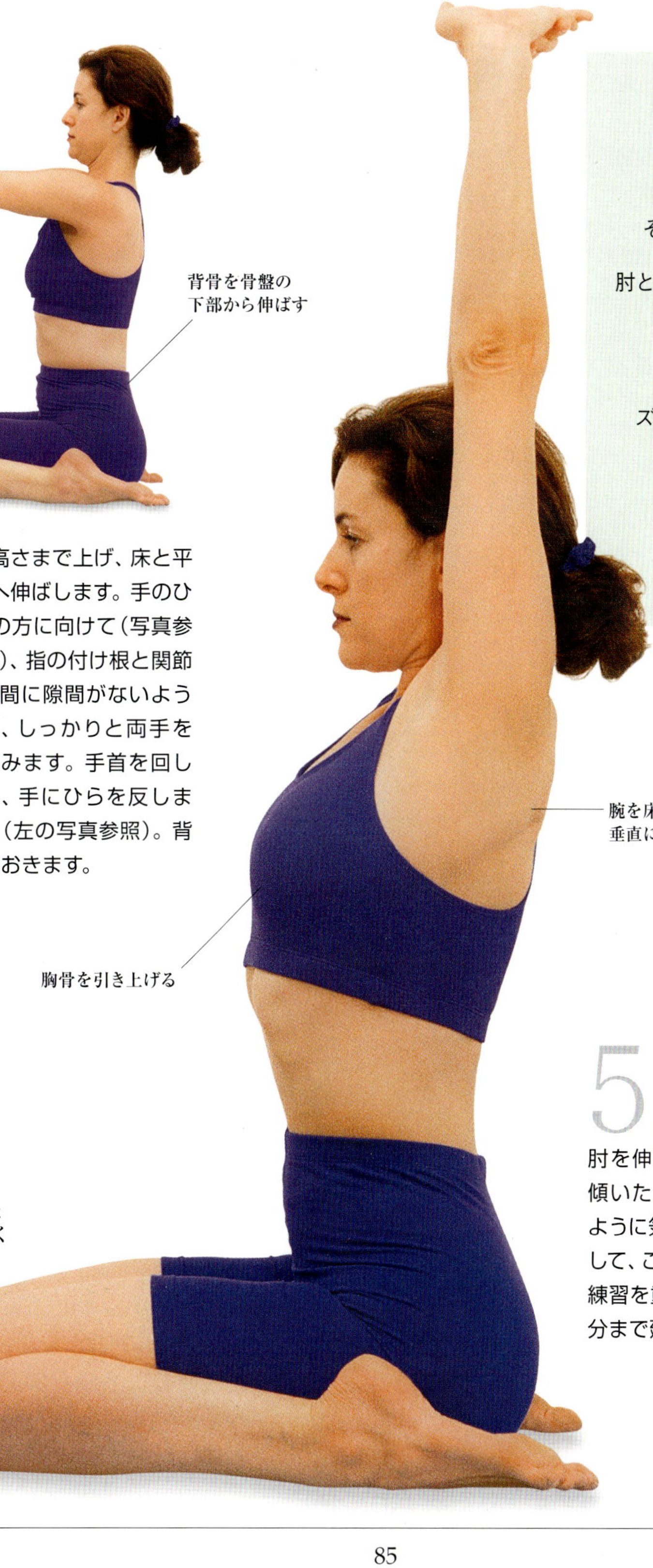
腕を床と
垂直にしておく
胸骨を引き上げる
膝をしっかりと
下に押していく

効果

◆

痛風の痛みを軽減

◆

肩、首、股関節、膝、
そけい部の硬さを和らげる

◆

肘と手の指の関節炎を軽減する

◆

腰痛を和らげる

◆

尾てい骨の骨折や
ズレなどからくる痛みを緩和

◆

椎間板ヘルニアを矯正

◆

足の血行を良くする

◆

踵骨棘《しょうこつきょく》を和らげる

5 手のひらが真上に向くまで、脇の下から腕を引き上げます。首をまっすぐにし、胸を広げ、肘を伸ばしておきます。頭が後ろに傾いたり、上体が前屈みにならないように気をつけましょう。静かに呼吸して、この状態のまま1分間保ちます。練習を重ねて、このポーズの時間を5分まで延ばしていきましょう。

वीरासन

上級用ウィーラアサナ Virasana

ポーズを前進させるために

脳の知性は意識であり、身体の知性はエネルギーといえます。それぞれの動作につれて、このエネルギーが移動します。単に腕を上に伸ばすのは、物理的な身体の動作です。肘と三角筋を固定し、わきの下から腕を持ち上げるのは、生理学的な身体の機能によってなされる動作です。(p.42参照)腕を引き上げる時、両脚の前方へエネルギーが流れていくのを感じるでしょう。全ての動作の度に、脚にあるエネルギーが様々な部位に流れて行きます。このエネルギーと共に心が動いていくので、両脚に意識を集中しましょう。腕をさらに上の方に伸ばす時、足のエネルギーを床へ解放していると想像してください。これはあなたの心を鎮めて、身体の緊張を緩めてくれるでしょう。

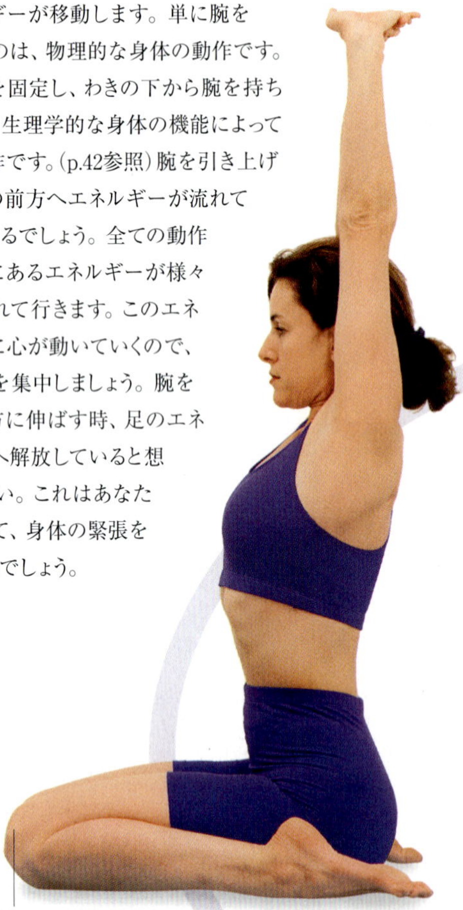

両膝に
体重をのせる

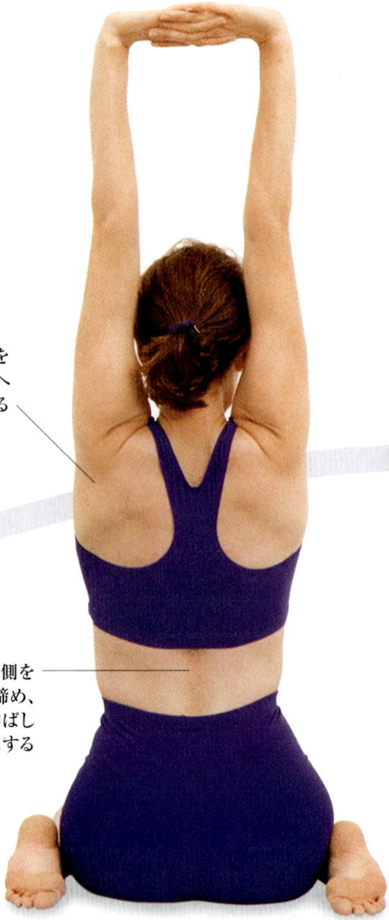

肩甲骨を
身体の中へ
引き入れる

お尻の外側を
下におろして引き締め、
背骨を伸ばし
まっすぐにする

ヨガの
精神面を
導く

戻り方

◆

上げた両腕は両サイドにゆっくりと下ろし、手のひらを床につけて、お尻を上げます。
ひざまずいて、次に片方ずつ脚をまっすぐに伸ばします。

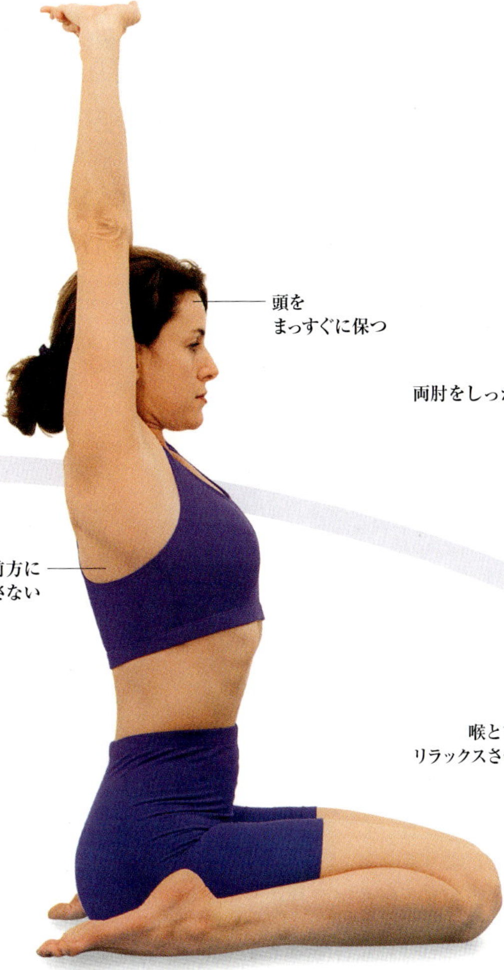
頭を
まっすぐに保つ
前方に
押し出さない

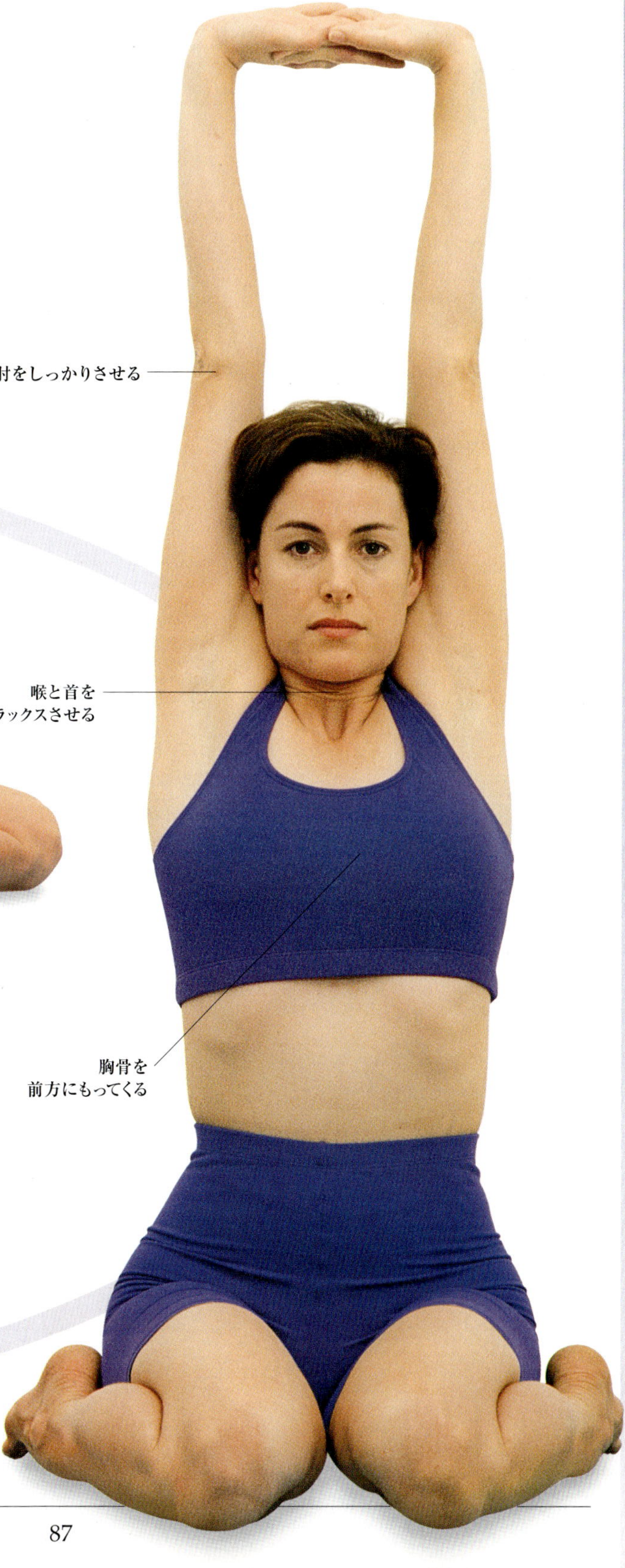
両肘をしっかりさせる
喉と首を
リラックスさせる
胸骨を
前方にもってくる

実践は、積極的な方向へとよすがとなる

बद्ध कोणासन

バッダコーナアサナ Baddhakonasana

—合せきのポーズ—

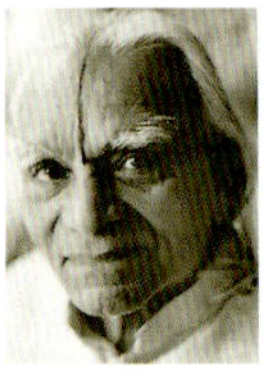

サンスクリット語でバッダは、「拘束された」または「とらえられた」の意味で、コーナは「角」と訳します。バッダコーナアサナを定期的に練習すると、腹部、骨盤、背骨の血行がよくなります。それは膝、腰、骨盤の関節炎の治療に役立ちます。妊婦がこのポーズを毎日数分間行えば、陣痛が軽くてすみ、静脈瘤になるのを防いでくれるでしょう。このアサナは、いつ行ってもよく、食事のすぐ後でもできます。

注意

子宮位置異常や、子宮脱の場合、このアサナを行わないでください。

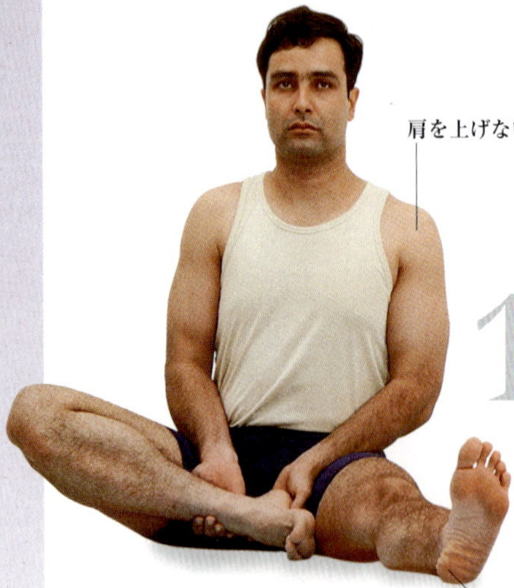
肩を上げない
左のかかとを
下にしっかり押す

1 ダンダアサナで座ります。(p.82参照)右膝を曲げて、両手でその足首とかかとを持ちます。右足をそけい部の方に引き寄せます。左脚は床の上にまっすぐ伸ばしておきます。

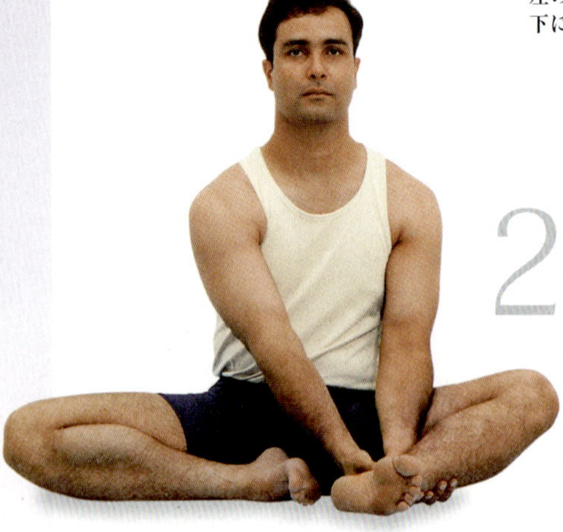

2 左膝を、右膝と同じやり方で曲げます。左足をそけい部の方へ引きよせ、左右の足裏をピッタリと合わせます。左右のかかとはそけい部につけるように。両足の外側のへりを床に付けます。

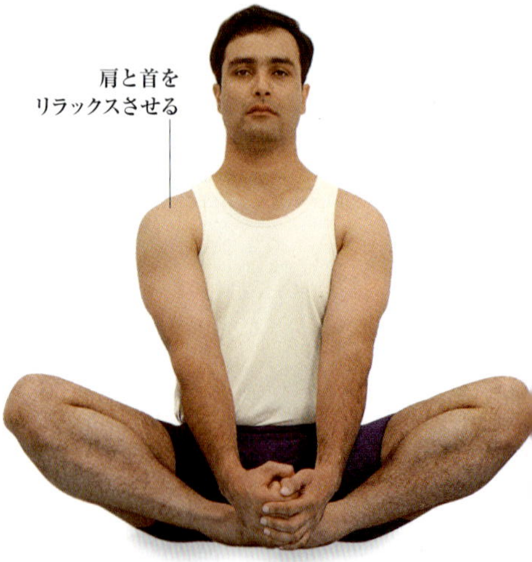
肩と首を
リラックスさせる

3 左右のつま先のあたりを、両手でしっかりと持ち、かかとをさらにそけい部に近づけます。背骨を上に引き上げ、太ももは開き、膝を床の方に押し下げます。まっすぐ前を見て、この状態を30〜60秒保ちます。

〈中級者〉 両足を持った状態を保ちます。しっかりと安定した状態でつかんでいると、上体はより引き上げられます。胸の両脇を伸ばしましょう。

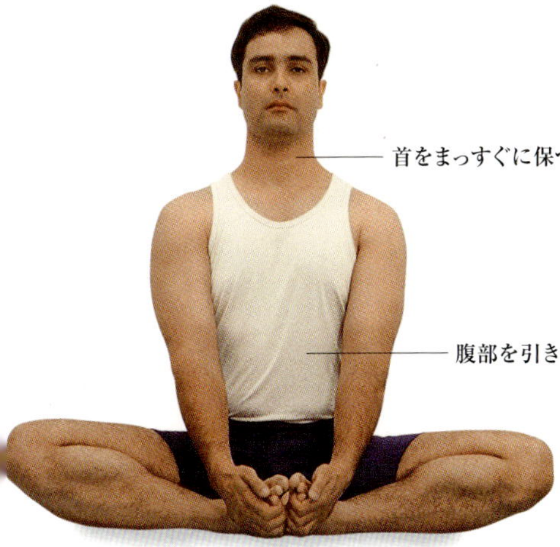
首をまっすぐに保つ
腹部を引き上げる

4 太ももを床にしっかり押しつけて、両膝を押し下げます。膝裏に親指をあて写真のように外側へ伸ばします。こうすると膝は床に下ろしやすくなります。次に、両かかとをそけい部の方に引き戻して、そけい部をリラックスさせます。足首とむこうずねを床に押し、両足裏を軽く押し合わせます。さらに上体を上に伸ばして、両腕をまっすぐに伸ばします。規則正しく呼吸します。

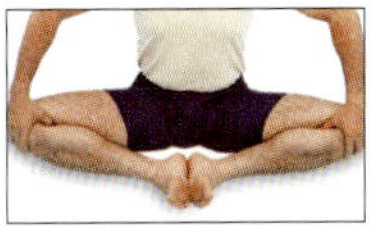

〈メモ〉 最初は、両膝を床まで下ろすのは簡単ではありません。そけい部に意識を集中し、リラックスさせます。

効果

◆

腎臓と前立腺を健康に保つ

◆

泌尿器の病気の治療に役立つ

◆

座骨神経痛を和らげる

◆

ヘルニアを予防する

◆

規則的に練習すれば、
睾丸の重苦しさや痛みを
和らげる

◆

卵巣を健康に保つ

◆

月経不順を改善

◆

詰まっている卵管を開くのを助け、
膣の炎症を軽減する

5 両手を背中の後に持っていき、手のひらを床の上に置きます。指先はお尻の方に向けて、肩を後ろに強く引きます。深い呼吸をしながら、30〜60秒この状態を保ちます。

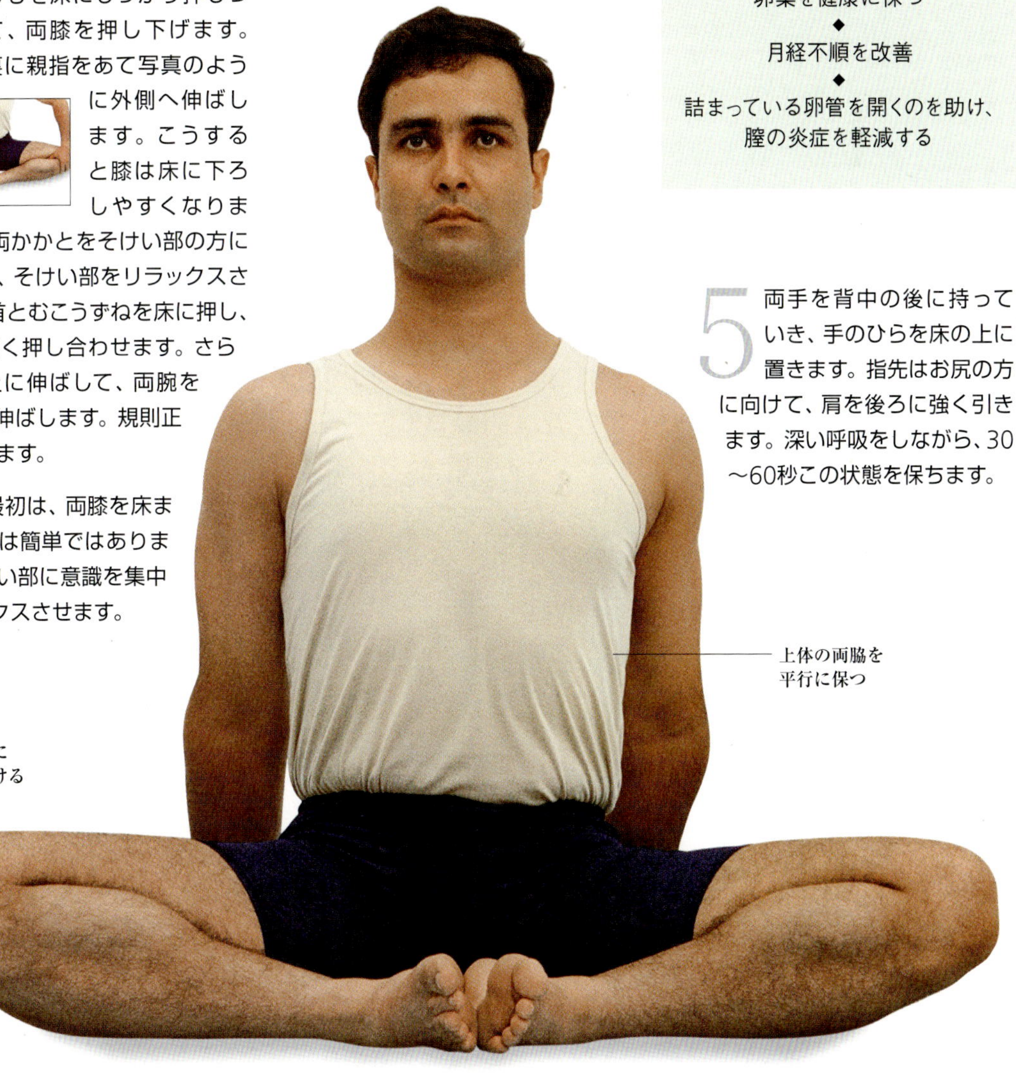
上体の両脇を
平行に保つ
膝を床に
押し付ける

बद्ध कोणासन

上級用バッダコーナアサナ

Baddhakonasana

ポーズを前進させるために

このポーズの最終の姿勢が楽にとれるようになったら、胸を開いて、あらゆる方向へを伸ばすことを学びましょう。両脚が床に固定されているつもりで、その位置を変えることなく、正面側の肋骨を引き上げて、上体を持ち上げます。そして、腎臓に意識を集中し、背面のその周辺を引き入れるのをイメージします。背中を完全にまっすぐに保ちます。胸の最下部から出たエネルギーが、両肩を越え、背骨に沿って下りていき、腹部に到るという、一つの循環している流れを感じながら深い呼吸をします。
このポーズを徐々に、5分まで長くしていきます。

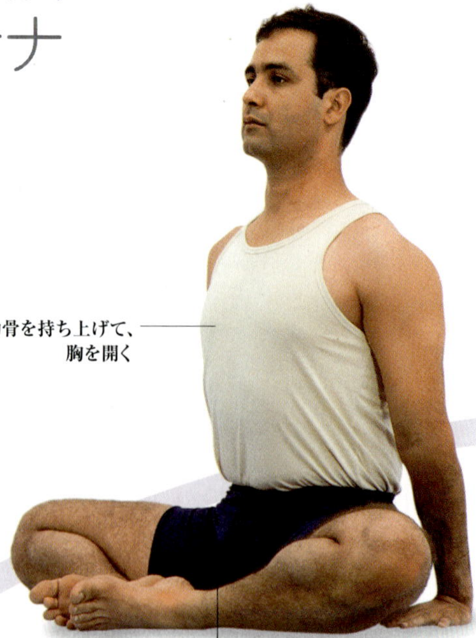

肋骨を持ち上げて、
胸を開く

そけい部はリラックスさせておく

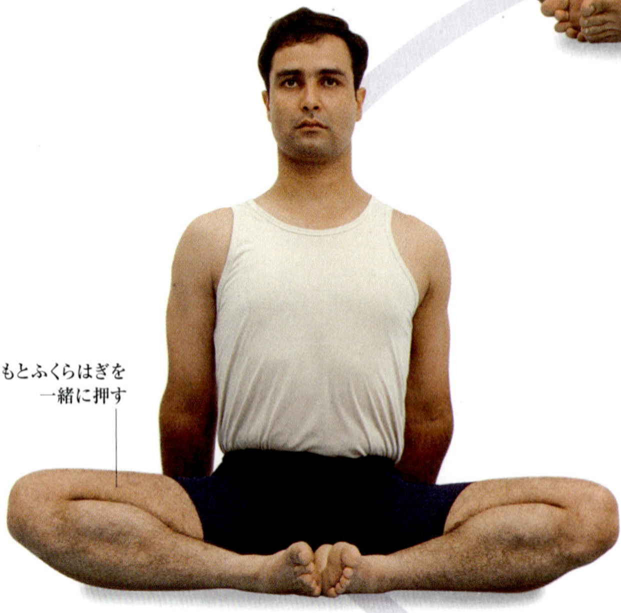

太ももとふくらはぎを
一緒に押す

我々は皆、
炎と変わる
内に

戻り方

◆

両腕をリラックスさせて、
前方にもってゆき、
両脚に置きます。
同時に一方のひざを立て、
片方ずつ脚を
まっすぐに伸ばします。
ダンダアサナに戻ります。

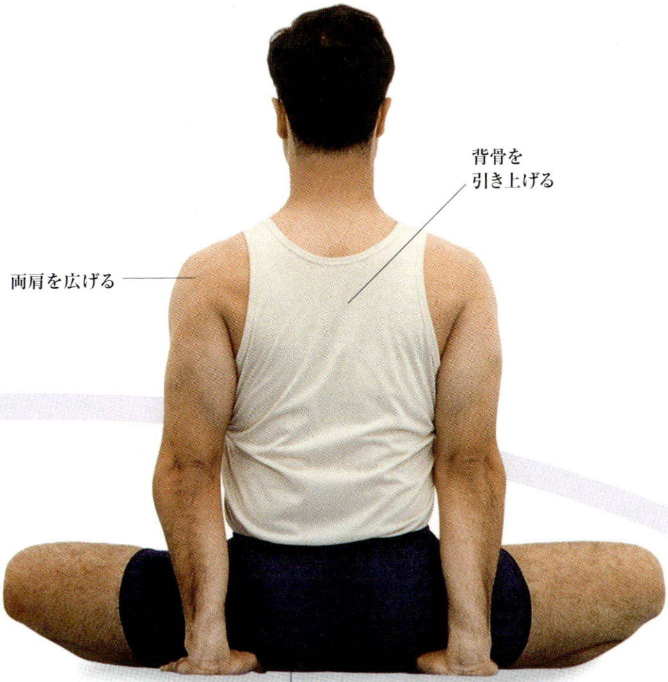
背骨を
引き上げる
両肩を広げる
お尻を床につけ、
床から離れないようにする。

ヨガによって
神性の片鱗を
秘めている

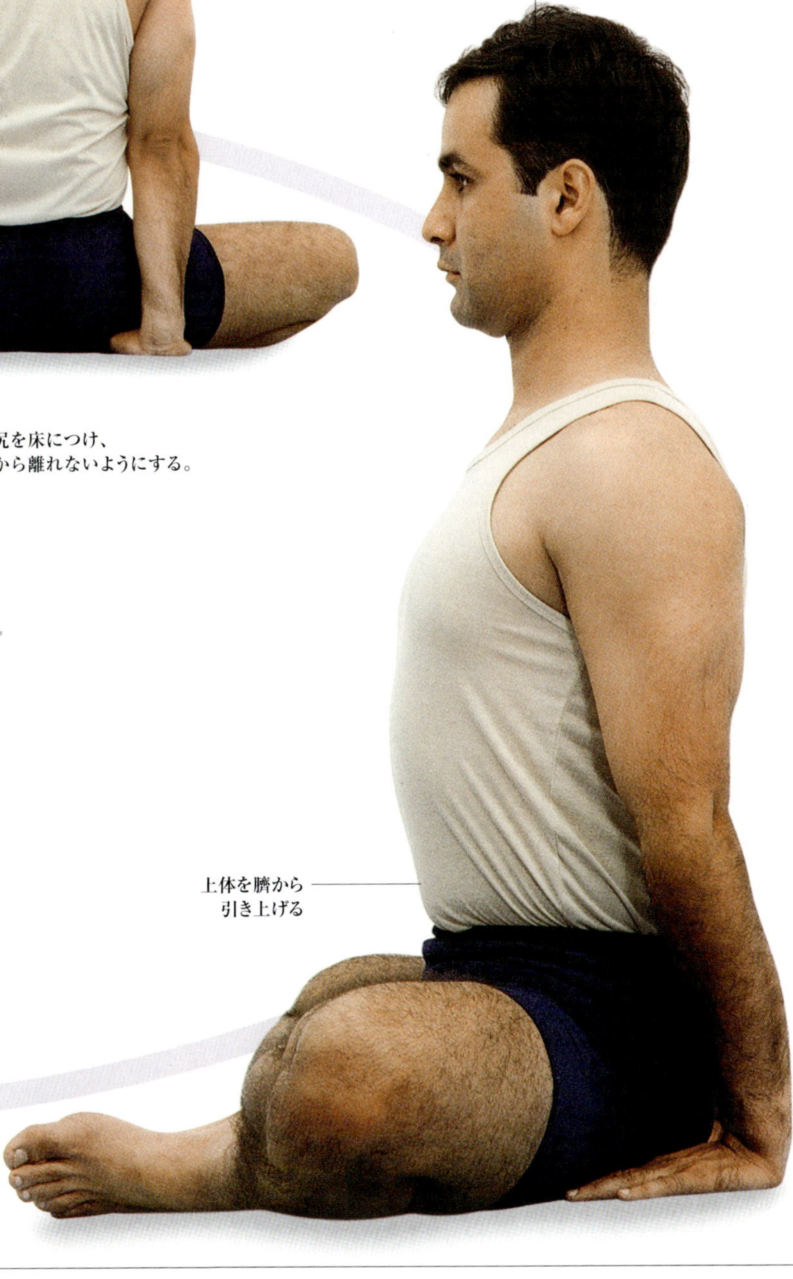
頭はまっすぐに
安定させておく
上体を臍から
引き上げる

Forward Bends

—前屈のポーズ—

"Practise asanas by creating space
in the muscles and skin,
so that the fine network of the body
fits into the asana."

筋肉や皮膚にスペースを生み出すように
アサナを練習しなさい。
そうすれば、繊細な身体の
組織網はアサナと
調和していく。

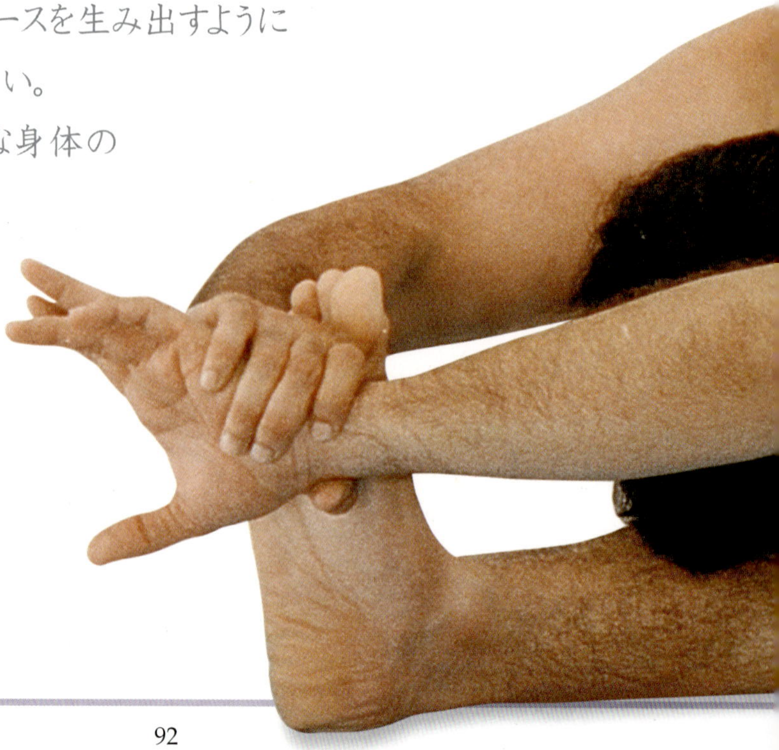

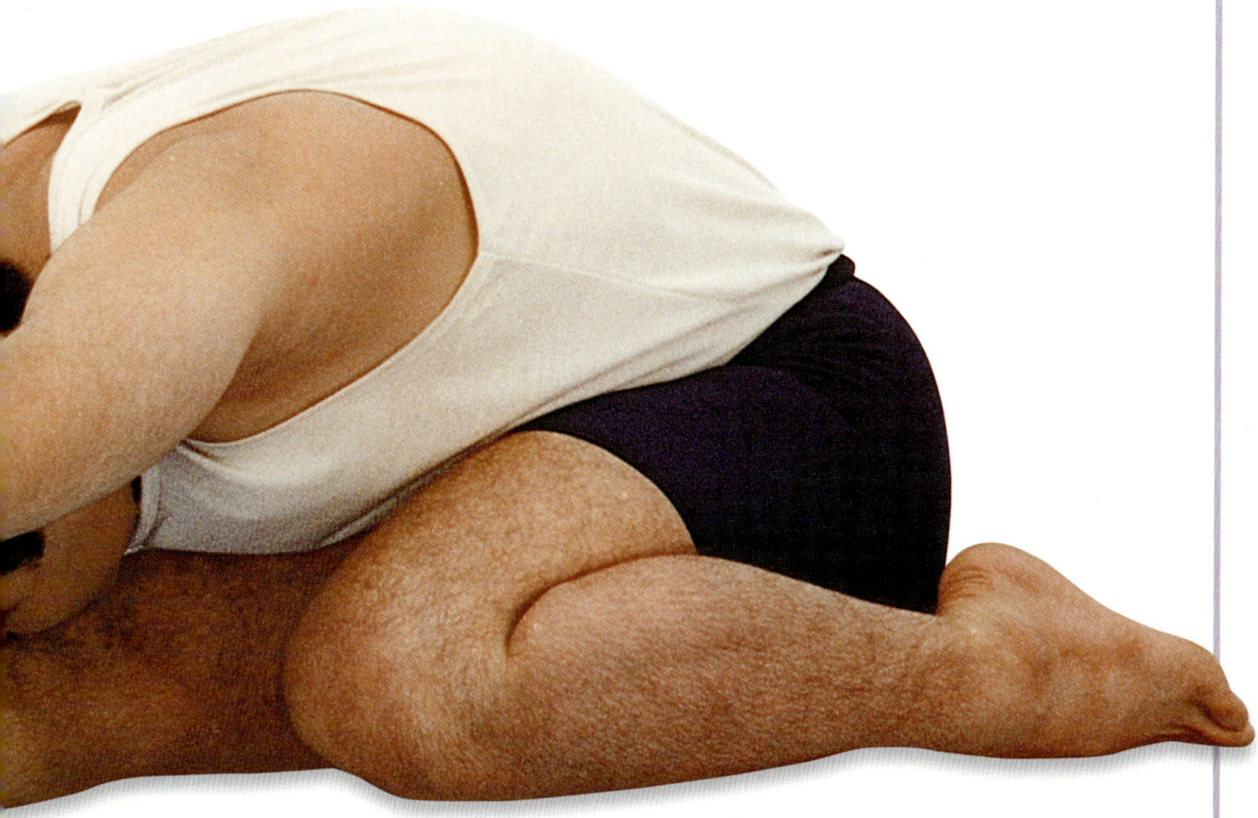

जानु शीर्षासन

ジャーヌ・シールシャアサナ Janu Sirsasana

—頭を膝につけるポーズ—

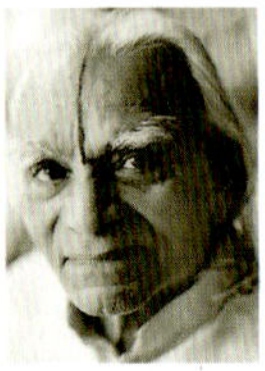

サンスクリット語では、頭を「シールシャ」と言い、膝は「ジャーヌ」です。この「頭を膝につける」ポーズの練習は、身体にダイナミックな効果を与え、多くの恩恵をもたらします。またこのポーズは脊柱の正面側を引き伸ばし、脚の筋肉と股関節を柔軟にします。そして、肩から指関節まで、腕のすべての関節をより柔軟にします。ジャーヌ・シールシャアサナのような前屈のポーズは前脳と心臓をリラックスさせます。

注意

ハムストリング（太ももの後ろ側の筋肉）を痛めないようにするために、伸ばしている脚の膝をあらゆる方向に均等に伸ばし、十分に広げてください。同じ脚の太ももが床から離れないようにします。

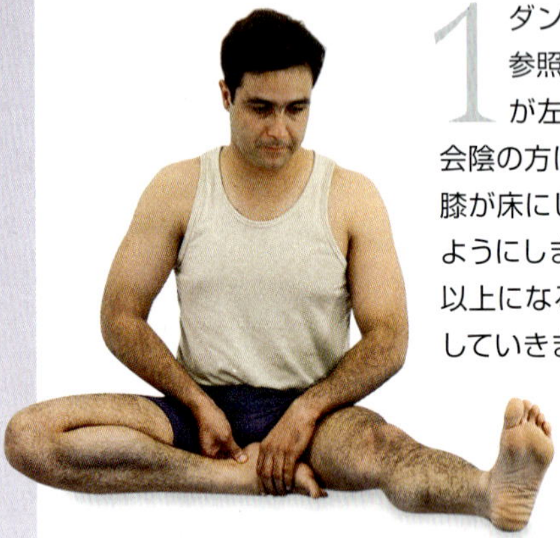

1 ダンダアサナで座ります（p.82参照）。右膝を曲げ、右足の親指が左太ももの内側に触れるまで会陰の方に引き寄せます。曲げている膝が床にしっかり押し付けられているようにしましょう。両脚の角度が90°以上になるまで、曲げた膝を後ろへ押していきます。左脚を真っ直ぐに伸ばしておき、正確に、ふくらはぎの中心が床につくようにします。

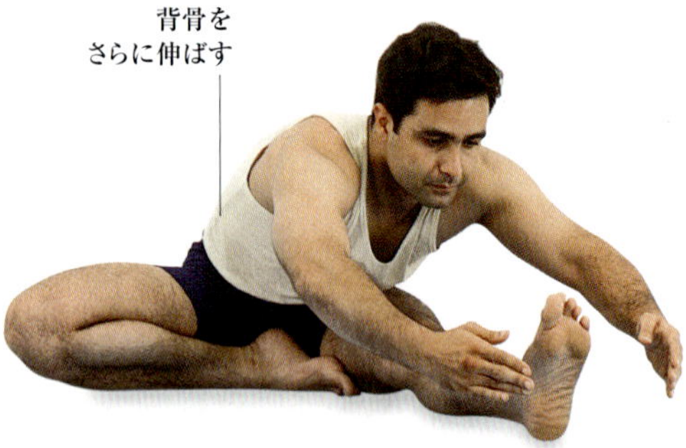
背骨を
さらに伸ばす

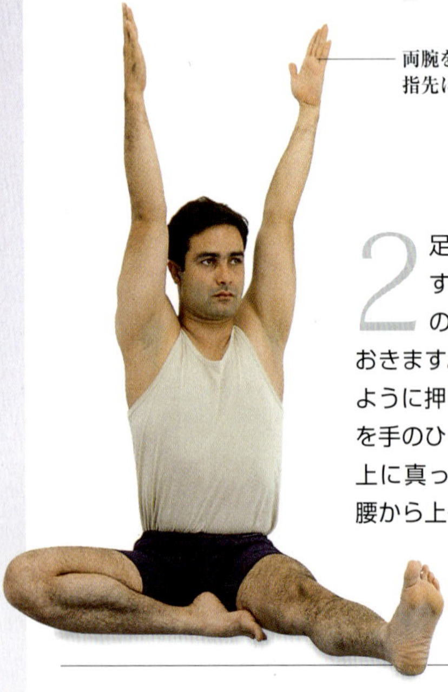
両腕を脇の下から
指先に向かって伸ばす

2 足裏が広がったような感じがするくらい、左足を伸ばし、足の指先はまっすぐ上に向けておきます。右膝を、さらに遠くへ離すように押し出します。それから、両腕を手のひらが向き合うようにして、頭上に真っ直ぐ引き上げます。上体を腰から上へ伸ばし、さらに肩から腕まで伸ばし続けます。

3 息を吐いて、腰を平らに保ちながら、お尻から前方に曲げていきます。より効果的に伸ばすためには、背骨をへこますように中に入れ、背骨のの筋肉をリラックスさせます。両腕を左足の方に伸ばし、足先を持ちます。

〈メモ〉 足先に届かない場合は、膝やすね、または足首を持ち、足に沿って、出来るだけ遠くに伸ばします。練習するにつれて、身体のそれぞれの部分、お尻、背中、肋骨、背骨、脇の下、肘と腕を別々に伸ばすことを学んでいきます。左の太腿、膝、ふくらはぎを床に付けておくことに意識を集中しましょう。常に、ふくらはぎではなく、太ももにしっかり圧力をかけます。

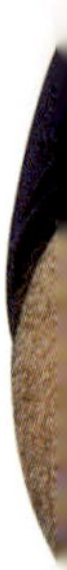

効果

◆
心臓や頭のストレスを軽減する
◆
血圧を安定させる
◆
徐々に、脊柱の湾曲や猫背を矯正する
◆
肩、腰、肘、手首、手の指などの関節の硬さを和らげる
◆
腹部内臓諸器官を調整
◆
脚の硬さを取り除き、筋肉を強化する

4 さらに伸ばしましょう。息を吐いて、両手を足先の向こうに伸ばし、左手で右手首をつかみます。次に、背骨を伸ばして、右膝を床に押しつけ、調整します。腕をまっすぐに伸ばしたまま、胸を引き上げます。規則正しいリズムで呼吸しながら、この姿勢を15秒保ちます。

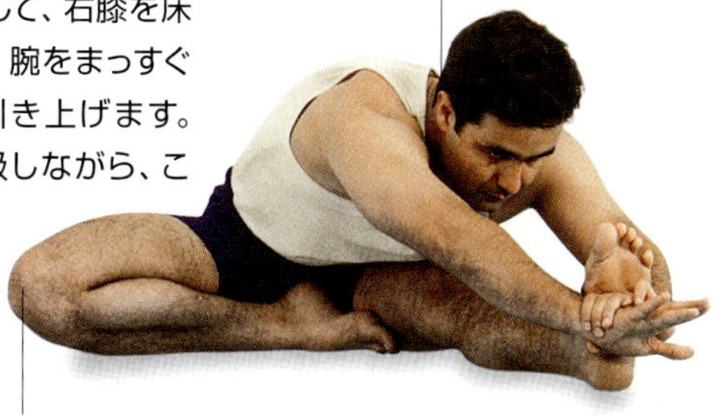
首を伸ばし、
リラックスさせておく
右膝をさらに
後ろに押す

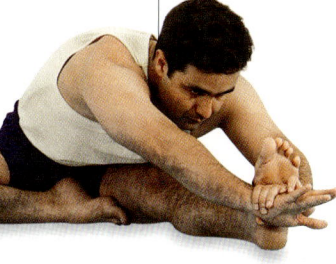

5 息を吐いて、上体を足先に向けてさらに伸ばします。額を左膝、あるいは出来るだけ近くまで持ってきます。その姿勢で30～60秒保ちます。

〈中級者〉 まず鼻を膝に付けにいきましょう、次に唇を、最後は、膝頭の向こうに、あごを付けにいきます。

修正法

最終の姿勢になった時、背中の形を心に描きましょう。もしそれが、ここに示したように丸いなら、肩の位置で、背骨が少し伸びているだけです。腰椎を伸ばして平らにし、肩甲骨のところから腕を伸ばしてください。

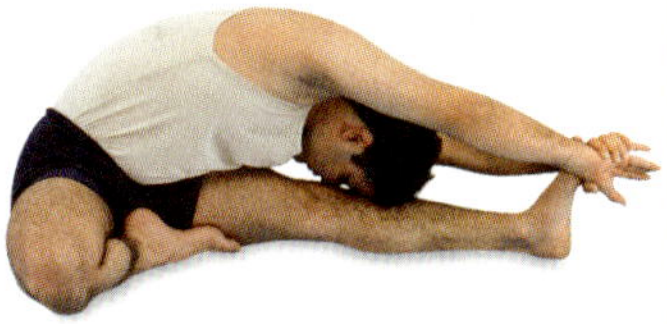

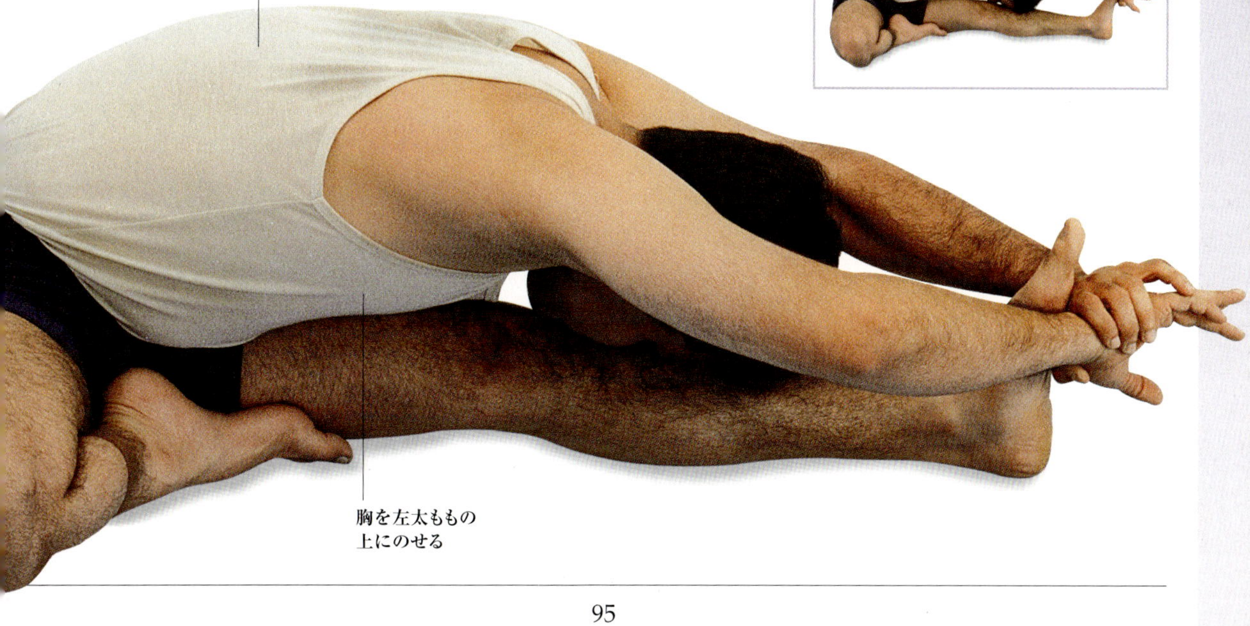
左足に向かって
上体を押し出す
胸を左太ももの
上にのせる

जानु शीर्षासन

上級用ジャーヌ・シールシャアサナ Janu Sirsasana

ポーズを前進させるために

このポーズをしている時、脚と上体が一体化しているかのように、胸骨と腹部を左の太腿につけておくようにします。背中と上体の片側が、もう一方の側よりも伸びている場合が多く、普通は、伸ばしている足と同じ側です。これを意識して、両側を均等に伸ばすようにしましょう。胸をさらに拡げるために、両肘を左右に広げながら、外側に張り出していきます。

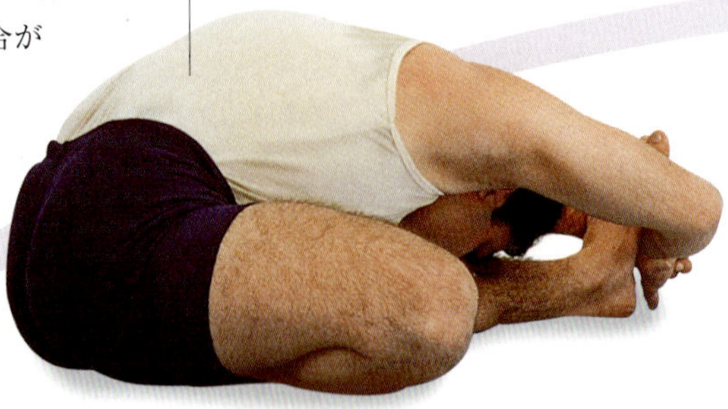
背中の右側を
上へ突き出さないように

伸ばしの
時を刻む毎に
さらに内部を

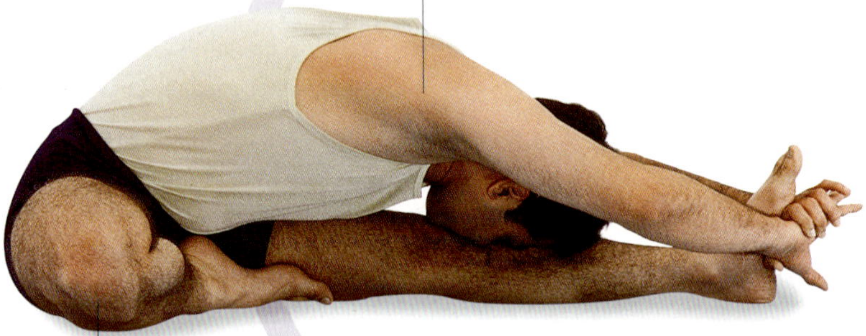
腕を脇の下の
ところから伸ばす
膝を床に
押し付ける

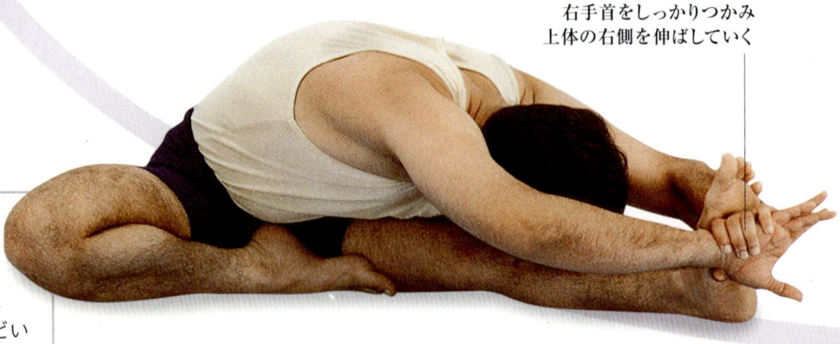
右手首をしっかりつかみ
上体の右側を伸ばしていく

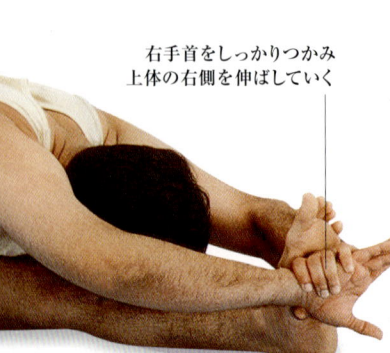

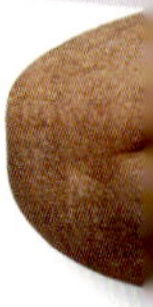

戻り方

息を吸って、頭と上体を少し上げます。数秒間して、両手をほどいて、上体をまっすぐ起こします。右脚も伸ばして、ダンダアサナに座ります。反対側も同様に繰り返します。

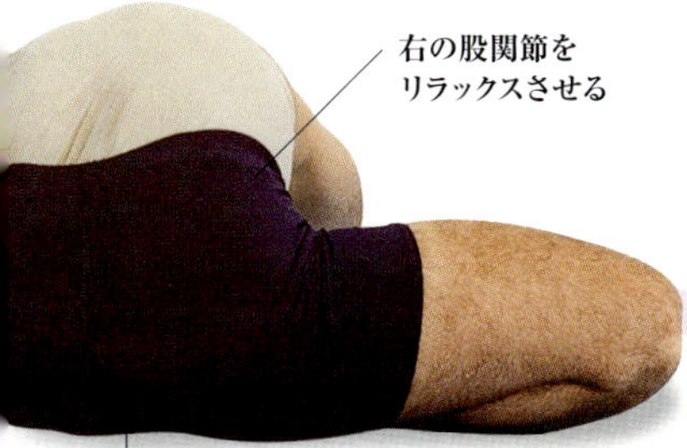
右の股関節を
リラックスさせる
お尻を床から
離さない

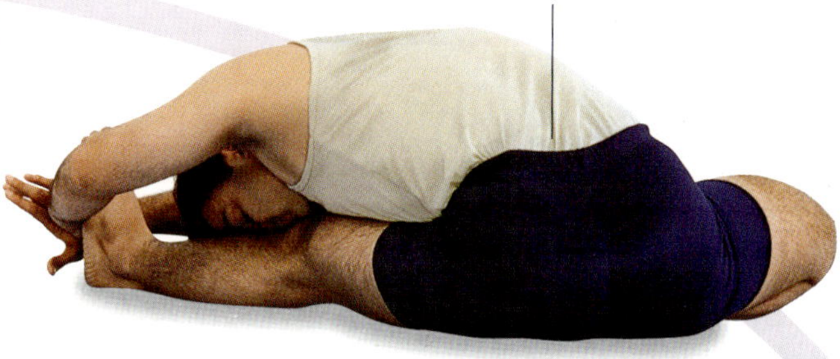
ウエストの背中側を
平らにして伸ばす

強度は
増加し、
活性化していく

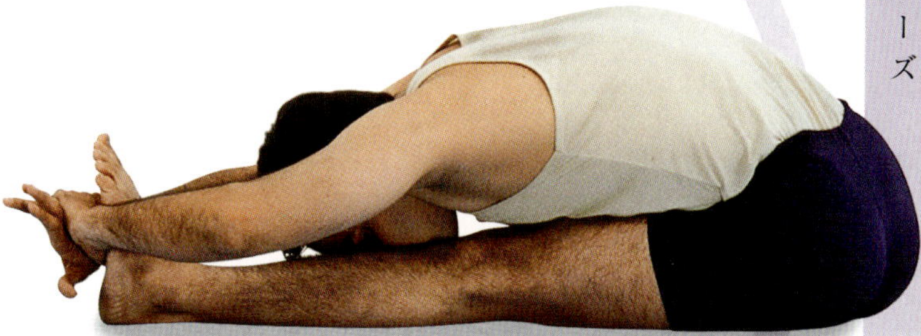

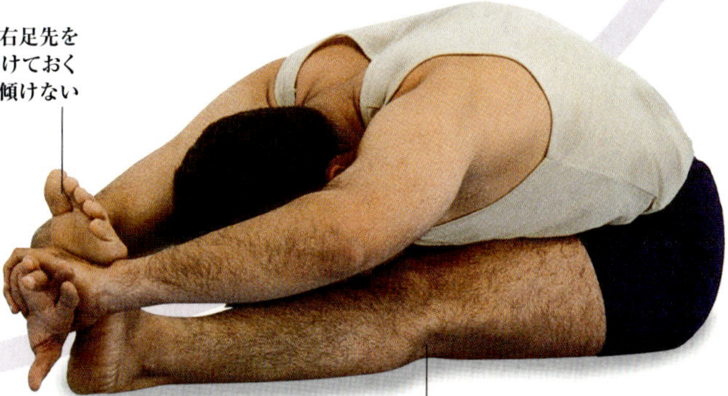
右足先を
上に向けておく
—傾けない
膝の裏を
リラックスさせて、
床に付けておく

左足に向かって
上体を押し出す

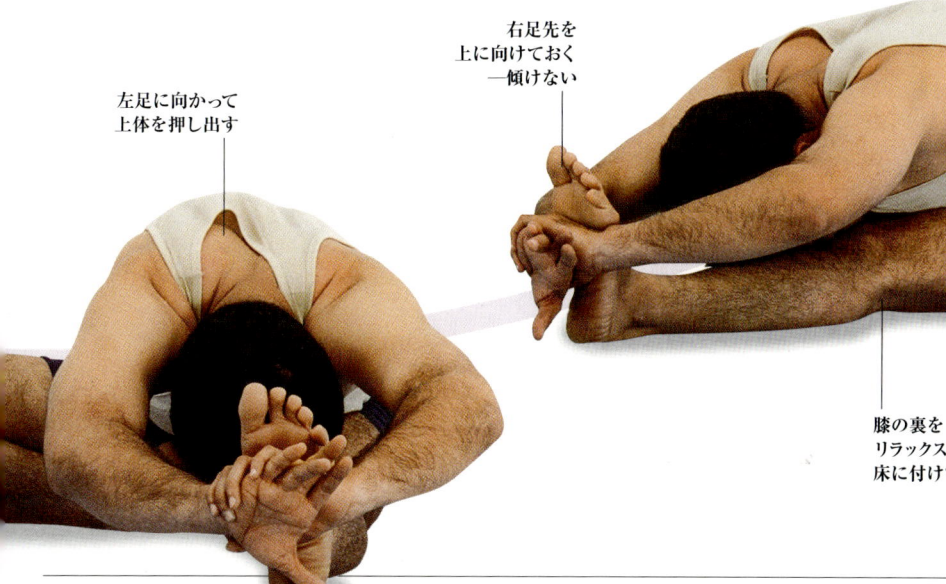

त्र्यंग मुखैकपाद पश्चिमोत्तानासन

トゥリアンガ・ムカイカパーダ・パスチモッターナアサナ

Trianga Mukhaikapada Paschimottanasana

—割り座で前屈するポーズ—

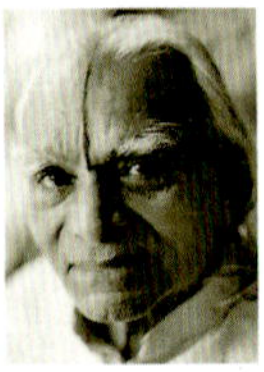

サンスクリット語で、トゥリアンガの文字通りの意味は、身体の「三つの部分」です。このアサナでの「三つの部分」とは、お尻、膝、足です。サンスクリット語で、パスチマ（西）という語が使われている背中の部分を、エーカ・パーダ（片足）の上に伸ばし、そしてムカ（顔）を脚の上にのせます。定期的にこのアサナを練習すると、身体全体が柔軟で、活発になります。

注意

下痢をしている時は、このアサナは避けます。上体がねじれたり、伸ばしている脚の外側に傾いたりすると、背骨や腹部臓器に大きな負担がかかるので気をつけてください。

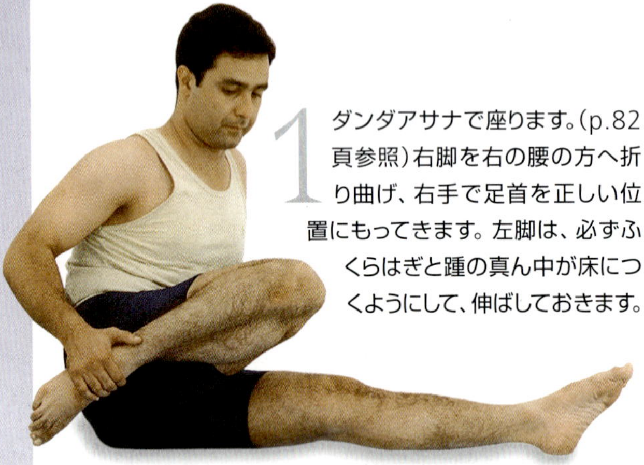

1 ダンダアサナで座ります。（p.82頁参照）右脚を右の腰の方へ折り曲げ、右手で足首を正しい位置にもってきます。左脚は、必ずふくらはぎと踵の真ん中が床につくようにして、伸ばしておきます。

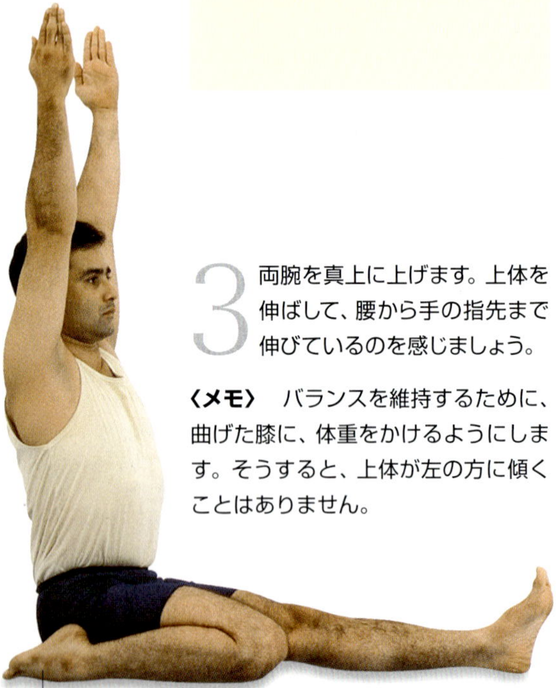

足の中心、くるぶし、むこうずねを床に押す

3 両腕を真上に上げます。上体を伸ばして、腰から手の指先まで伸びているのを感じましょう。

〈メモ〉 バランスを維持するために、曲げた膝に、体重をかけるようにします。そうすると、上体が左の方に傾くことはありません。

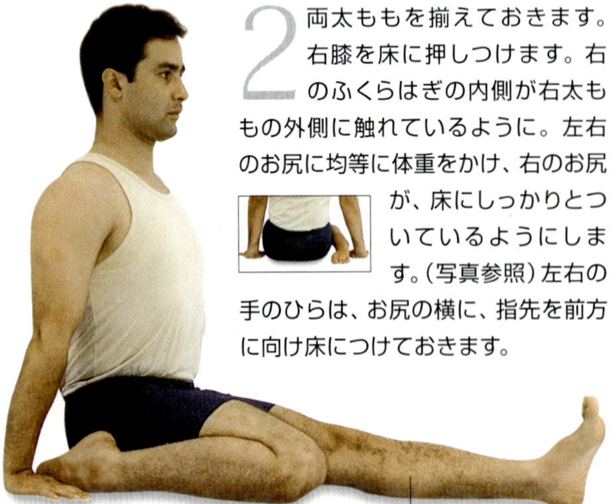

2 両太ももを揃えておきます。右膝を床に押しつけます。右のふくらはぎの内側が右太ももの外側に触れているように。左右のお尻に均等に体重をかけ、右のお尻が、床にしっかりとついているようにします。（写真参照）左右の手のひらは、お尻の横に、指先を前方に向け床につけておきます。

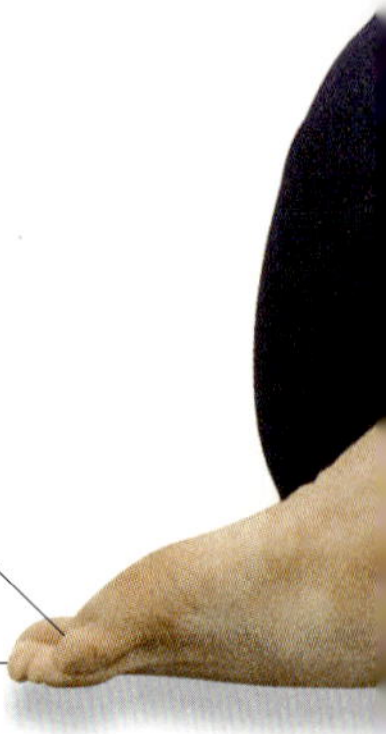

左脚の後ろを太ももからかかとまで伸ばす

足指を真っ直ぐにして伸ばす

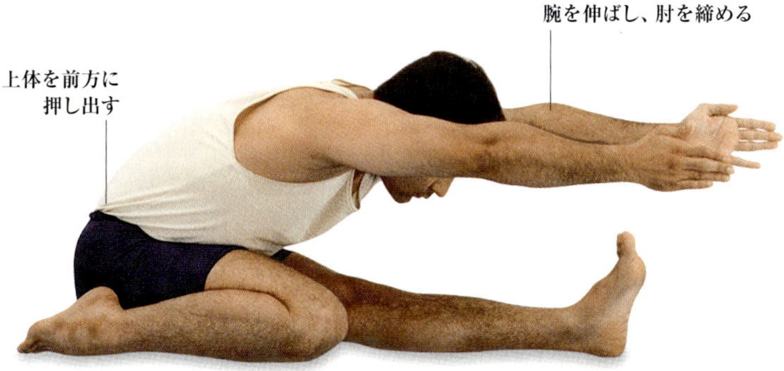
上体を前方に
押し出す
腕を伸ばし、肘を締める

効果

◆
腹部器官を強化し、活気づける
◆
消化を促進し、
胆汁分泌過剰を中和する
◆
腹部膨満感や便秘を軽減する
◆
膝関節を柔軟にする
◆
偏平足を矯正する

4 息を吐いて、ウエストから前方に曲げます。手のひらを向かい合わせにしたままで、両腕を左足の向こうまで伸ばします。左右の太ももと膝が、ぴったり付いているようにします。左右のお尻に体重をかけます。このポーズの最も重要な点は、正しくこのバランスが取れていることです。

〈中級者〉　このポーズに入っていく時、上体が左に傾きやすいので、これを防ぐために、体重を右に移します。これで、重心が右太ももの真ん中にきます。それから、左右のお尻に均等に体重をかけます。

5 息を吐いて、両肘を広げ、上体は左足に押し伸ばしていきます。両手首は左足の裏に押しつけ、次に、左手で右手首をつかみます。まず額を左膝に付けます、ついで鼻、唇、最後にあごを、左膝より向こうにつけます。左のお尻を外側に押し出し、左座骨の内側に体重をかけます。30〜60秒、この姿勢を保ちます。

〈メモ〉　出来るだけ前に伸ばしましょう。練習を重ねていけば、手首を足先に引っかけることが出来るようになります。

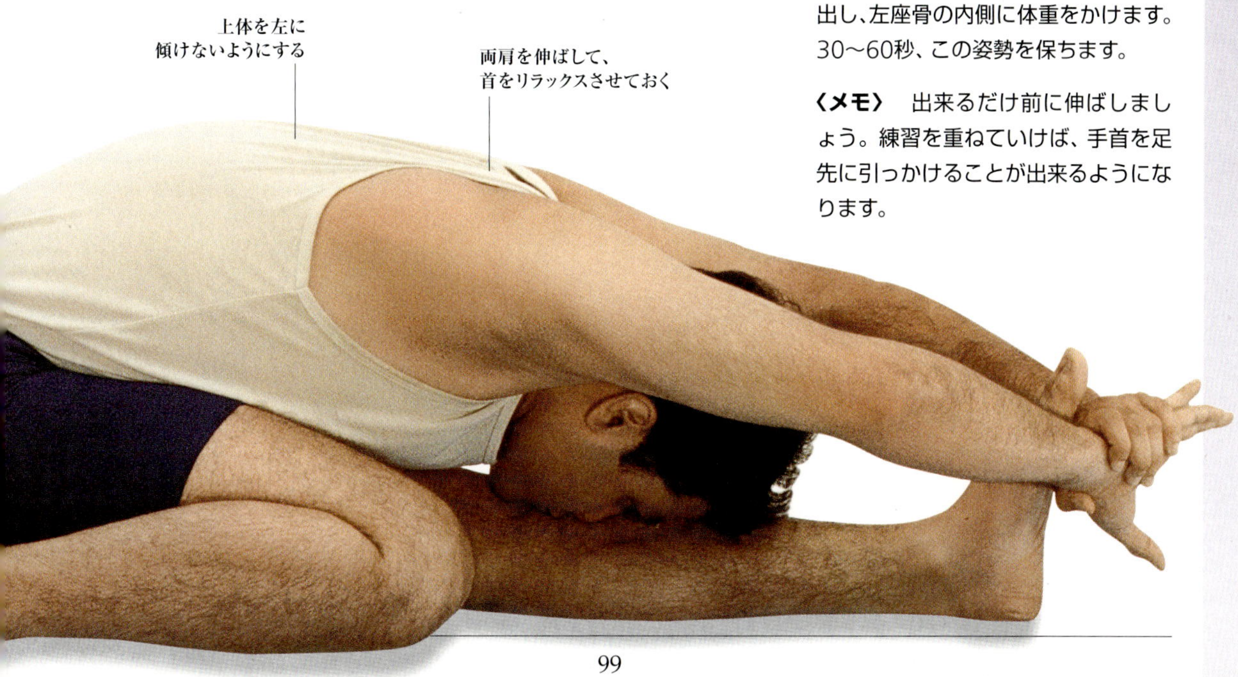
上体を左に
傾けないようにする
両肩を伸ばして、
首をリラックスさせておく

त्र्यंग मुखैकपाद पश्चिमोत्तानासन

上級用トゥリアンガ・ムカイカパーダ・パスチモッターナアサナ

Trianga Mukhaikapada Paschimottanasana

ポーズを前進させるために

最終のストレッチでは、必ず体重が両脚と左右のお尻に均等にかかっているのを確かめましょう。胸骨は両太ももについているようにします。両腕は均等に前へ伸ばします。必ず、伸ばしている脚の膝と曲げている膝に均等に体重がかかるように。このポーズの重心を、右の太腿の中央にもってくることに意識を集中します。

上体の右側を、骨盤の縁《ふち》から頭の方に伸ばします。上体をさらに前方へ伸ばしながら、胸の右脇とウエストを伸ばし、曲げた膝に載せている肋骨の側面を広げます。

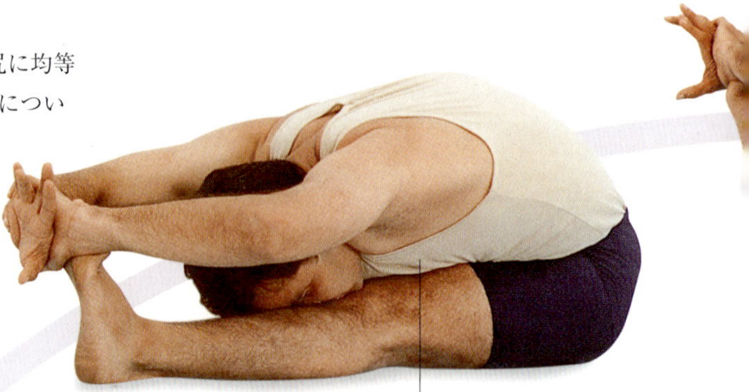

太ももに胸骨をのせる

ヨギの頭脳は
足の裏から
拡がって

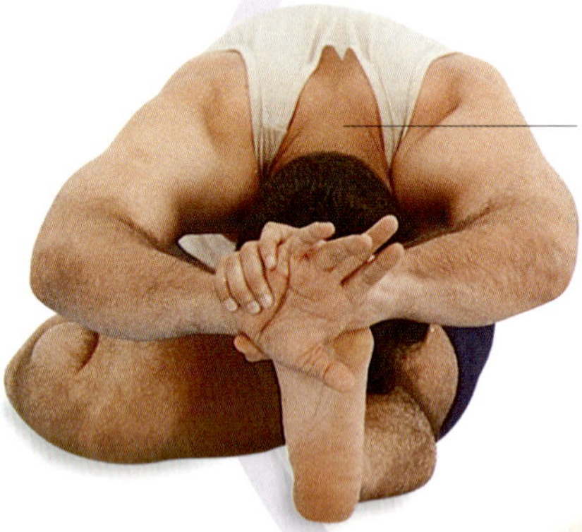

首の筋肉は柔らかく、
緊張させない

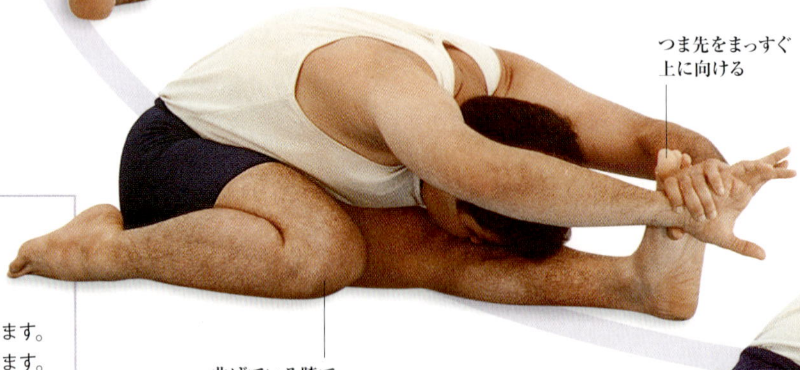

つま先をまっすぐ
上に向ける

曲げている膝で
床を押し続ける

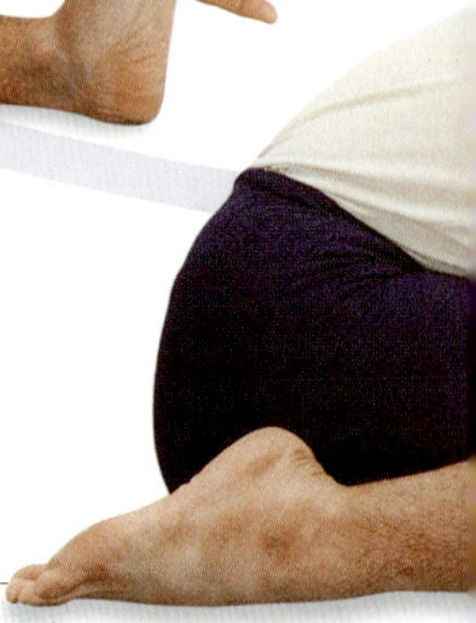

戻り方

◆

息を吸って、
頭と上体を上げ、数秒間待ちます。
背中はへこませた状態を保ちます。
両手をほどいて、
上体を真っ直ぐに起こし、
右脚を伸ばします。
反対側も同様に繰り返し、
ダンダアサナに戻ります。

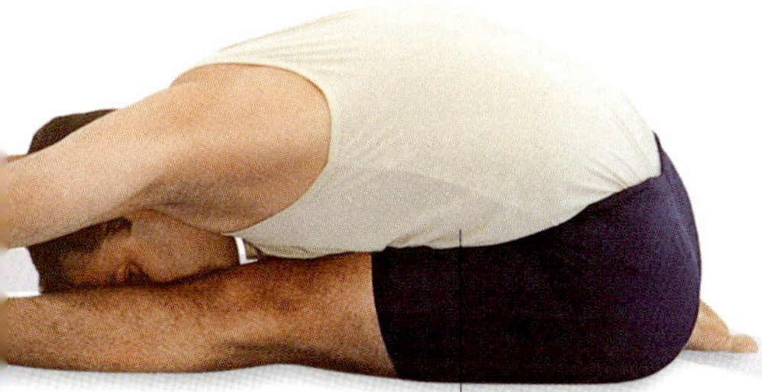
ウエストを
大腿四頭筋の方に
押していく

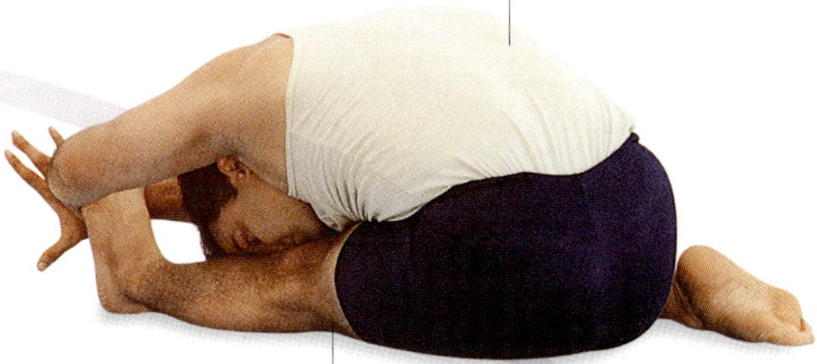
背中の左右が
均等に
伸ばされるように
太ももの内側を
床に押し下げる

その繊細な意識が
頭頂に至るまで
いるものだ

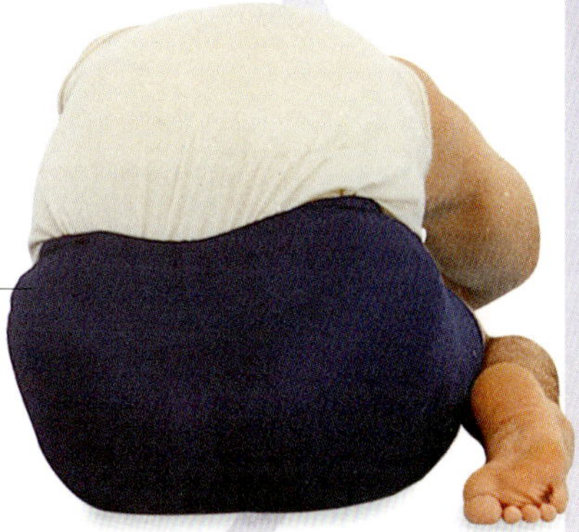
左右のお尻を
平行に保つ

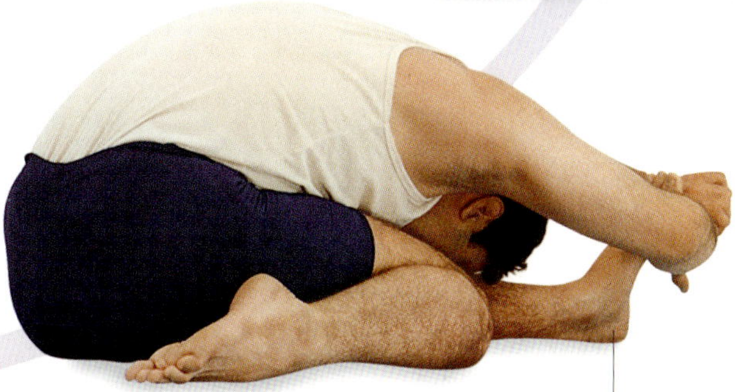
かかとの真ん中を
床につける

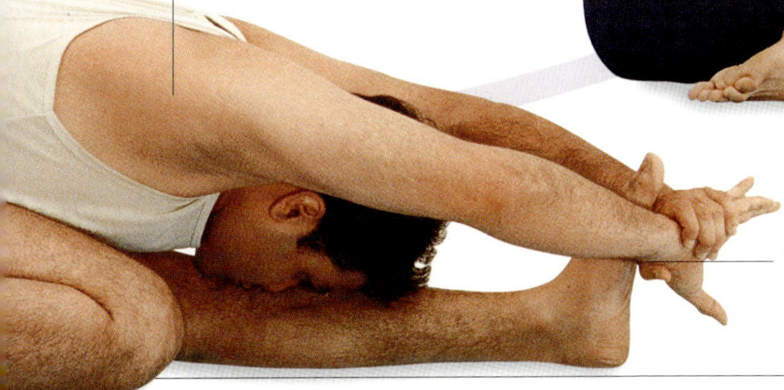
両腕を脇の下から
均等に伸ばす
両手首を足の裏に
しっかり押しつける

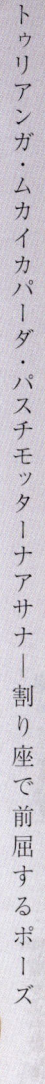

पश्चिमोत्तानासन

パスチモッターナアサナ Paschimottanasana

—前屈のポーズ—

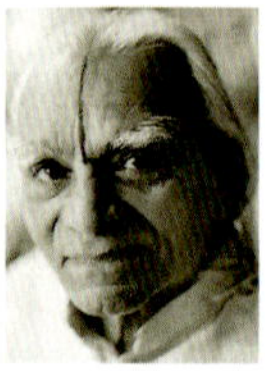

かかとから頭までの身体の背面はサンスクリット語でパスチマといい、「西」を意味しています。ウトゥは「強さ」をあらわし、ターナは「伸ばす」ことを意味します。このアサナは脊柱全体を伸ばし、身体のあらゆる部分に生命力が流れていくようにします。額を膝にのせることで、活動的な前脳は沈静され、瞑想的な後脳は平静で尚かつ覚醒した状態に保たれます。

注意

喘息の発作の最中やその直後は、このアサナを行わないこと。下痢している時、このポーズはひかえましょう。膝裏の筋肉を痛める恐れがあるので太ももはしっかり床につけてください。

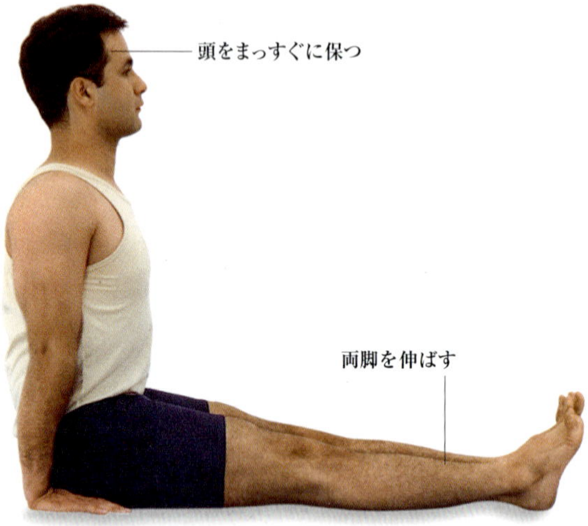
頭をまっすぐに保つ
両脚を伸ばす

1 ダンダアサナで座ります(p.82参照)。両脚を揃えておきます。両かかとを伸ばし、必ず均等に床につくようにします。両手のひらを、お尻の横の床につけます。数回深い呼吸をし、それから手のひらを向かい合わせにして、両腕を頭の上に伸ばします(写真参照)。背骨を上に引き上げましょう。

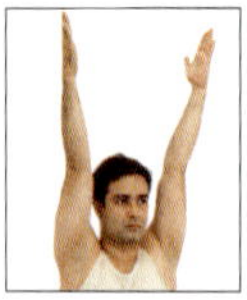

2 息を吐いて、足先に向かって両腕を伸ばします。左手の親指と人差し指、中指で左足の親指を握ります。右脚の親指も右手で同じように握ります(写真参照)。左右の太ももを床に押しつけます。ふくらはぎよりも、太ももにかかる圧力が強くなるようにします。これで、より効果的にストレッチができるようになります。

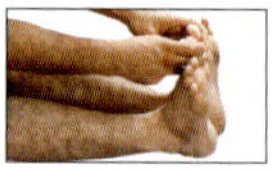

〈メモ〉 左右の太ももを床にぴったりと、平らにしておくことに意識を集中し、決して床から浮かさないようにします。これは足の親指を持つことよりも重要なことです。

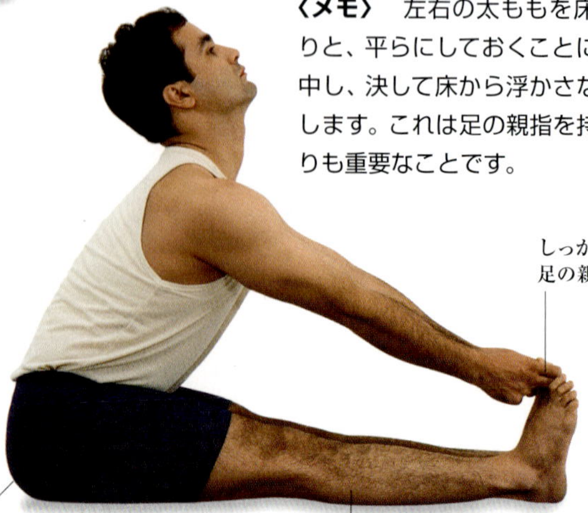
しっかりと
足の親指を持つ
座骨を床から
浮かさないこと
すねと太ももを
床にしっかり押しつける

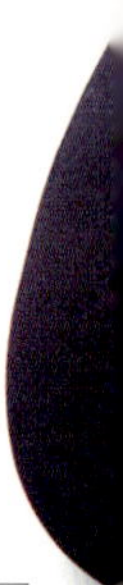

効果

◆

心臓をリラックスさせ、
マッサージ効果がある

◆

副腎を鎮静させる

◆

腎臓、膀胱、膵臓の調子をととえる

◆

機能の衰えている肝臓を活性化して、
消化器官を改善する

◆

男性の性交不能の治療に役立つ

◆

卵巣、子宮、
生殖器官の全体を刺激し調整

グルのアドバイス

お尻の床についている部分から
伸ばして、お尻に軽さを感じなさい。
これが完璧なポーズの核心です。

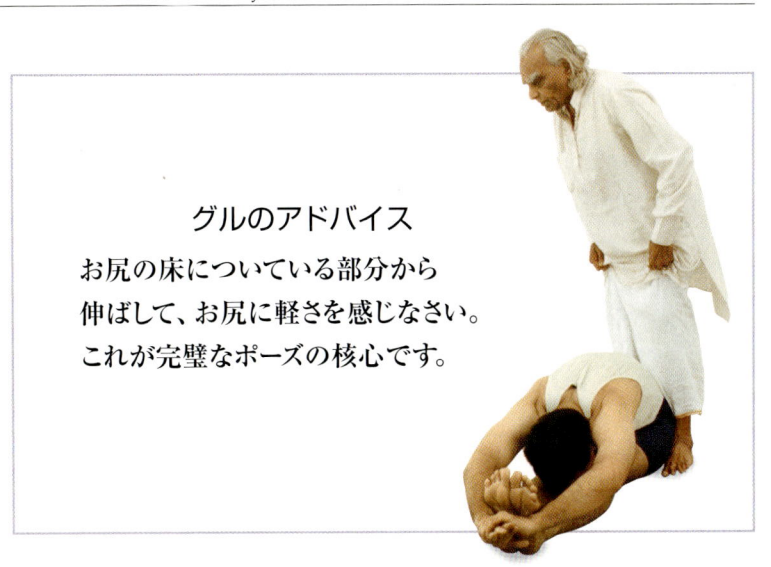

3 必ず、両座骨の内側をつけて座り、体重が左右に均等にかかるようにします。お尻は左右どちらも床から離れないようにします。それから、左手で右手首をつかみます。

〈中級者〉 指を組んで、足の裏を持ちます。規則正しいリズムで呼吸します。

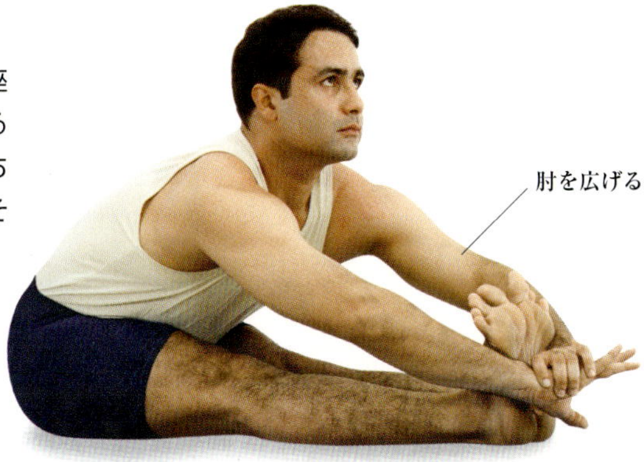
肘を広げる

4 息を吐いて上体を引き上げます。背骨の中央をくぼませたままで、腰から前方に曲げます。ウエストの両側から前方に伸ばします。最初に、額を両膝にしっかりとつけ、そして次にすねの方に押し出していきます。両肘を広げて引き上げ、床にはつけないようにします。この姿勢を1分間保ちます。

〈メモ〉 折りたたんだ毛布をずねの上に置いて、その上に額を置きます。

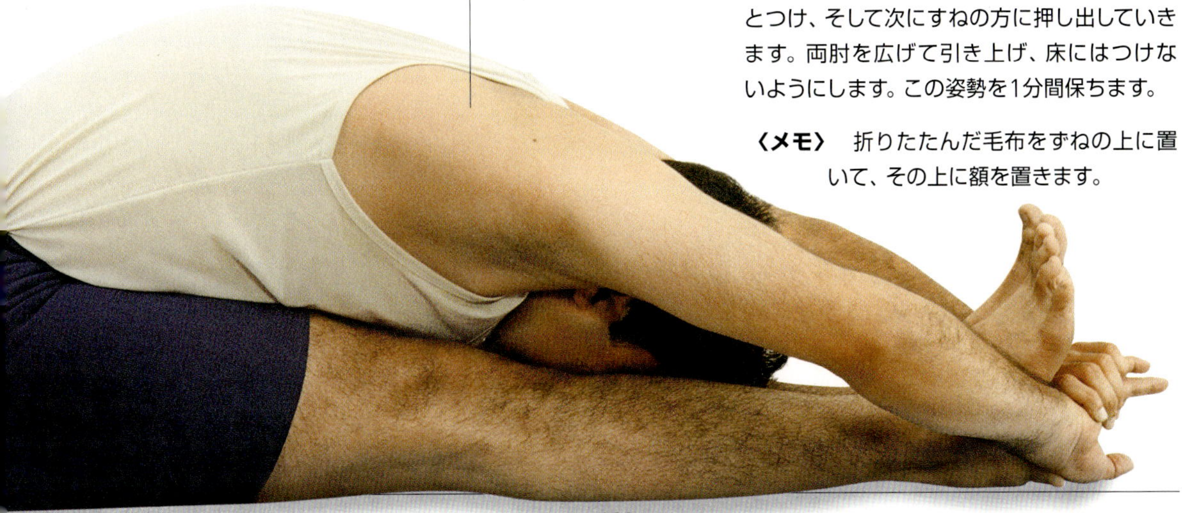
肩甲骨から、
腕を引き伸ばす

पश्चिमोत्तानासन

上級用のパスチモッターナアサナ Paschimottanasana

ポーズを前進させるために

曲げるとき、横隔膜をパン生地と同じぐらい柔らかな状態にしておきます。さらに効果的に伸ばすために、頭を下げる時、横隔膜をさらに胸に近づけます。胸の前部は、このポーズの「頭脳」です(p.45参照)。

太ももの近くまで胸をもってきます。最後の姿勢で左右対称になっているように、胸の両側が均等に伸びていることを確認します。額をすねに押していきます。意識して、心をポーズの中に下ろします。背中に意識を集中し、背中の皮膚を頭の方に伸ばして、背骨を完全に下ろします。これで脳が軽く感じられ、穏やかになります。

継続的に伸ばすことで活性化していきます。練習を重ねて、ポーズの時間を5分までのばしていきます。

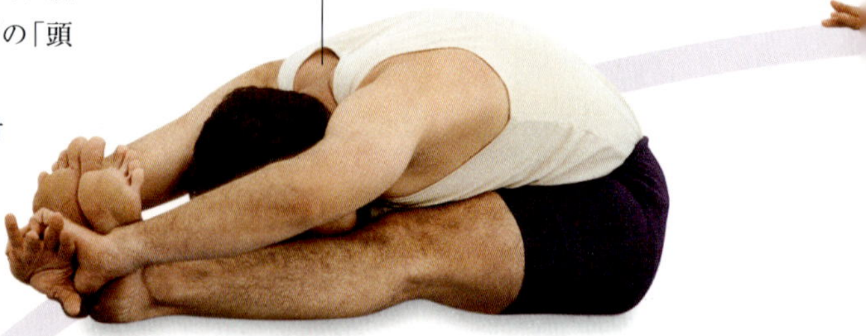
首の筋肉を緊張させず
受動的な状態で保つ

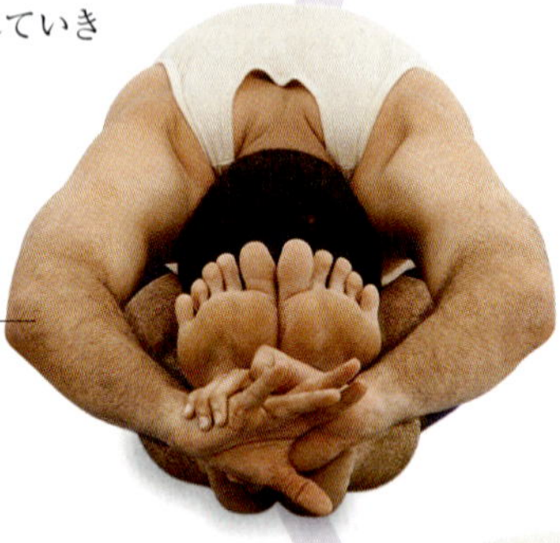
両肘を降ろさない

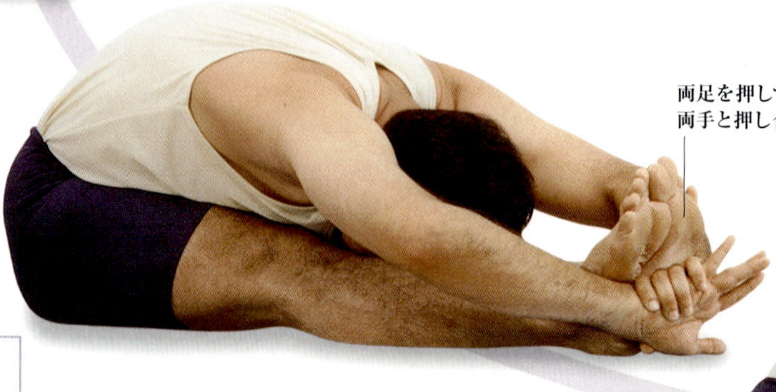
両足を押して、
両手と押し合う

身体の動きと

互いに

進みゆく

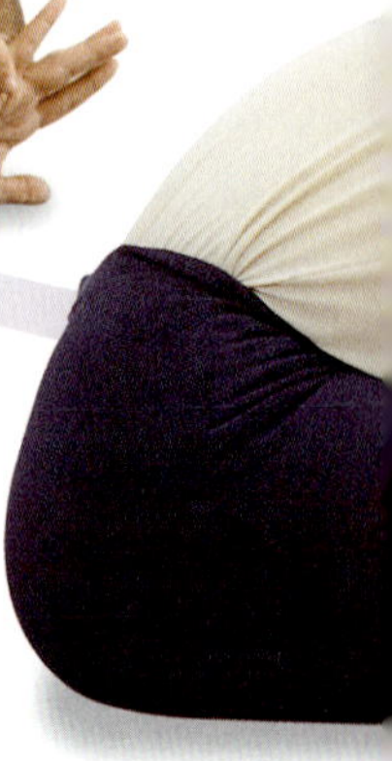

戻り方

◆

息を吸って、
背中はへこませた状態を保った
頭と上体を上げます。
数秒間待って、両手をほどきます。
上体をまっすぐに起こし、
ダンダアサナに戻ります。

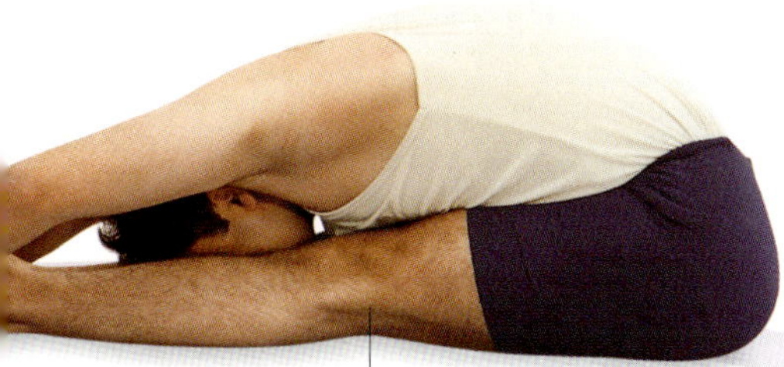

膝と太ももが床から
離れないようにする

背骨をしっかり伸ばす

上腕の内側を
引き上げる

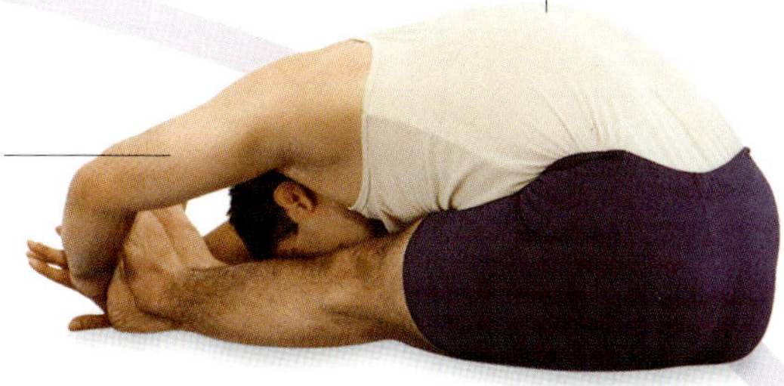

脳の知性は
歩調を合わせて
べきである

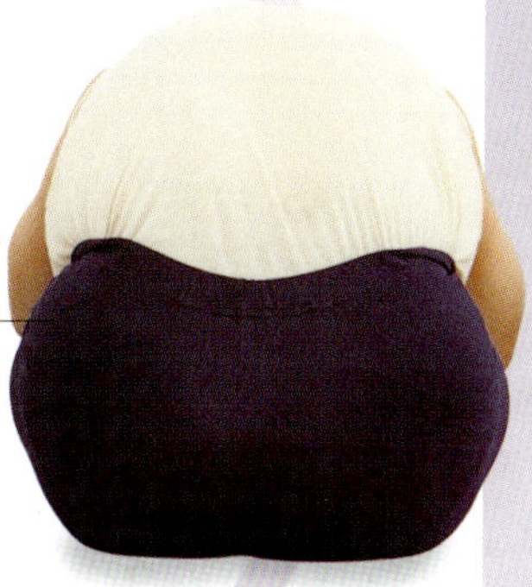

腰の両側を締め
互いに平行に

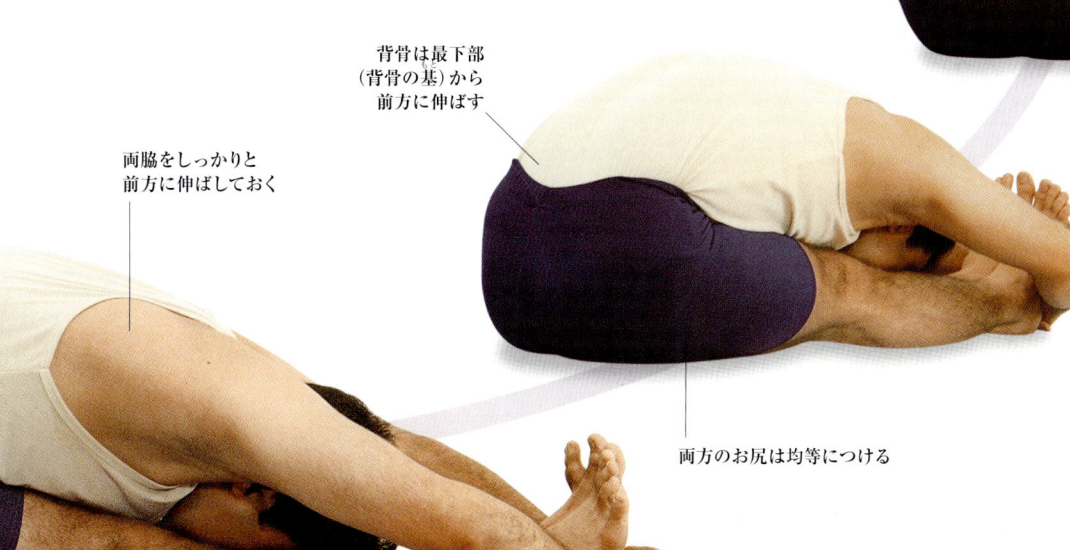

背骨は最下部
（背骨の基《もと》）から
前方に伸ばす

両脇をしっかりと
前方に伸ばしておく

両方のお尻は均等につける

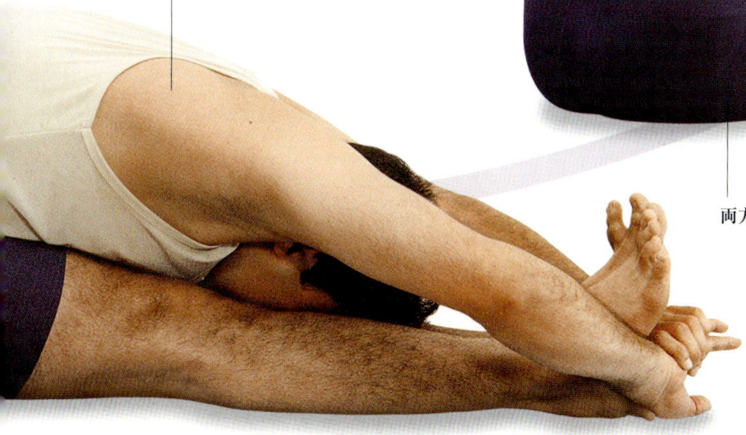

Twists

—ねじりのポーズ—

“If you practise yoga
every day with perseverance,
you will be able to face
the turmoil of life with steadiness
and maturity.”

忍耐を持って毎日ヨガを練習するならば、
人生の困難な時にも
動じない心と成熟さで
対処できるだろう。

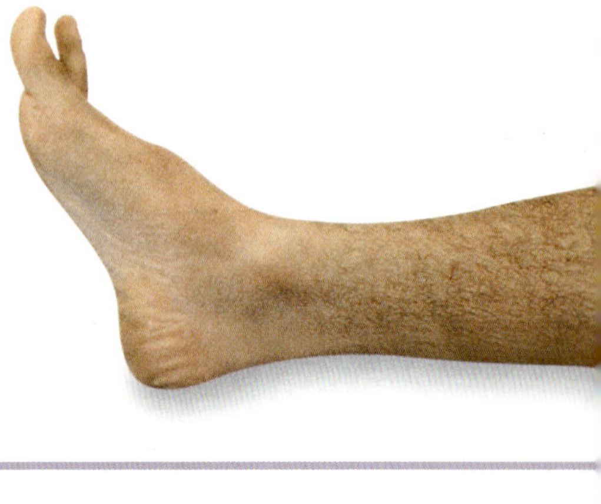

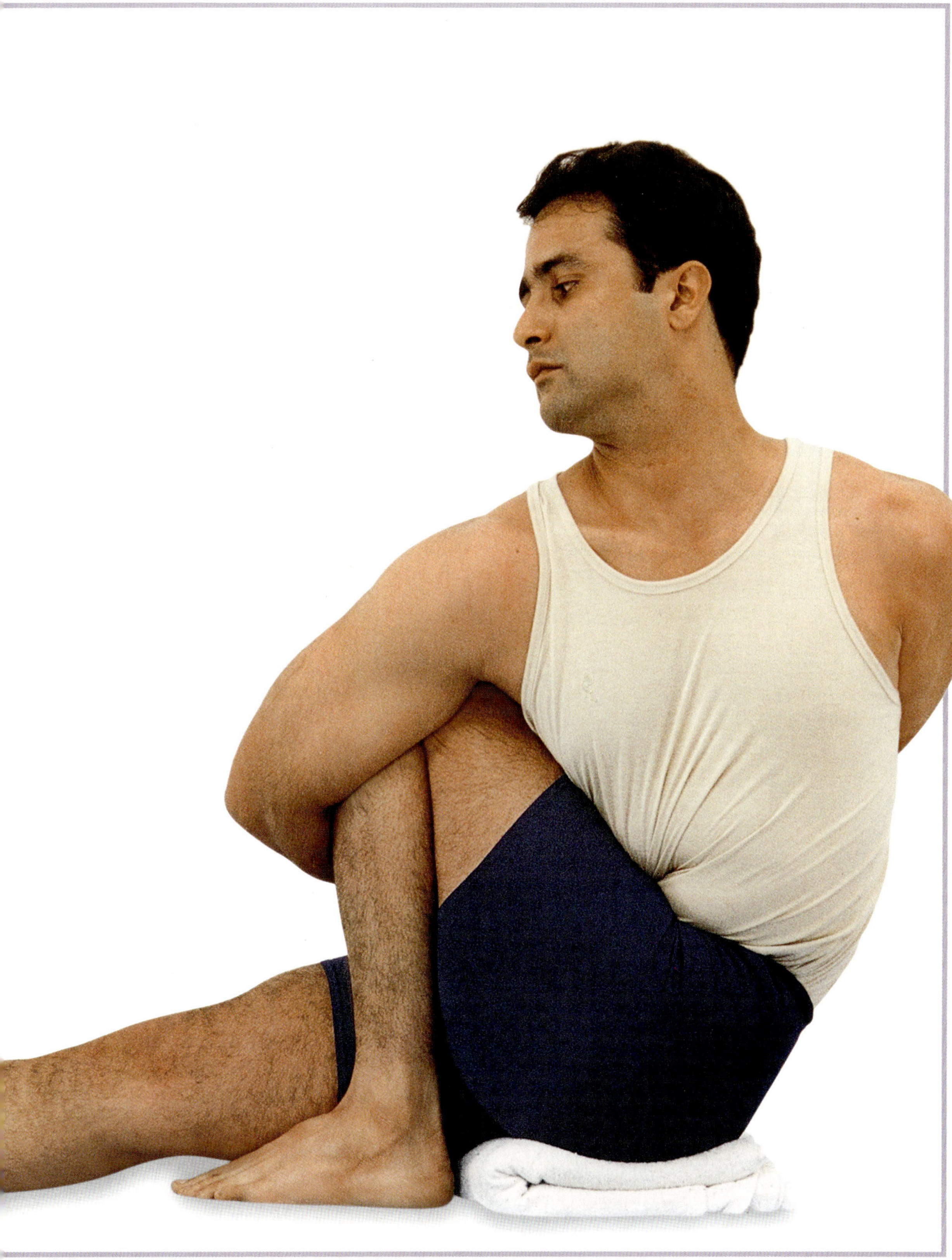

भरद्वाजासन

バラドゥワージャアサナ Bharadvajasana

—やさしいねじりのポーズ—

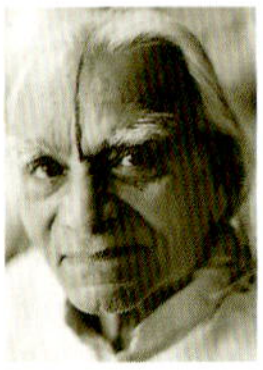

このアサナは、偉大な戦士ドロナチャリヤの父であった古代の賢人バラドゥワージャにちなんで名付けられました。両者はインドの叙事詩「マハーバーラタ」に登場する主要な人物です。このアサナを定期的に練習することで、脊柱を効果的に回転させることができるようになり、それによって背中と上体が柔軟になります。そして、より高度なねじりをするために身体が整えられます。また腹部臓器をマッサージし、強化して活気づける効果があります。

注意

高血圧、眼精疲労、ストレス性の頭痛や偏頭痛がある場合はこのアサナを練習しないでください。下痢あるいは赤痢の症状がある時、このアサナはやらないように。生理中はこのアサナを避けます。

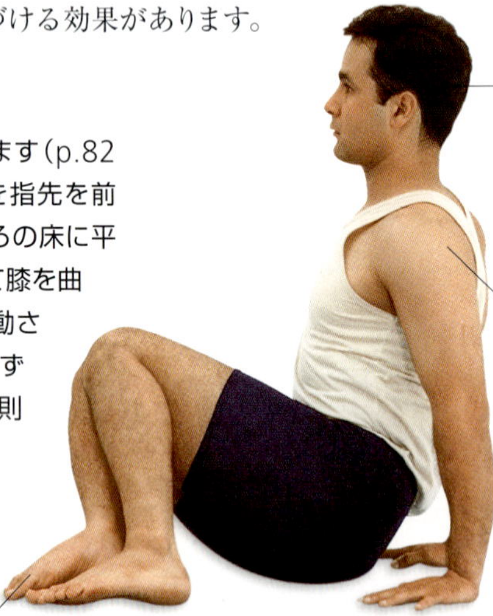
頭を動かさない
左肩を
後ろへ持ってゆく
両足を
リラックスさせておく

1 ダンダアサナで座ります（p.82参照）。両手のひらを指先を前方に向け、お尻の後ろの床に平らにつけます。両脚を揃えて膝を曲げ、左右のすねを左側に移動させます。両太ももと膝は必ず前方に向いていること。規則正しいリズムで呼吸します。

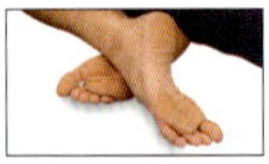

2 両足首を持って、両足先が左の骨盤の横に来るまで、すねを更に左側に持ってきます。左の足首が右足の土踏まずの上にのるようにします（写真参照）。左足の指を伸ばし、右の足首を床に押しつけておきます。左右のお尻は床につけ、足の上には載せないように。背骨を十分上に伸ばしながら上体を引き上げます。2〜3呼吸そのままでいます。

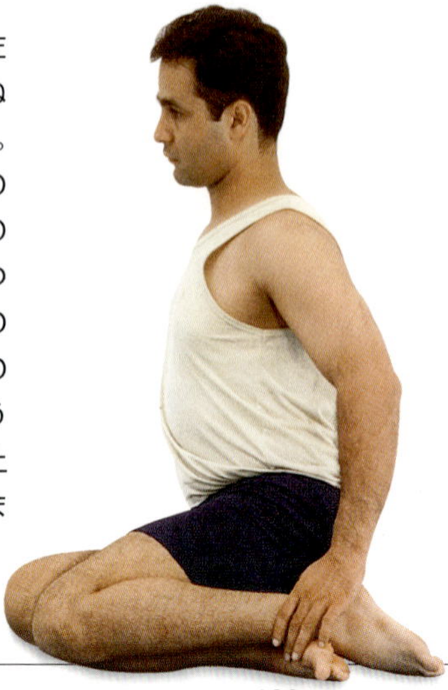

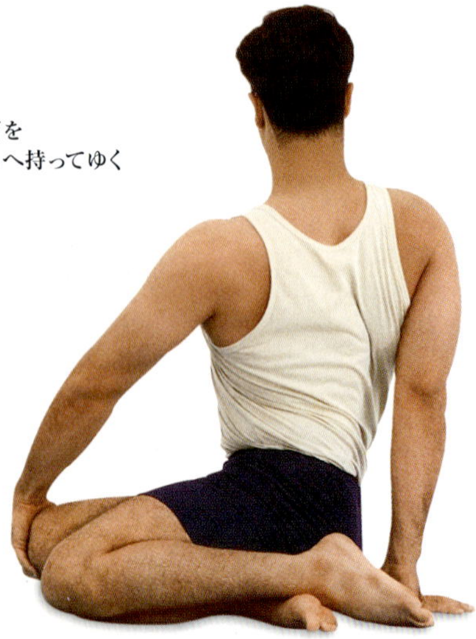

3 息を吐いて次に左肩を前方右の方に、右肩を後方へ動かしながら、胸部と腹部を右に回します。左手のひらを右膝の上に置き右手のひらは床につけます。右肩甲骨を後ろに回して左肩甲骨を入れ込みます。2〜3呼吸します。

効果

◆ 首、肩、背中の痛みを和らげる

◆ 背骨や肩を柔軟に保つ

◆ 筋違いや、あるいは癒合している腰椎を楽にし、痛みやこわばりを緩和する

◆ 脊椎周辺の不快感を軽減する

◆ 背中と腰の柔軟性を高める

4 右の向こうずねを床に押しつけます。これで上体を引き上げて、さらに右側へ回し易くなります。左上半身の脇が右太ももと平行になるまで回転します・頭と首を右に向けます。息を吸って保ち、右手の指先でしっかりと床を押しつけます。次に息を吐きながら、同時に背骨を強く引き上げて、右の方に回転させます。右肩の向こうを見ます。30～60秒間その姿勢を保ちます。

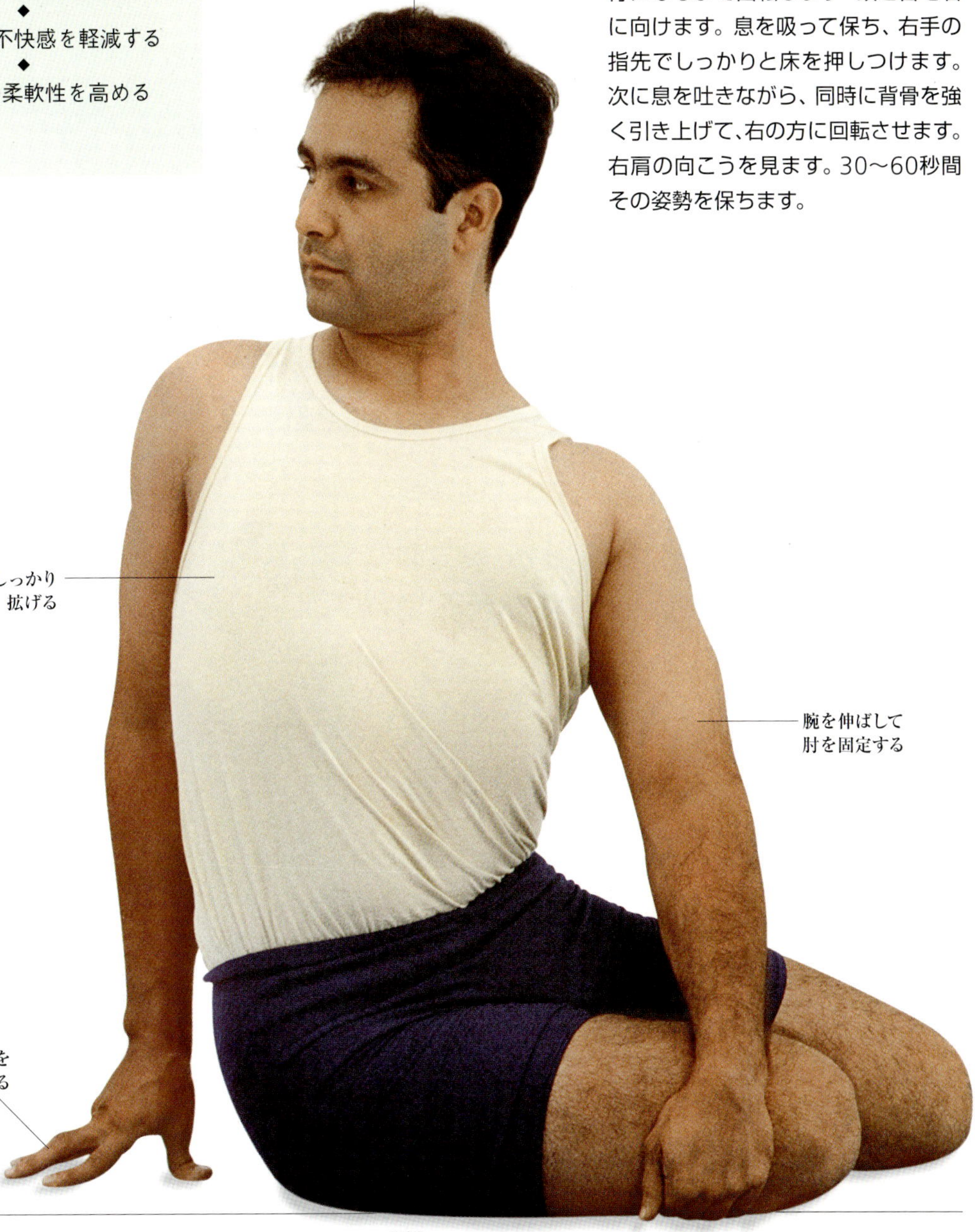
頭を右に向ける
胸をしっかり拡げる
腕を伸ばして肘を固定する
手の指先を床に押しつける

भरद्वाजासन

上級用バラドゥワージャアサナ

Bharadvajasana

ポーズを前進させるために

いったん首と頭を右の方に回して上体を回転させたら、両肩を引き寄せ入れ込みます。背骨はその正中線を軸にして回転する時、垂直に保ちながら、胸骨を持ち上げます。身体を回転させる時に、膝が一緒に動いてしまいがちなので、位置を変えないこと。身体が後ろに傾かないように気をつけます。頭と首を右の方に回した状態で保ちます。上体を回転する時、左側の腰と左の肩を一直線上に保っておきます。背骨を出来るだけ右の方に回転しながら、強くねじります。背中の皮膚に意識を集中します。意識的に、皮膚を首から押し下げて、腰から引き上げようとします。規則正しいリズムで呼吸します。

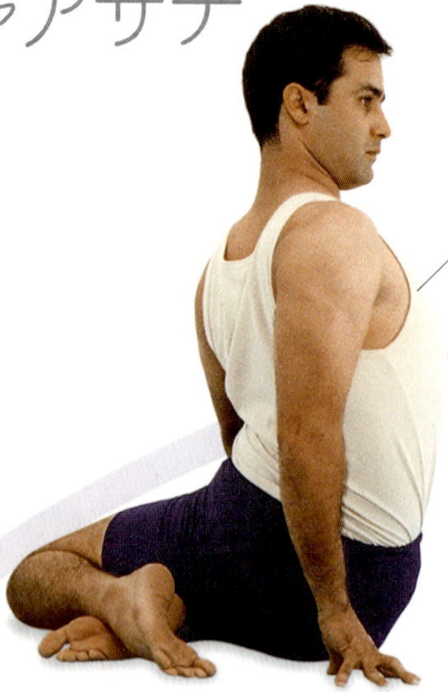
胸郭の両側を
平行に保つ

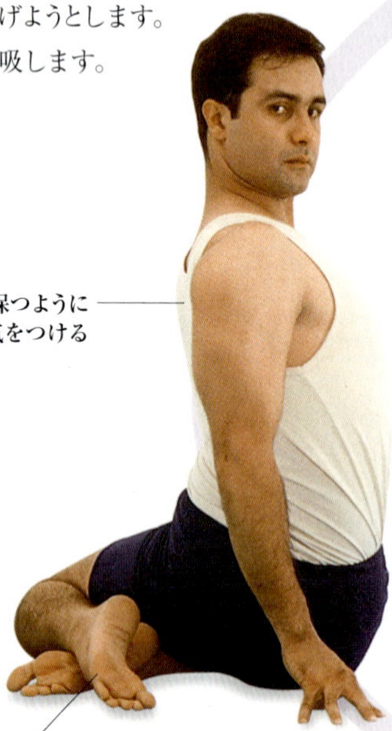
背骨を垂直に保つように
気をつける
左足を
右足の土踏まずの
上に置く

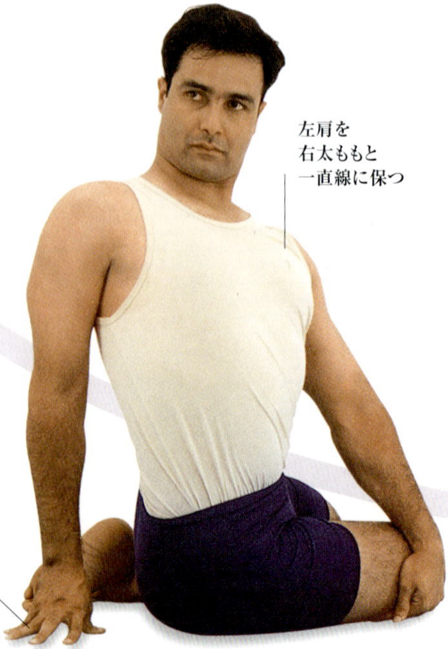
左肩を
右太ももと
一直線に保つ
手の指を
しっかり伸ばす

戻り方

◆

両手を離して
上体を正面に戻します。
両脚を伸ばします。
反対側でポーズを同様に行う。
ダンダアサナに戻ります。

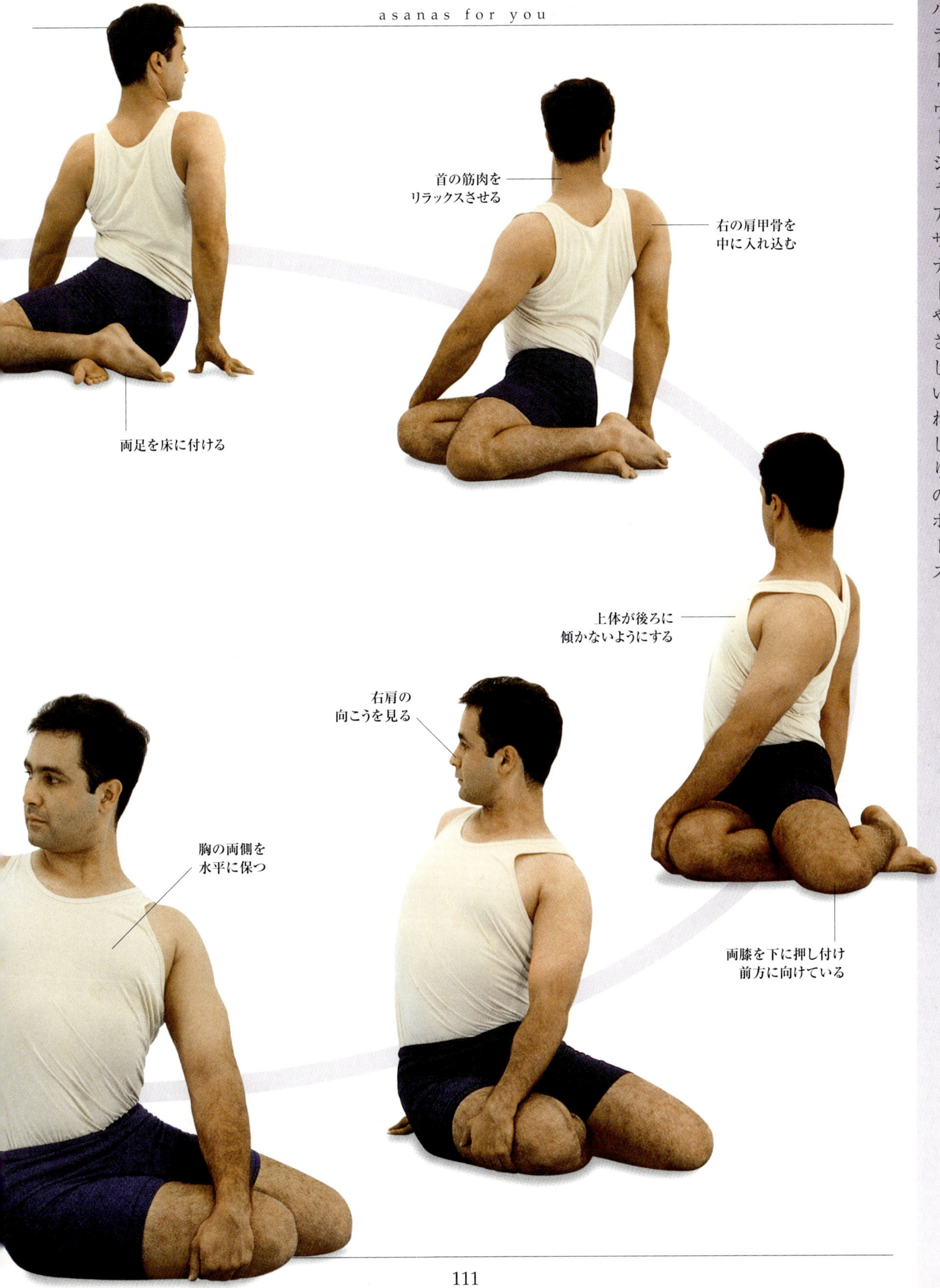
両足を床に付ける
首の筋肉を
リラックスさせる
右の肩甲骨を
中に入れ込む
上体が後ろに
傾かないようにする
右肩の
向こうを見る
胸の両側を
水平に保つ
両膝を下に押し付け
前方に向けている

मरीच्यासन

マリィッチャアサナ Marichyasana

—膝を立ててねじるポーズ—

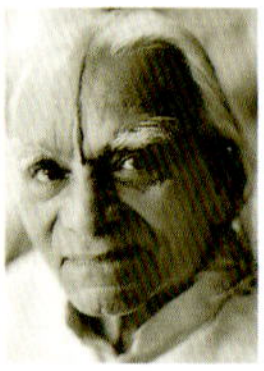

このアサナは賢者マリィッチャに捧げられたものです。彼の父は宇宙の創造主ブラーフマンで、孫は生命の源・太陽神スーリャです。アサナの定期的な練習によって全身が伸ばされ、元気を回復します。マリィッチャアサナは活力を高め、腹部内臓器諸器官をマッサージし、調子をととのえます。

注意

下痢や赤痢の症状があったり、風邪をひいている時はこのアサナを練習しないこと。頭痛、偏頭痛、疲労感がある時や不眠症の時はこのポーズを避けます。生理中は行わないでください。

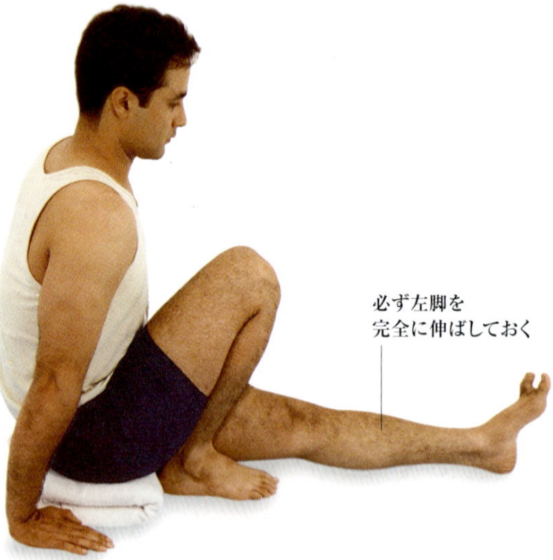
必ず左脚を
完全に伸ばしておく

1 折り畳んだ毛布の上にダンダアサナで座ります（p.82参照）。右膝を曲げて右かかとが右のお尻に触れるように右の足を太ももに向かって引っぱります。足指を前方に向けたままで、足を床の方に押し付けます。左右の手のひらは指先を前方に向けて、お尻の横に置きます。お尻の横の床の上に付けます。

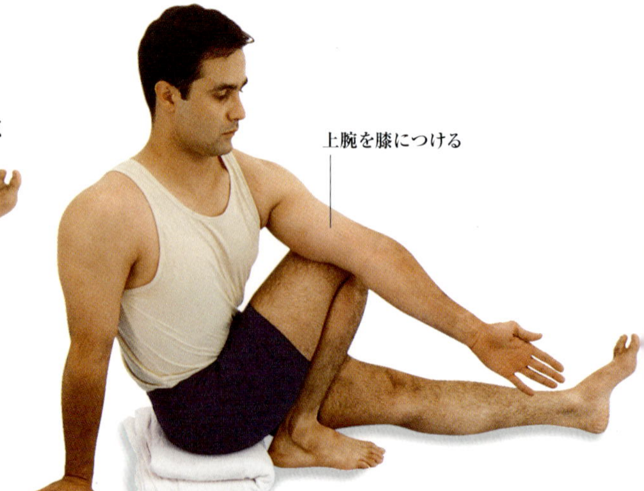
上腕を膝につける

2 息を吐いて、背骨を引き上げます。上体を90°右に回転します。左腕を曲げ、左肩を前方に出しながら右太ももに押し付けるように前へ伸ばします。この腕を脇の下から肘へ伸ばします。これは最終的なストレッチにきわめて重要です。左脚が左にを傾かないようにすること。体重が右手のひらにかからないようにします。

効果

◆
活力を高める
◆
腹部臓器をマッサージしととのえる
◆
肝臓、脾臓、膵臓、腎臓、
腸の機能を高める
◆
ウエスト周りの脂肪を減らす
◆
背中の痛みを軽減する
◆
腰痛を和らげる

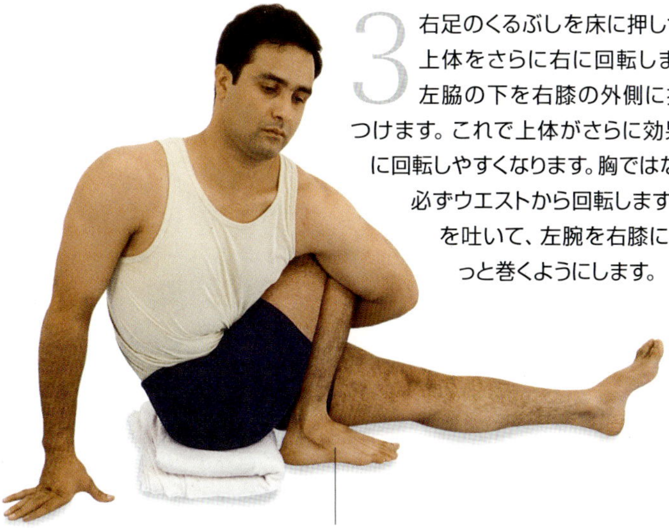

3 右足のくるぶしを床に押しつけ上体をさらに右に回転します。左脇の下を右膝の外側に押しつけます。これで上体がさらに効果的に回転しやすくなります。胸ではなく、必ずウエストから回転します。息を吐いて、左腕を右膝にぐるっと巻くようにします。

右足を床に押しつける

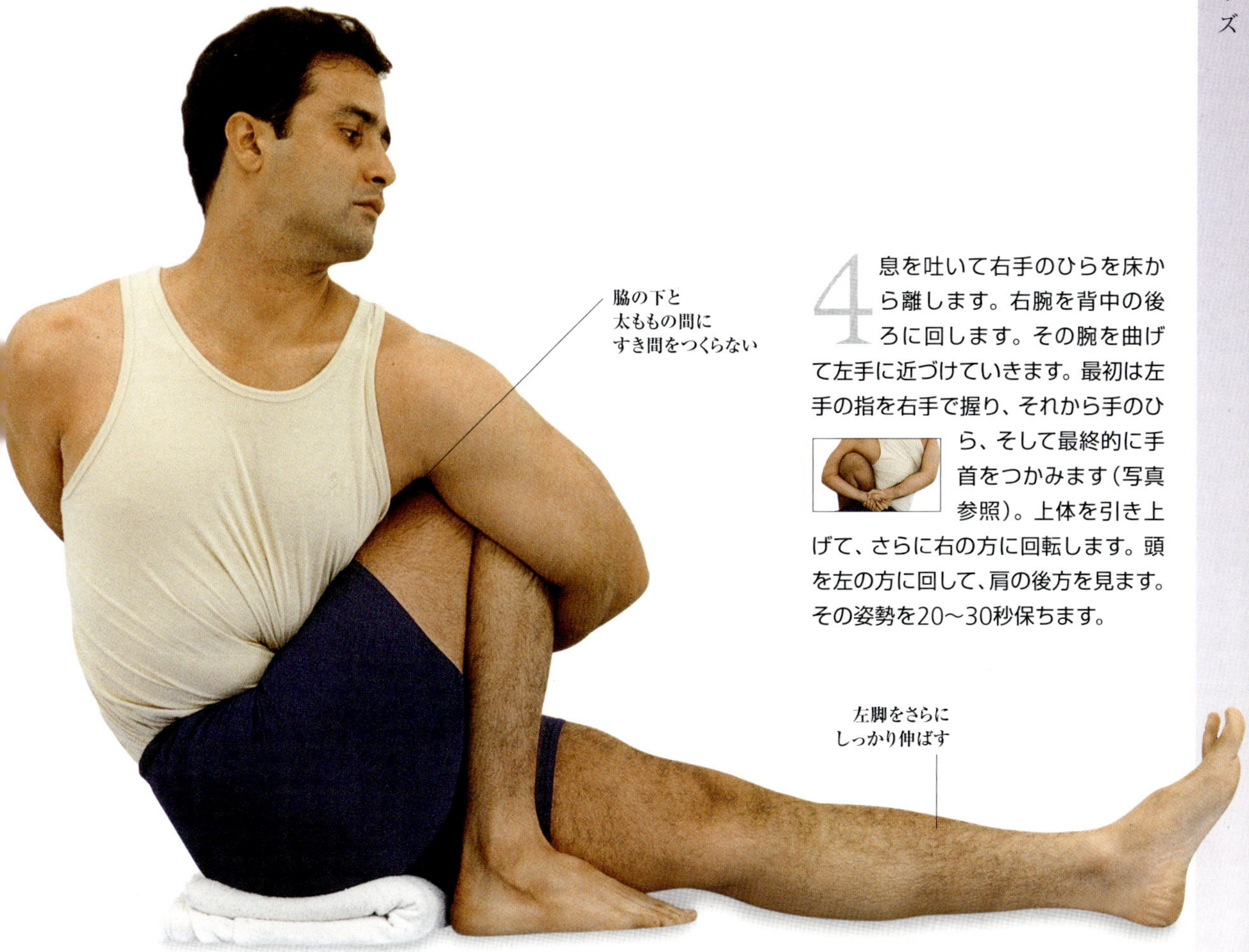

脇の下と
太ももの間に
すき間をつくらない

4 息を吐いて右手のひらを床から離します。右腕を背中の後ろに回します。その腕を曲げて左手に近づけていきます。最初は左手の指を右手で握り、それから手のひら、そして最終的に手首をつかみます（写真参照）。上体を引き上げて、さらに右の方に回転します。頭を左の方に回して、肩の後方を見ます。その姿勢を20～30秒保ちます。

左脚をさらに
しっかり伸ばす

मरीच्यासन

上級用マリィッチャアサナ

Marichyasana

ポーズを前進させるために

このアサナは背骨の動きが要求されます。腕からではなく脊柱から回転します。このポーズでは、上体が右に傾きやすいので、左半身を意識して右より高く保つようにします。脊柱の正面側を引き上げて伸ばします。胸だけでなくウエストを右太ももの真ん中に近づけます。左脇全体が右太ももに当たっているようにします。両腕をさらに近づけて、しっかり握ります。右上腕がこのポーズの「頭脳」(p.45参照)なので、そこを完全に安定させておきます。

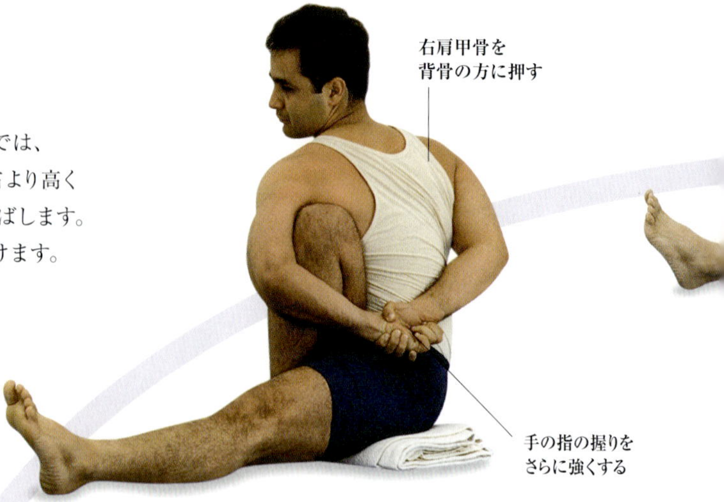
右肩甲骨を
背骨の方に押す
手の指の握りを
さらに強くする

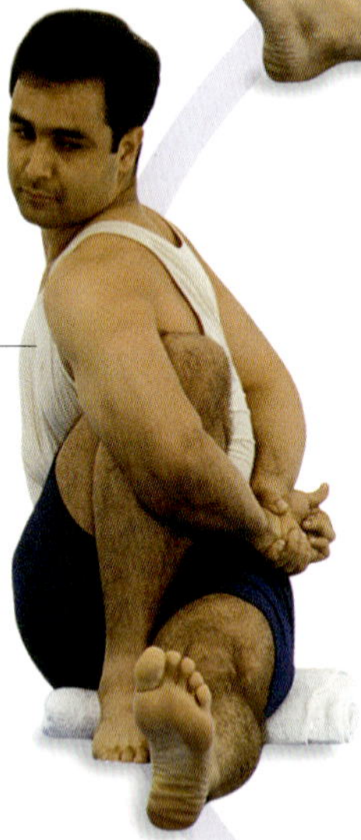
身体全体を
曲げた膝に
さらに近づける

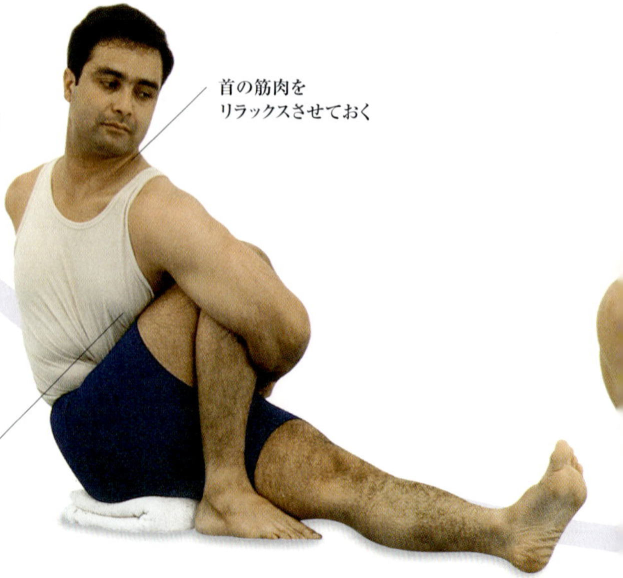
首の筋肉を
リラックスさせておく
胸は右太ももと
密着させるように

戻り方

◆

息を吸って呼吸を保ち、
脊柱を回転させて
真っ直ぐな状態に戻します。
頭を正面に向けます。
両腕をほどいて脚を伸ばします。
反対側も同様に行います。
ダンダアサナに戻ります。

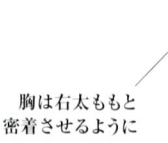

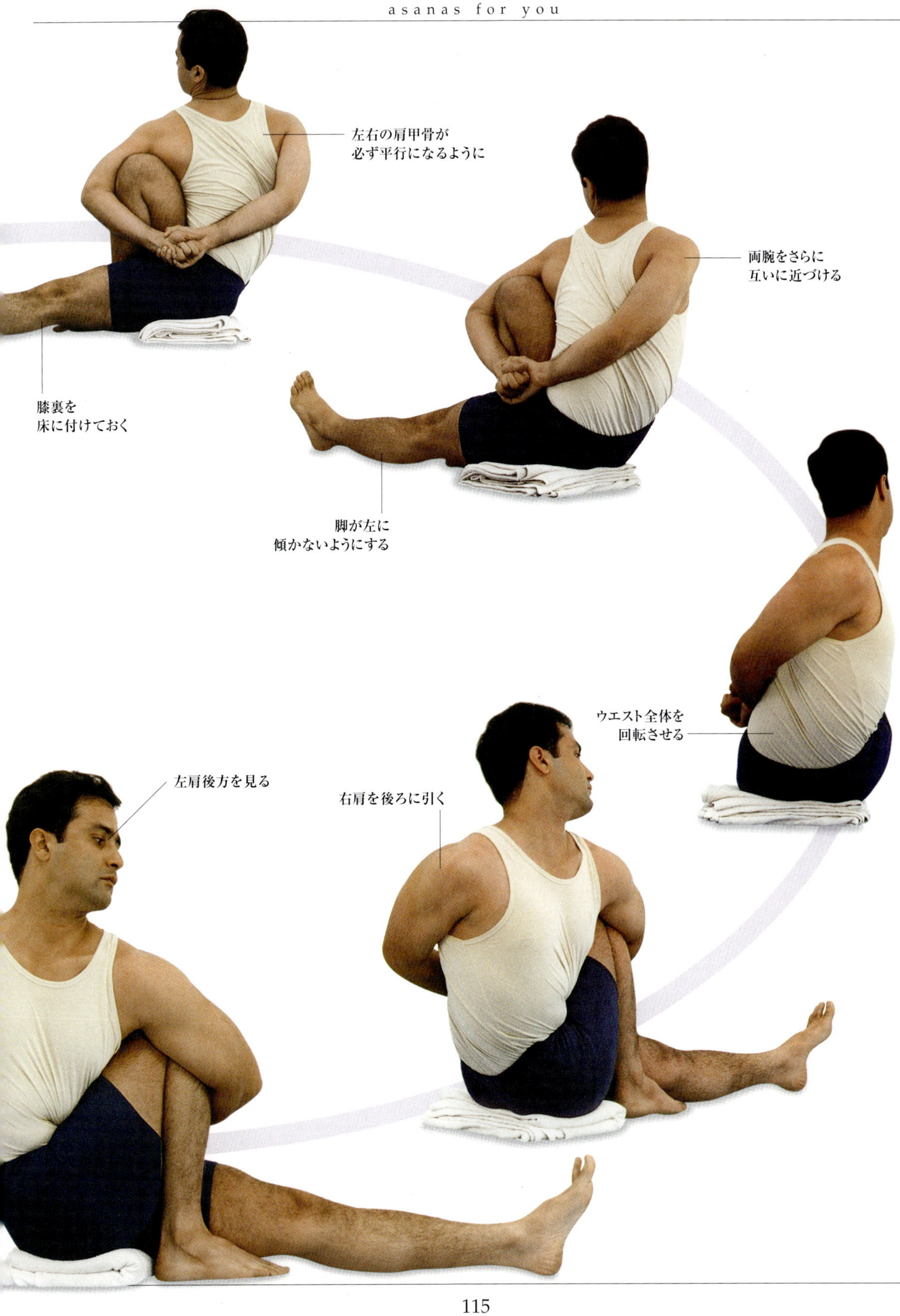
左右の肩甲骨が
必ず平行になるように
膝裏を
床に付けておく
両腕をさらに
互いに近づける
脚が左に
傾かないようにする
ウエスト全体を
回転させる
左肩後方を見る
右肩を後ろに引く

Inversions

—逆位のポーズ—

*"The practice of asanas purges
the body of its impurities,
bringing strength, firmness, calm,
and clarity of mind."*

ヨガの練習は、不浄な身体を清め、
強さ、安定、静寂、そして
心の清澄さをもたらす。

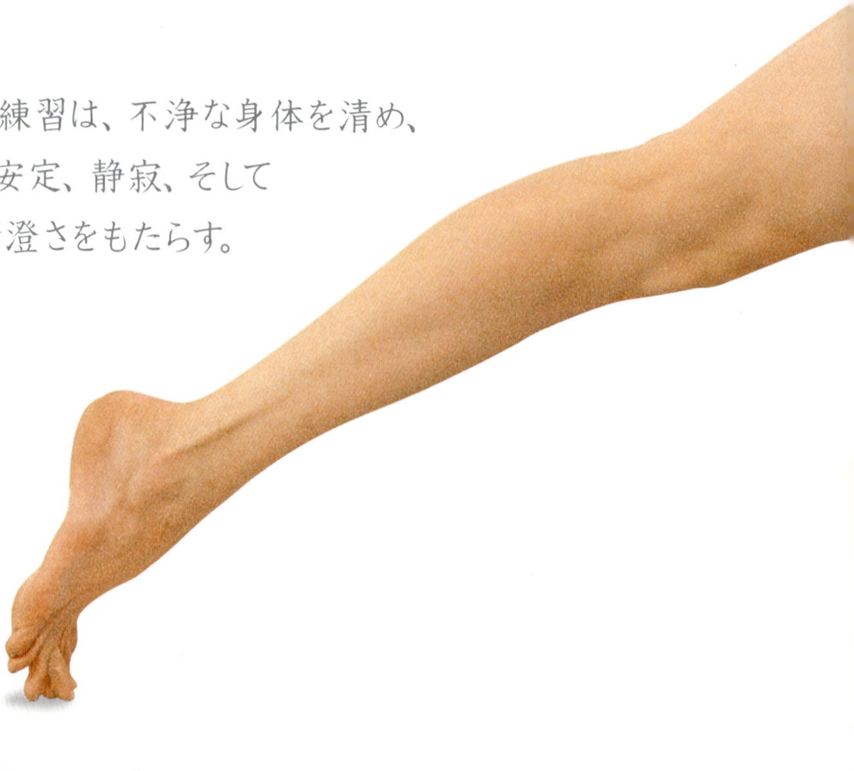

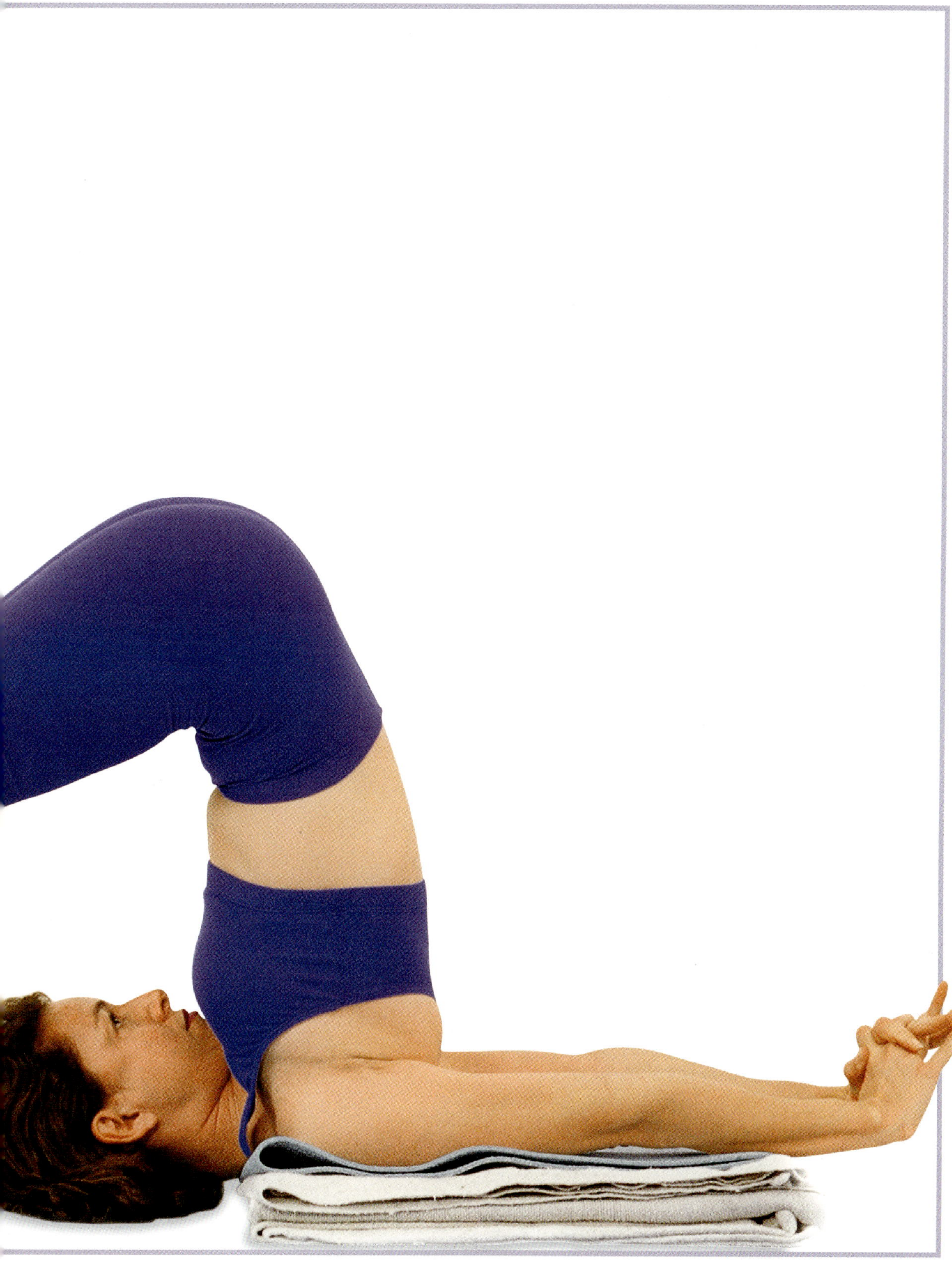

सालंब शीर्षासन

サーランバ・シールシャアサナ Salamba Sirsasana

—頭立ちのポーズ—

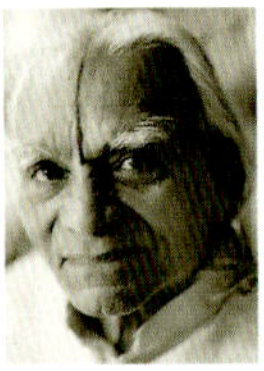

倒立は最も重要なヨガアサナの一つです。逆位のポーズは最終の姿勢で脳細胞に元気を回復させるだけの血液を供給します。定期的にこのアサナを練習すると、精神的視野を広げます。思考力をさらに明瞭にし、集中力の持続を長くし、記憶力を研ぎ澄ませます。このアサナは精神的に疲れやすい人に役立ちます。サンスクリット語でシールシャは「頭」、サーランバは「支えられて」を意味します。

注意

高血圧、頸部の脊椎症、心臓病、腰痛、頭痛、偏頭痛の場合は、このアサナを練習しないこと。低血圧の場合はこのポーズからヨガ練習を始めないこと。このアサナは一度に1回以上行わないこと。落ちてももう1度してはいけません。身体を酷使しないようにしましょう。生理期間中はこのアサナを練習しないこと。

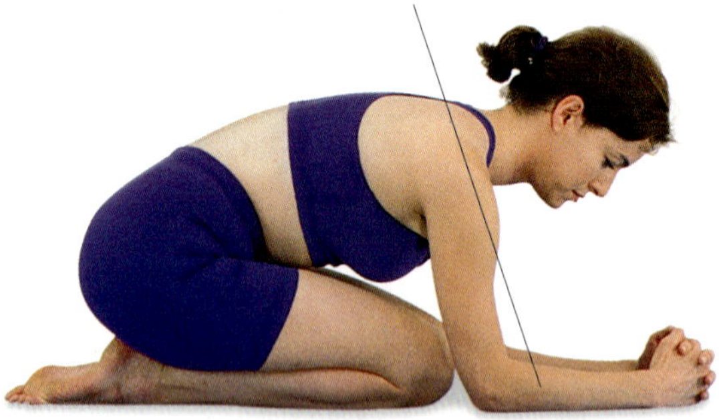
床に前腕をしっかりと押し
両肩を上方に引き上げます

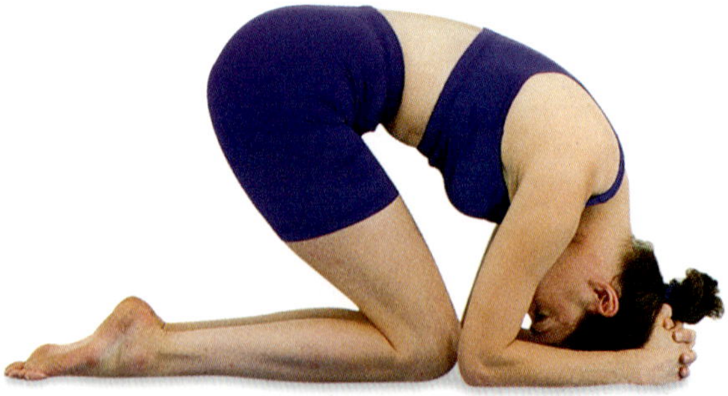

1 ウィーラアサナで床の上にひざまずきます（p.84参照）。右手で左肘の内側を、左手で右肘の内側をつかみます。次に上体を前方にかがめて両肘を床に付けます。両肘間の距離が肩幅より広くならないようにします。組んでいた両手をほどいて、指を組み合わせ、カップの形を作ります。指はしっかりと組みますが硬くしないようにします。組んだ両手を床の上に置きます。

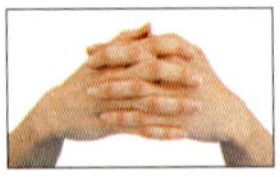

2 頭頂を床に付け、後頭部がカップ型の手のひらにあたるようにます。額や後頭部ではなく、頭頂だけが床に付いていることを確認します。最終の姿勢では、体重が後ろや前でなく、ちょうど中心にかかっていなければなりません。そうしないと、首や目に圧力がかかり脊柱がたわんでしまいます。左右の小指は頭の下ではなく、かならず後頭部に触れるようにします。この姿勢を数秒保ちます。規則正しいリズムで呼吸します。

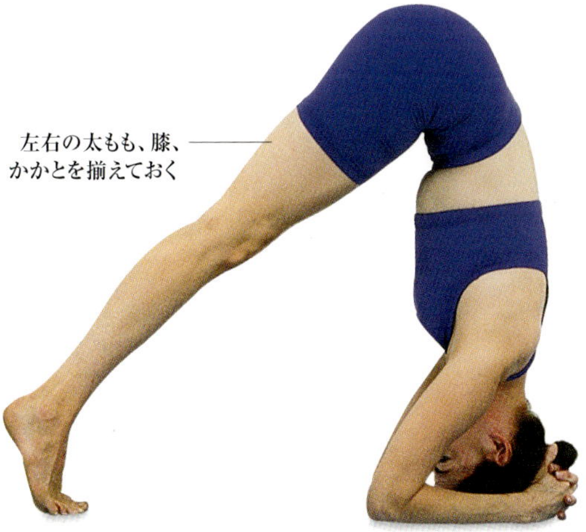
左右の太もも、膝、
かかとを揃えておく

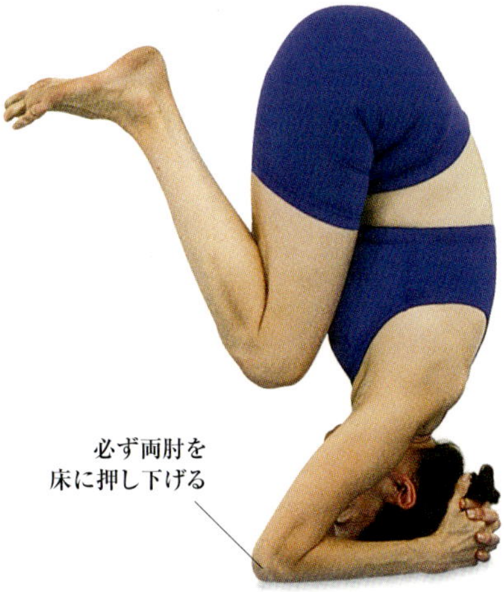
必ず両肘を
床に押し下げる

3 両足のつま先（母子球）で押し上げて膝を伸ばします。両かかとを床から上げておきます。必ず上体を床に垂直にするようにします。背中が頭からウエストまでの垂直線になるまで、両足を頭の方に歩かせます。

4 息を吐いて両膝を胸に近づけます。次に、つま先を床に押しつけてから床から離して両脚を上げます。軽くジャンプする感じで、両脚を上げるために勢いをつけます。両かかとをお尻に近づけます。

〈メモ〉 壁を使って練習します（下記の枠内参照）。

壁を使って行うサーランバ・シールシャアサナ

初心者用

サポートなしで練習する自信がつくまでは、壁が直角になっているコーナーの前で練習しましょう。折りたたんだ毛布をそのコーナーに置きます。それからステップ1～3の通りに行います（左と上の写真参照）。カップ型にした両手がコーナーから5～8cm以上離れた位置にこないようにします。そうでなければ、体重が両肘にかかり、背骨がたわんで、目がとび出てしまいます。次に書かれたステップ4, 5, 6の通りに行います。最初のうちは、両脚を床から上げるのを誰かに手伝ってもらいましょう。ポーズから戻るには、122頁の指示に従うか、ステップ4～6を逆に行います。

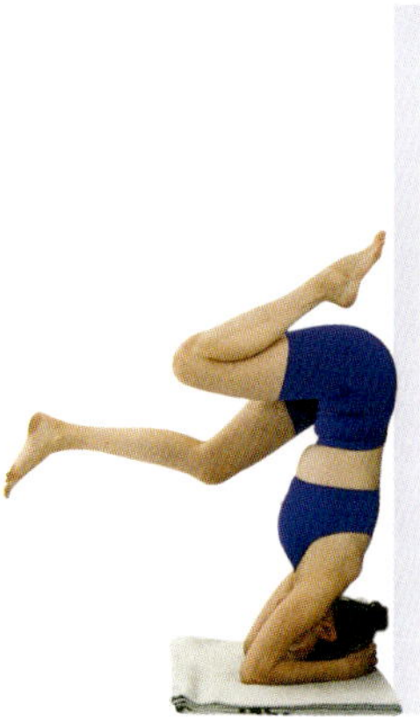

4 上体が床と垂直になれば、腰の左右をコーナーの壁にもたせかけます。次に左膝を曲げて、左足を床から上げます。次にその足を振り上げ、コーナーの左のお尻の上のあたりに付けます。右脚で繰り返します。

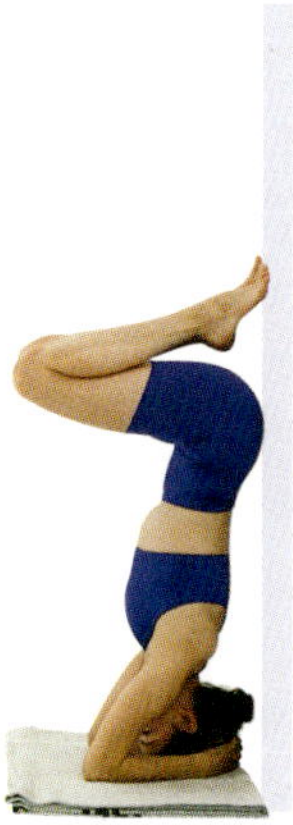

5 この姿勢では腰の左右と母子球が壁に付いています。この姿勢で身体の位置を調整します。両肘を床に押しつけ、上腕を伸ばします。脇の下から上体をずっとウエストまで伸ばしていきます。

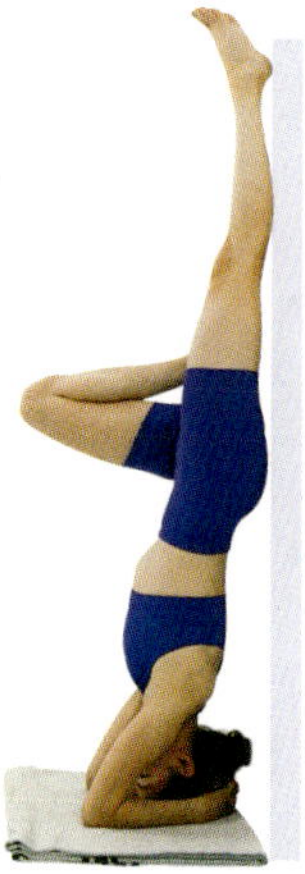

6 両脚を片方ずつ、左右の腰、脚、かかとがコーナーの壁に付くまで伸ばします。練習を重ねて、左右の腰を壁から離していき、頭、両腕、上体で体重を支えるようにします。常に壁をサポートに使っていると脊柱がたわんでしまいます。

सालंब शीर्षासन

サーランバ・シールシャアサナ Salamba Sirsasana

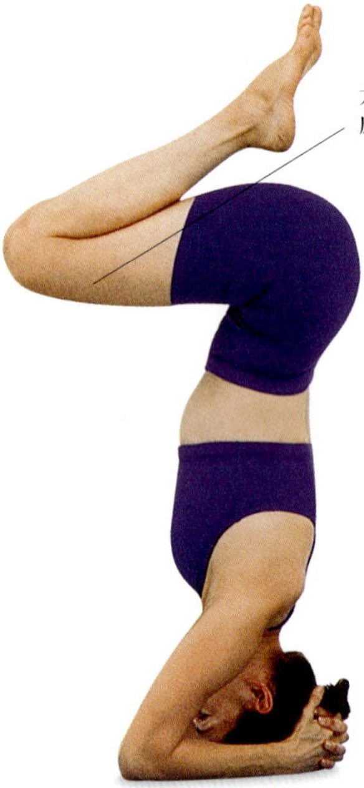
太ももの前面部と膝を
床と平行の所まで上げて保つ

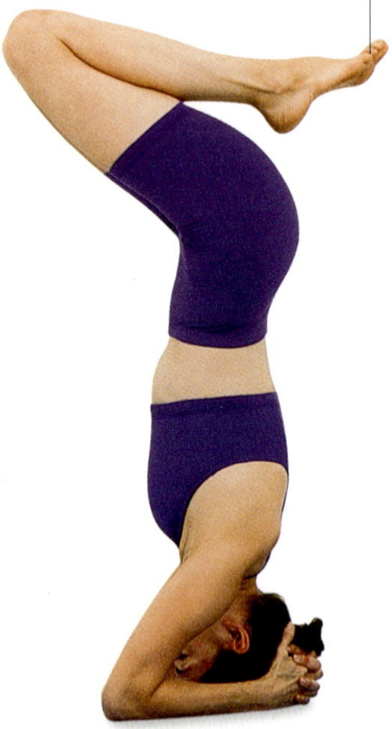
つま先を伸ばす

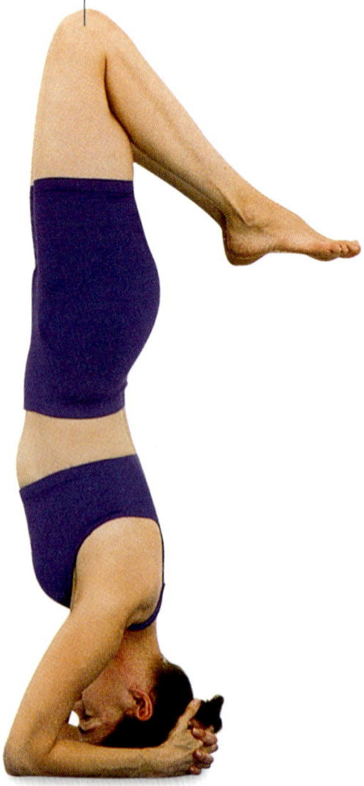
両膝を真上に向ける

5 両肘を床に押しつけ、両肩を床から離すように上方へ引き上げます（写真参照）。息を吐いて、両膝を滑らかな弧を描くように静かに振り上げ、両太ももが床と平行になるところまで持ってきます。この位置では、頭からウエストと腰までの上半身が床と垂直になるようにします。両肘は最終姿勢からポーズを戻すまで、動かさないようにします。

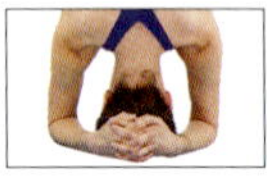

6 両膝をゆっくりと上に移動させながら、真上に向くところまでもってきます。両かかとをお尻に近づけておきます。この動きの間、意識をバランスに集中し、上体が動かないようにします。両脚を真上に上げていくとき、ステップ5, 6, 7で静かに連続した動きをつくります。

7 両膝が真上に向いたら、数呼吸その姿勢を保ちます。背骨はまっすぐに伸ばし、お尻を引き締めます。そして両太ももが床に垂直で、曲げた足先は背中の方に向けておきます。両肩が傾かないように。少し静止してこの位置の感じをつかみましょう。

8 身体全体が垂直線になるように、膝から下と両ももを一直線にして膝を真っ直ぐ伸ばします。つま先を真上に向けます。ターダアサナのように両膝を締めて(p.48参照)、両もも、膝、つま先を揃えておきます。身体全体が前腕や手ではなく、頭頂でバランスをとるようにします。この姿勢で前腕や手はバランスをとるための単なる補助なのです。上体が傾かないように気をつけながら、上腕、上体、ウエストを引き上げ、脚からつま先の方へ伸ばします。両肩をしっかりさせ絶えず引き上げることによってこのポーズが安定します。その姿勢を5分間保ちます。規則正しいリズムで呼吸します。

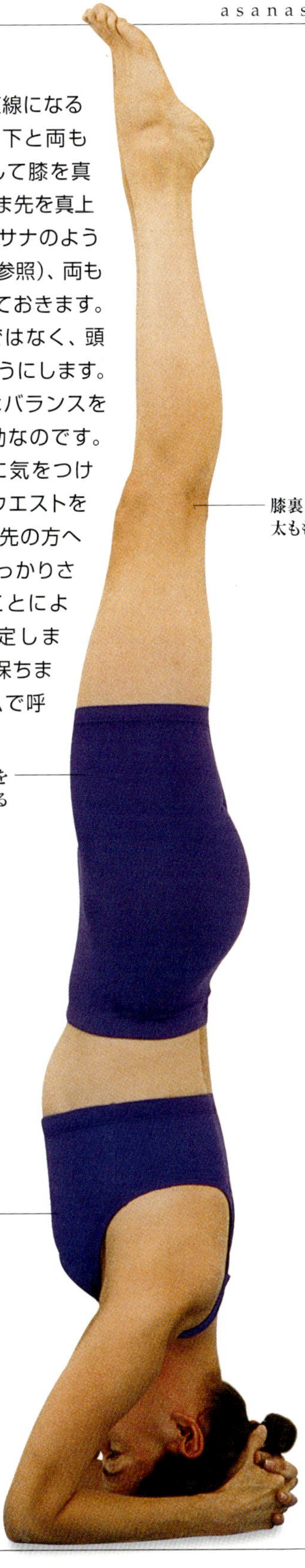
膝裏と
太ももの後ろを伸ばす
大腿四頭筋を
締める
胸郭を広げる

効果

◆

スタミナを作り出す

◆

不眠症を緩和する

◆

動悸がする回数を減らす

◆

口臭を治すのに役立つ

◆

肺を強くする

◆

脳下垂体と松果腺の機能を
改善する

◆

血液中のヘモグロビン
含有量を増やす

◆

風邪、せき、扁桃腺炎の
症状を和らげる

◆

サーランバ・サルワーンガ
アサナとともに練習すると、
消化と排泄の不調を緩和する

修正法

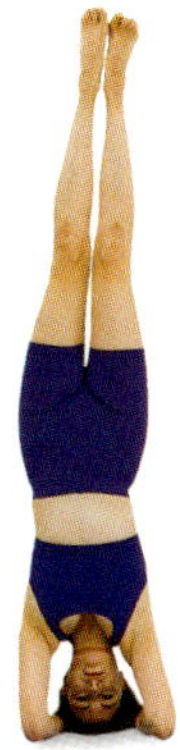

上体と両脚の位置がズレたり、両脚が右や左に揺れて安定しない場合は、両肘の位置をチェックして両膝をしっかり締めてください。

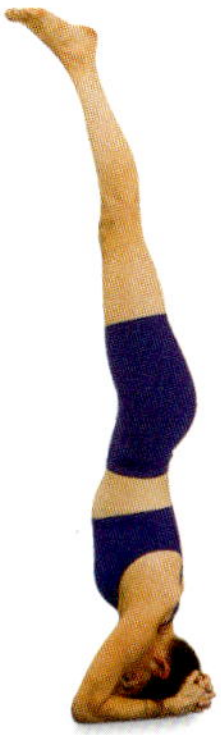

背中と胸を上に伸ばさないと、両脚が前方に振れ、お尻は後方に突き出ます。こうした場合、両肘に体重がかかっているので頭頂に体重をかけるようにします。

सालंब शीर्षासन

上級者用サーランバ・シールシャアサナ

Salamba Sirsasana

ポーズを前進させるために

このポーズを保っている時、上腕からつま先まで全身を伸ばします。胸を四方に均等に拡げながら胸骨を引き上げて広げます。両膝を締めて両脚を正中面にもってきます。これで両脚が確実に床と垂直になります。腹筋をウエストの方に引き込み、腰椎を伸ばします。このアサナは頭で考えるのではなく、背骨から行うのです。このアサナの鍵はバランスであって、強さではありません。頭頂の小さな面で、楽にバランスをとる技を身につけなくてはなりません。これで脳が軽く感じられ、身体各部が完全にリラックスできるようになります。

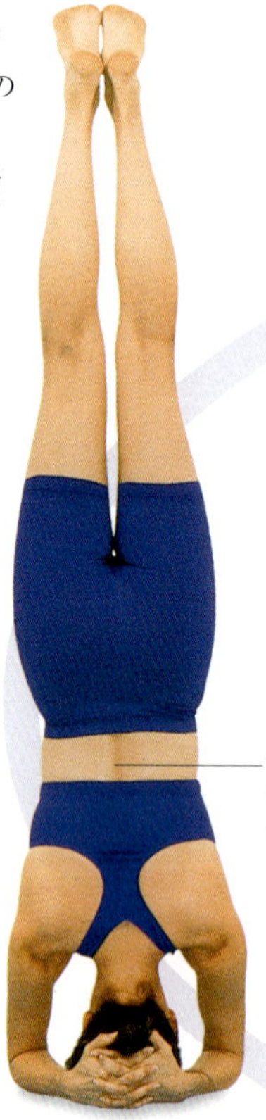

背骨を
首から尾骨まで
長く伸ばす

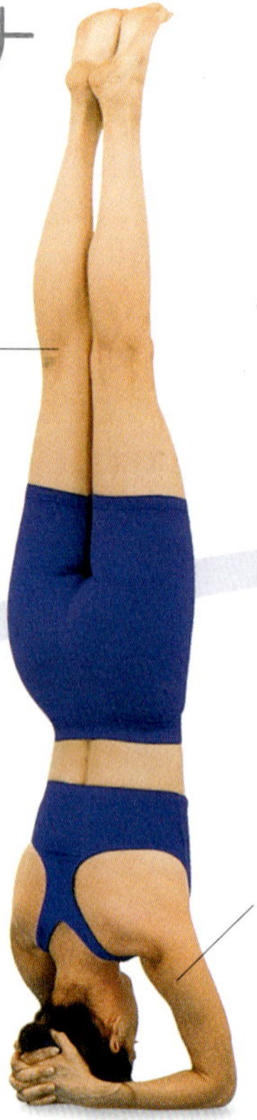

膝裏を広げ、
すねをまっすぐ
伸ばす

左右の二頭筋と
三角筋を
上に伸ばす

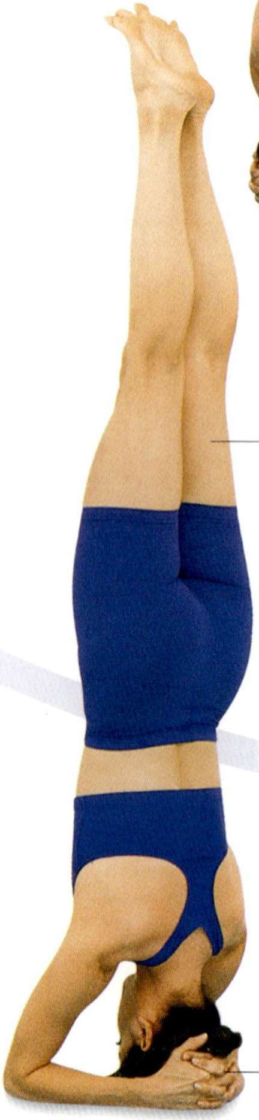

両脚の内側を
引き延ばす

左右の指をリラックスさせるが、
しっかり組んでおく

戻り方

◆

両脚を真っ直ぐ伸ばして
揃えておき、
つま先が床に付くまで
下ろしていきます。
両膝を曲げてひざまずき、
アドー・ムカ・ヴィーラアサナで前屈し
額を床に付けます。
頭を鎮め、ゆっくり起きます。

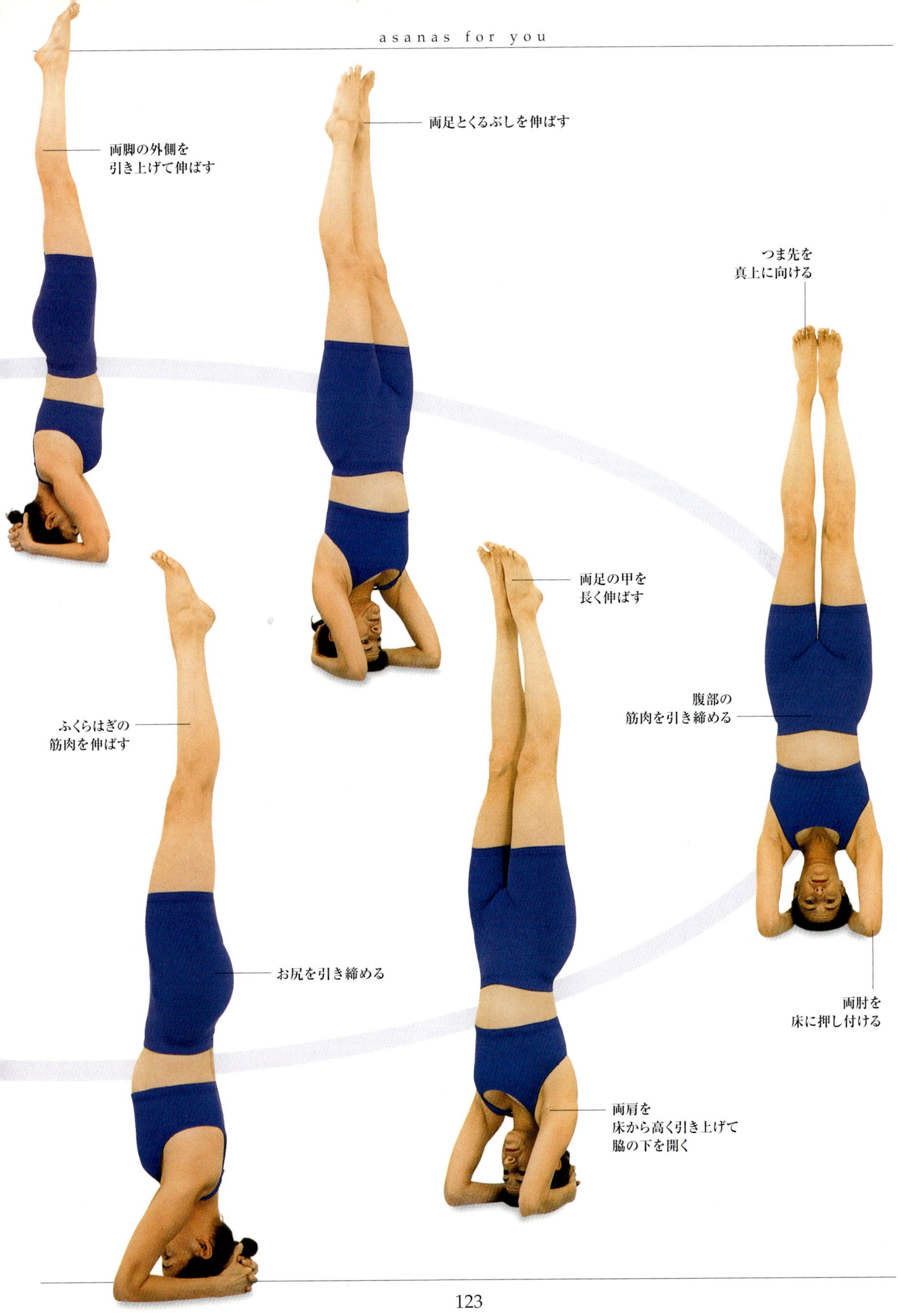
両脚の外側を
引き上げて伸ばす
両足とくるぶしを伸ばす
つま先を
真上に向ける
両足の甲を
長く伸ばす
腹部の
筋肉を引き締める
ふくらはぎの
筋肉を伸ばす
お尻を引き締める
両肘を
床に押し付ける
両肩を
床から高く引き上げて
脇の下を開く

सालंब सर्वांगासन

サーランバ・サルワーンガアサナ Salamba Sarvangasana

—肩立ちのポーズ—

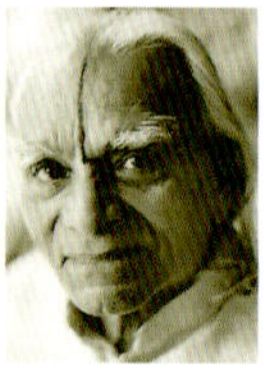

このアサナを行うことによって、心が身体と魂に融合していきます。頭脳は明晰尚かつ平静で、身体が軽く、喜びに満ちているのが感じられます。逆位のポーズでは新鮮で健康的な血液が首や胸を循環するようになります。これは気管支の異常を軽減して、甲状腺と副甲状腺を刺激します。サンスクリット語でサーランバとは「支えられた」、サルワーンガは「四肢」を意味します。

注意

下痢の時や生理中はこのポーズを行わないように。高血圧の人はハラアサナ（130頁参照）の最終の姿勢を少なくとも3分間保った後、続いてこのアサナを試みるだけにしましょう。

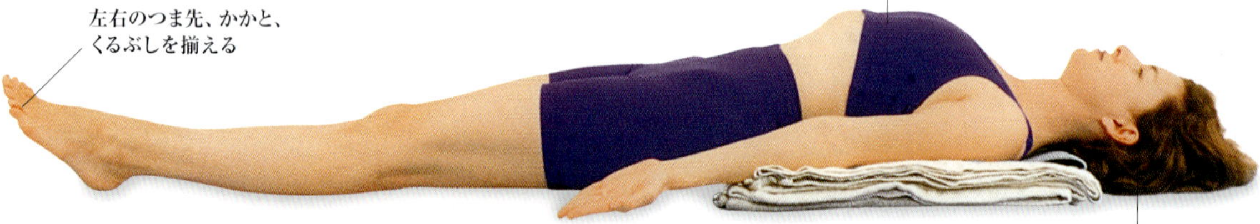
胸骨を引き上げる
左右のつま先、かかと、くるぶしを揃える
後頭部を床に付ける

1 折り畳んだ毛布（ヨガ・ランケット）を3枚重ねて床に置き、その上にマットを載せます。毛布の上に首、両肩、背中をつけて横たわります。頭は床につけます。両脚を伸ばして両膝をしっかり締めます。両脚の内側をかかとの方に押し出します。両肩の外側を毛布に押しつけます。背骨の上部は身体の中へ引き入れますが、背骨の下部は、毛布に押しつけます。手のひらを上に向けて、両腕を身体に沿ってまっすぐに伸ばします。必ず両手首が身体に付いているようにしましょう。頭を動かさずに胸骨を持ち上げて拡げます。

2 両肩を後ろに回して肩甲骨を内に引き寄せます。上腕を少し外に向けて、両腕の内側をそれぞれの小指の方へ伸ばします。息を吐いて、膝を曲げます。

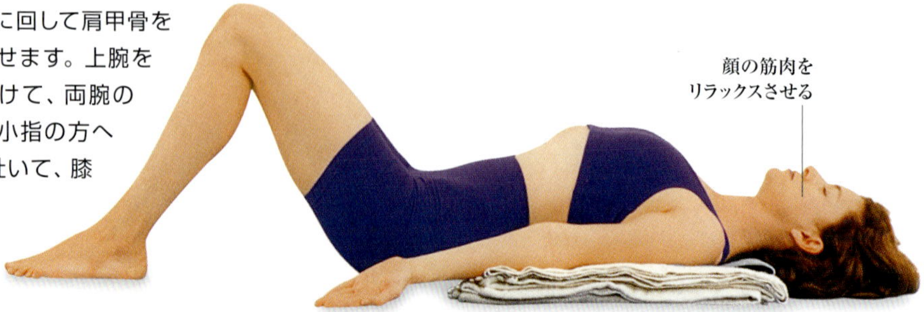
顔の筋肉をリラックスさせる

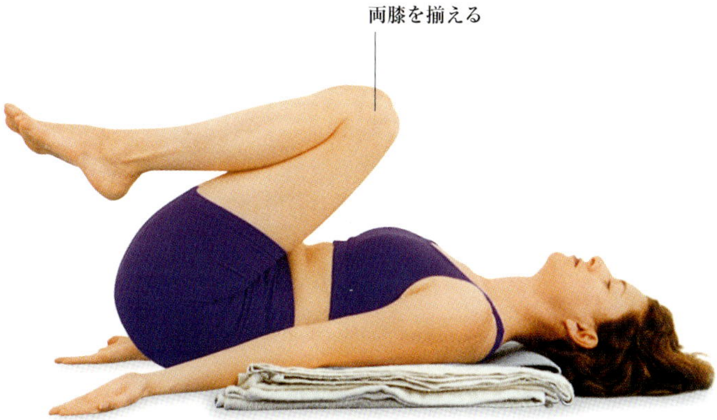
両膝を揃える

3 上半身を動かさずに、息を吐いて腰とお尻を床から離して持ち上げます。両膝を胸の上に持ってきます。

〈メモ〉 最初、腰を床から持ち上げるのが難しいようであれば、補助者に、両足首を持って曲げた両脚を頭の方へ押してもらいましょう。同時に、腰と背中を床から上げて最終の姿勢にもっていきます。身体を安定させて、背中を補助者の両膝にもたれさせます。もう一つの方法として、両脚を床から上げるのに補助をしてもらった後、次頁のステップ5、6そして7へと続けます。

効果

◆ 高血圧を緩和する

◆ 不眠症を取り除き
神経を落ち着かせる

◆ 甲状腺と副甲状腺の機能を
改善する

◆ 喘息、気管支炎、
喉の病気を軽減する

◆ 息切れと動悸を緩和する

◆ 風邪と鼻づまりの治療に効果がある

◆ 便通を良くし、大腸炎を軽減する

◆ 痔の治療に効果がある

◆ 泌尿器の異常を軽減する

◆ ヘルニアの治療に効果がある

◆ 子宮脱の治療や
子宮筋腫に効果がある

◆ 卵巣のうっ血と
重苦しさを和らげて、
卵巣嚢しゅの治療に効果がある

◆ 生理痛を軽減し、
生理不順の改善に効果がある

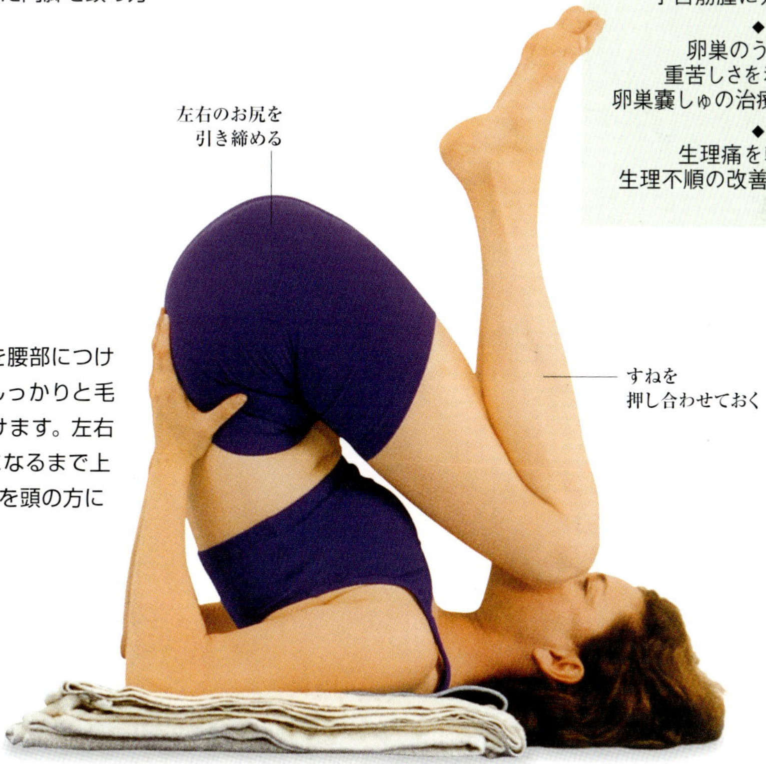
左右のお尻を
引き締める
すねを
押し合わせておく

4 両手のひらを腰部につけて、両肘はしっかりと毛布に押しつけます。左右のお尻が床と垂直になるまで上体を引き上げ、両膝を頭の方に近づけます。

सालंब सर्वांगासन

サーランバ・サルワーンガアサナ
Salamba Sarvangasana

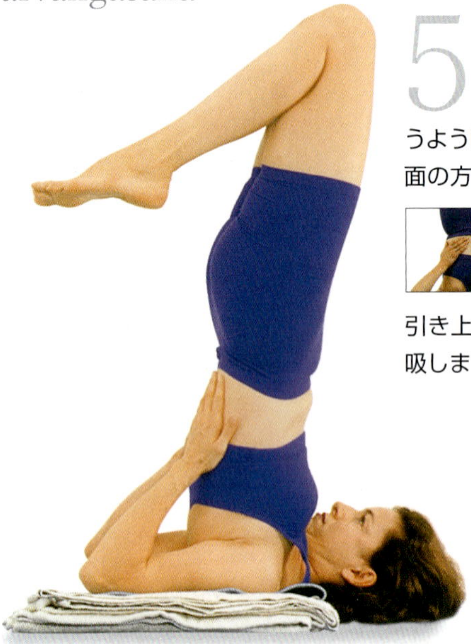

5 次に、両手を背中の中央部まで滑らせてきて、手のひらで腎臓のある場所を（写真参照）覆うようにします。手の親指は身体の正面の方に向け、他の指は背骨の方に向けます。

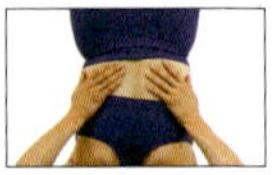

息を吐いて上体、腰部、膝を、胸があごに付くところまで引き上げます。規則正しいリズムで呼吸します。

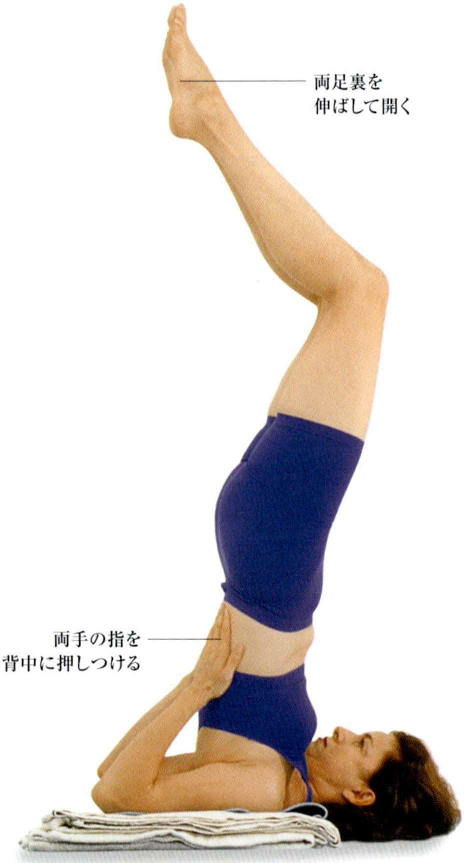
両足裏を
伸ばして開く
両手の指を
背中に押しつける

6 両足を真上に上げます。首の後ろ、両肩、上腕だけが毛布の上に付いているようにします。必ず肩から膝までの部分が床と垂直になっているようにします。

修正法

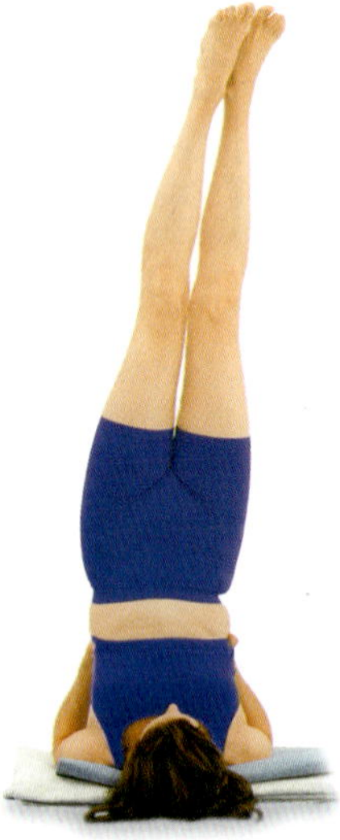

最終の姿勢で、両脚が右か左に傾く場合は両膝を曲げて、胸部と一緒にウエストをまっすぐ修正し、再び両脚を伸ばします。

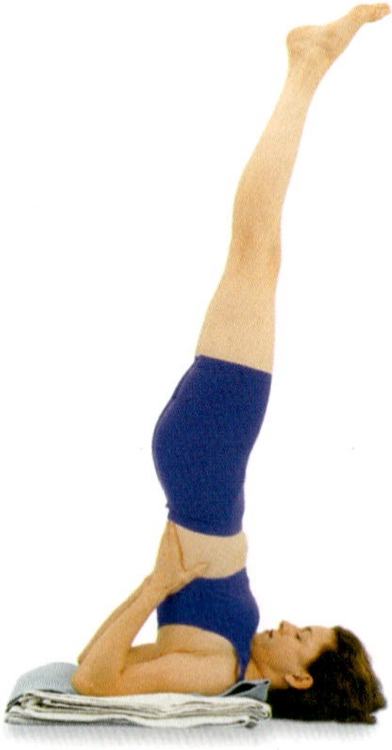

上体が前方に傾く場合は、胸が重苦しくなり、呼吸しづらくなるでしょう。ウエスト、両もも、腰部を押し上げて、まっすぐ上に伸ばし保ちます。

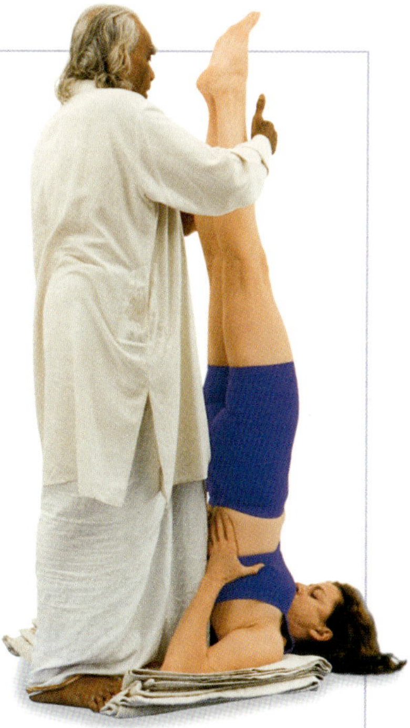

グルのアドバイス

両脚を跳ね上げないで、ゆっくりと引き上げます。両ふくらはぎの内側を外に回転して、脚の外側の皮膚をかかとの方へ伸ばしなさい。

7 両手のひらを背中に押しつけて脇の下から足のつま先までを真っ直ぐに伸ばします。背骨は完全に真っ直ぐになっていなければなりません。両肘を身体に引き寄せておき、胸が拡がるようにします。さらに上体を引き上げるために、一度両手のひらを離し、再び背中に押しつけます。これは胸をさらに押し上げることになります。身体をのどからではなく首の後ろから引き上げます。首をリラックスして伸ばすために両肩を後ろに強く引きます。両脚の内側、外側を共に引き上げます。両脚が前後に揺れないようにして、2～3分その姿勢を保ちます。規則正しいリズムで呼吸を続けます。

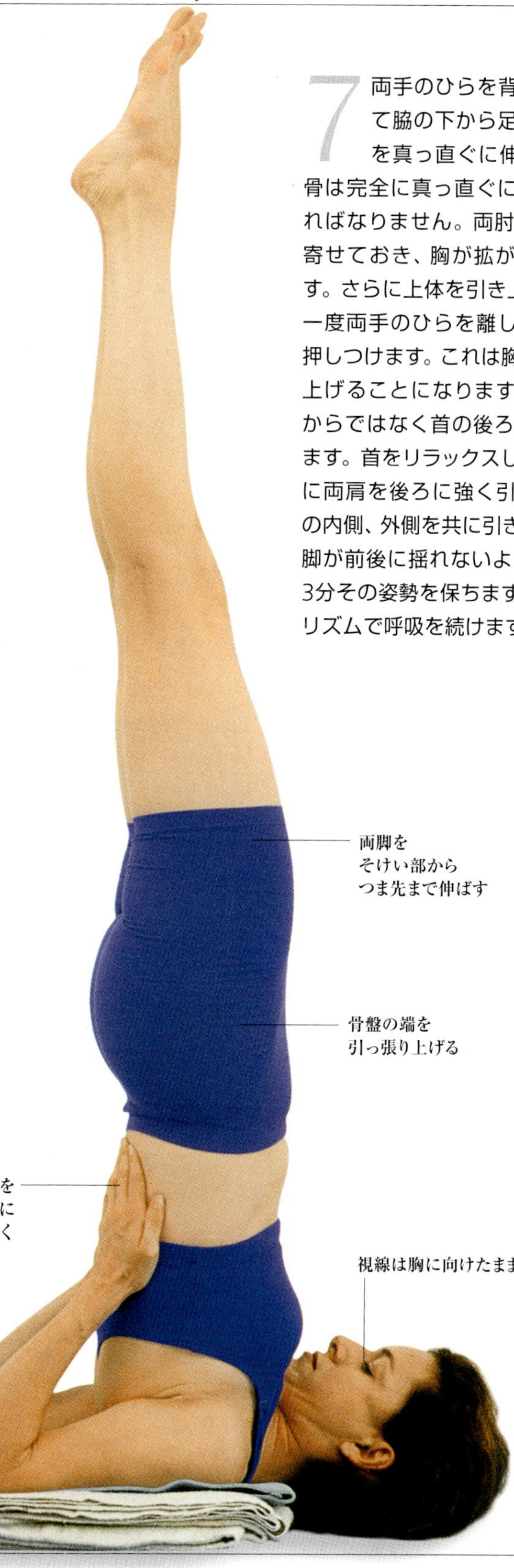
両脚を
そけい部から
つま先まで伸ばす
骨盤の端を
引っ張り上げる
両手のひらを
肩甲骨に
近づけておく
視線は胸に向けたままにする
両肘をまっすぐに
毛布の上にのせる

सालंब सर्वांगासन

上級用サーランバ・サルワーンガアサナ

Salamba Sarvangasana

ポーズを前進させるために

脊柱に生命を創造します。脊柱内の生命エネルギーが手の指を通して身体の中に流れるのです。視線は胸骨に向けておきましょう。意志力を強化し、心が安定します。両手の親指を背中の筋肉につけて、脊柱の方へ押しあてます。これは背中を圧縮します。このアサナでは背中を狭く胸が広くなるようにします。両肘が外に開かないように。両肘が開きすぎると胸が凹んでしまうので、両肘を近づけます。鼻梁（両目の間の部分）が胸骨の中心と同一線上にくるようにします。両肩を後ろに引き、両脚の内側に意識を集中して、真上に伸ばします。これは微妙で難しい動きですが、続けるうちに出来るようになります。練習を重ねて、この姿勢の持続時間を5分に増やしていきます。規則正しいリズムで呼吸します。

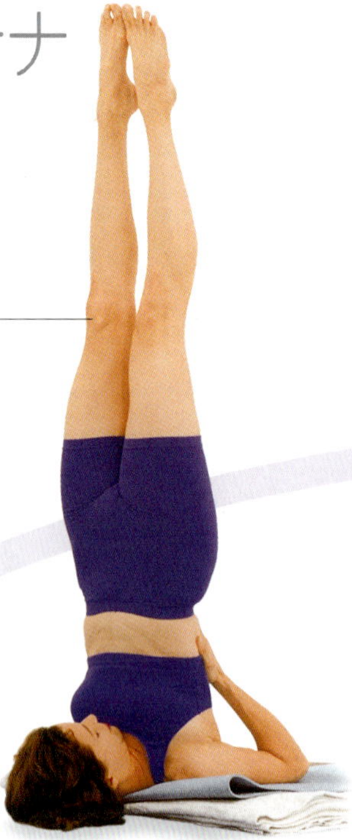
膝蓋骨を
全方向から
均等に引き締める

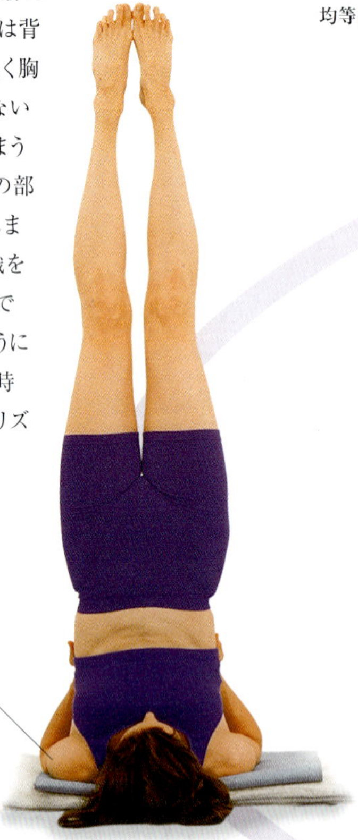
両肩を後ろに引いて、
頭から離しておく

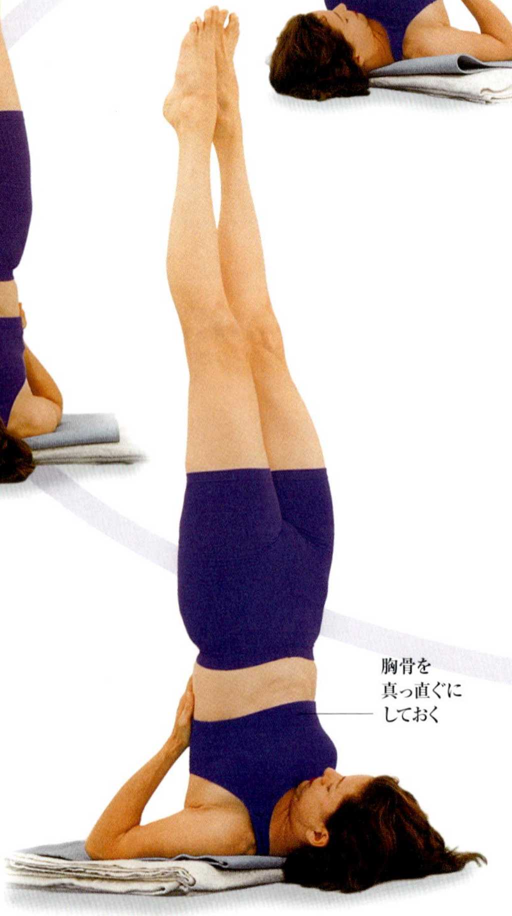
胸骨を
真っ直ぐに
しておく

戻り方

◆

息を吐いて、
膝のところで両脚を曲げて、
両太ももを胃の方に近づけます。
次にお尻と背中を床の方に
そっと下ろしていきます。
両手をはずして両脇へ持ってきます。
床に寝て全身をリラックスさせます。

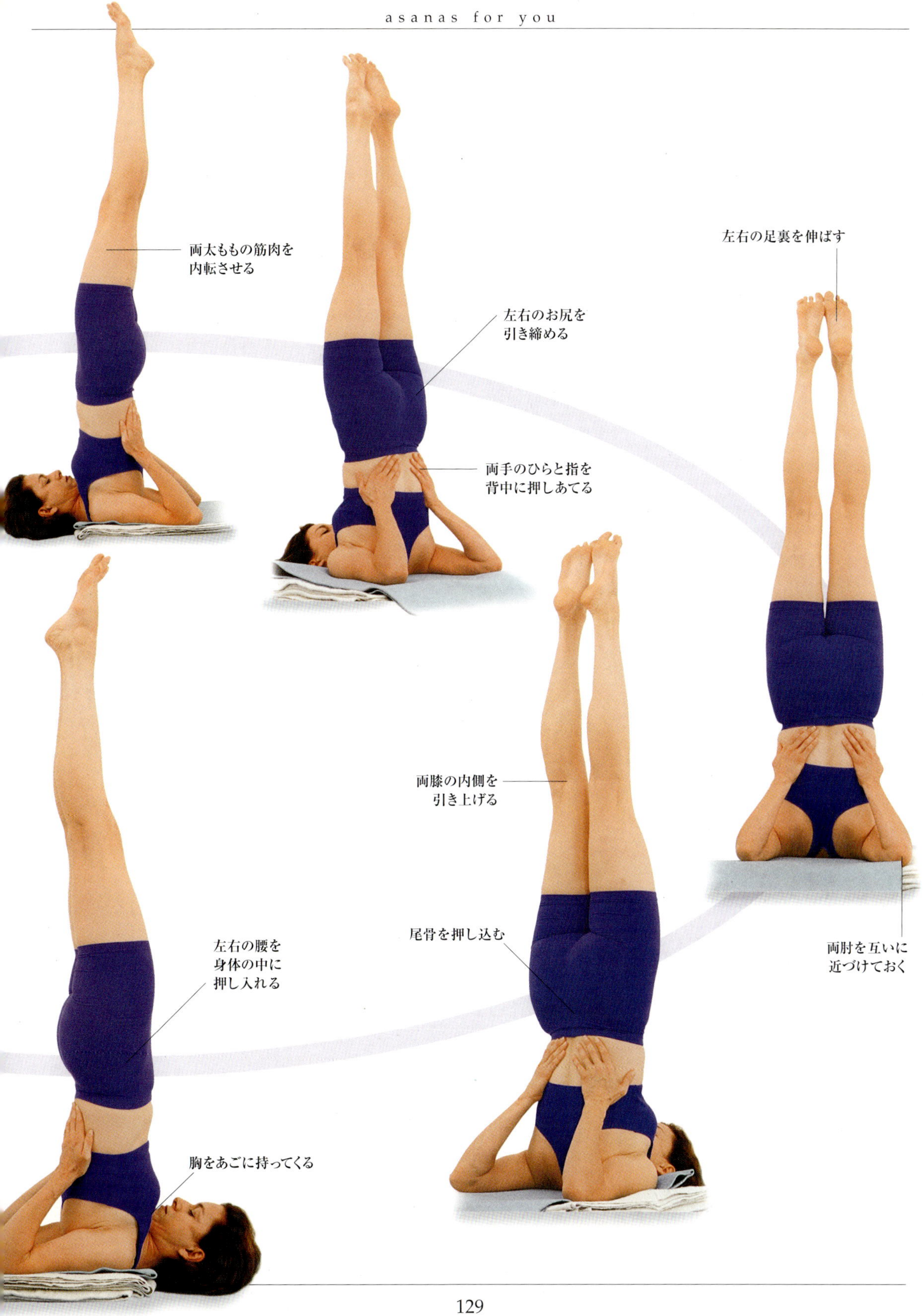
両太ももの筋肉を
内転させる
左右のお尻を
引き締める
両手のひらと指を
背中に押しあてる
左右の足裏を伸ばす
両膝の内側を
引き上げる
尾骨を押し込む
両肘を互いに
近づけておく
左右の腰を
身体の中に
押し入れる
胸をあごに持ってくる

हलासन

ハラアサナ Halasana

—鋤《すき》のポーズ—

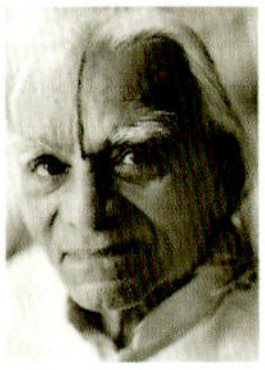

このアサナでは、鋤の形をとります。ハラは「鋤」という意味のサンスクリット語です。定期的にハラアサナを練習すると、自信と生命エネルギーを増強させます。アサナは長い病気の後、平穏で明晰な精神状態を取り戻すのに役立ちます。ハラアサナは眼と脳を休ませてリラックスさせることによって、ストレスと緊張の影響を軽減します。

注 意

局所的貧血、頸部の脊椎症、または下痢の時はこのアサナは練習しないこと。生理中はこのポーズは避けます。頭痛、偏頭痛、喘息、呼吸困難、高血圧、心身の疲労、太りすぎの場合は、道具を使い目を閉じてポーズを行ってください。

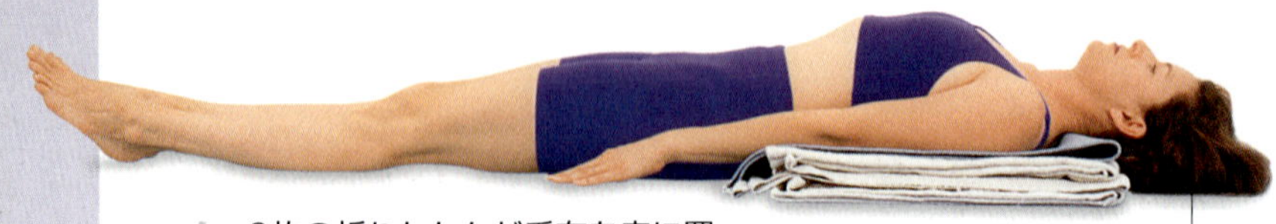
頭を床に付ける

1 2枚の折りたたんだ毛布を床に置き、その上にマットを載せます。背中、首、肩を毛布の上につけて横になります。両脚を伸ばし、両膝を締めておきます。両脚の内側に意識を集中して、太ももからかかとまで伸ばします。両腕を左右の脇にそって置き、手のひらを床にぴったりと付けます。

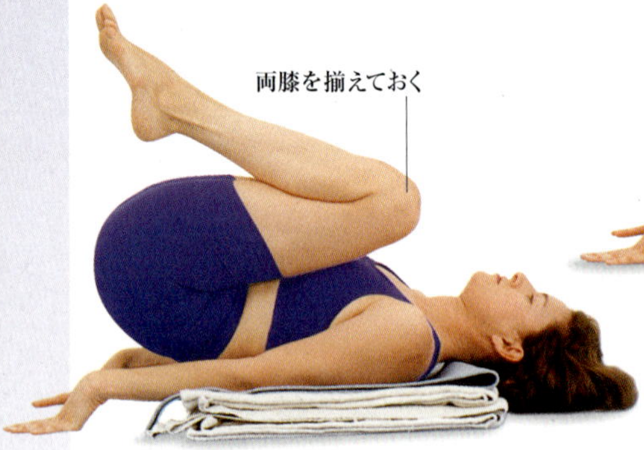
両膝を揃えておく

2 息を吐いて、お尻を床から上げて、両膝を胸のところに持っていきます。両腕をまっすぐに伸ばしたまま、指をしかりと床に押し付けます。両肩を後ろに強く引き、胸を拡げます。

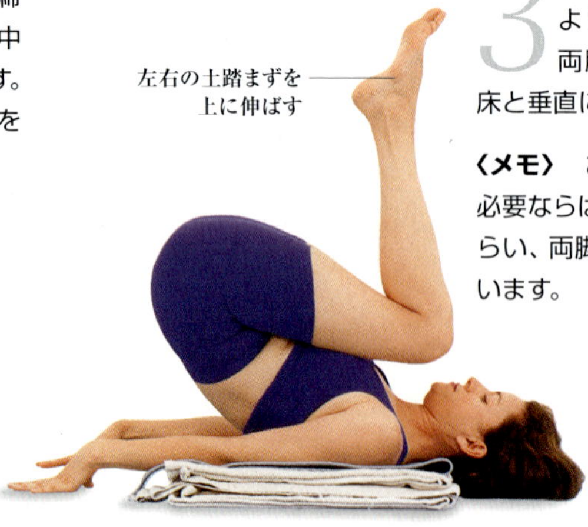
左右の土踏まずを
上に伸ばす

3 腰とお尻を滑らかに回転するような動きで持ち上げます。両膝をあごに近づけ、すねが床と垂直になるまで上げます。

〈メモ〉 お尻を床から上げていく時、必要ならば両足首を補助者に持ってもらい、両脚を頭に向かって押してもらいます。

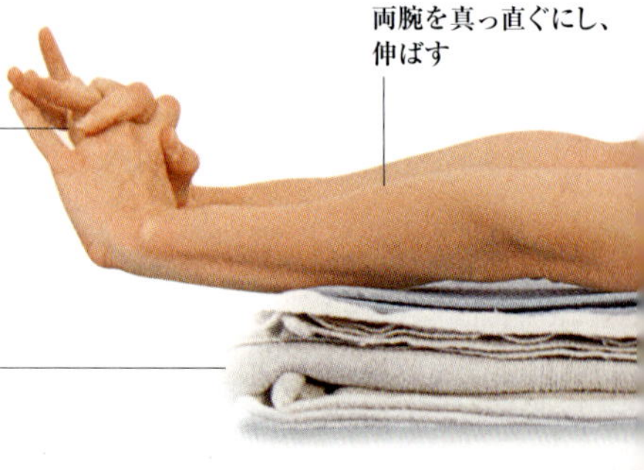
両腕を真っ直ぐにし、
伸ばす
両手の指を
しっかり組む

効果

◆ 疲労を取り除き、活力を高める

◆ 高血圧を抑制する

◆ 腹部臓器を活気づけて、消化力を増進する

◆ 脊柱を伸ばし、位置を調整する

◆ 両脚を開いて行えば、ヘルニアと痔の治療に効果がある

◆ 両手の指を組み両脚の方に伸ばして行えば、指、手、手首、肘、肩の痛みやひきつりを和らげる

4 両肘を曲げます。両手をウエストの背中側にあてます（写真参照）。腰とお尻をさらに持ち上げ、上体を床と垂直に保ちながら、太ももが顔の上に来るところまでもってきます。曲げた膝を額の上方に持ってきた後、両脚を床の方へ下ろしていきます。規則正しいリズムで呼吸をします。

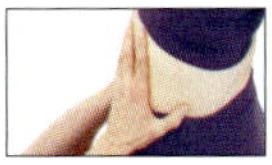

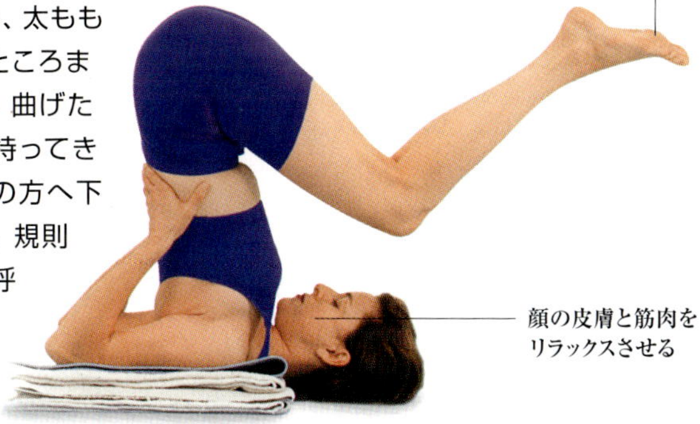
左右の足、膝、
太もも揃えておく
顔の皮膚と筋肉を
リラックスさせる

5 腰とお尻をスイングさせ（揺らし）、床と垂直で、両肩と同一線上になるようにします。両脚をゆっくりと伸ばしてつま先を床につけます。胸を引き上げ胸骨があごに付くところまで持ってきます。毛布の上で両腕を背中の後ろでまっすぐ伸ばします。次に、両手をしっかり組み、手首を回転させて手の先を真上に向けます。この姿勢で1～5分保ちます。規則正しいリズムで呼吸します。

〈メモ〉 最初、足の方に両腕を伸ばします。この姿勢が快適になれば、両腕を背中の後ろでまっすぐ伸ばします。

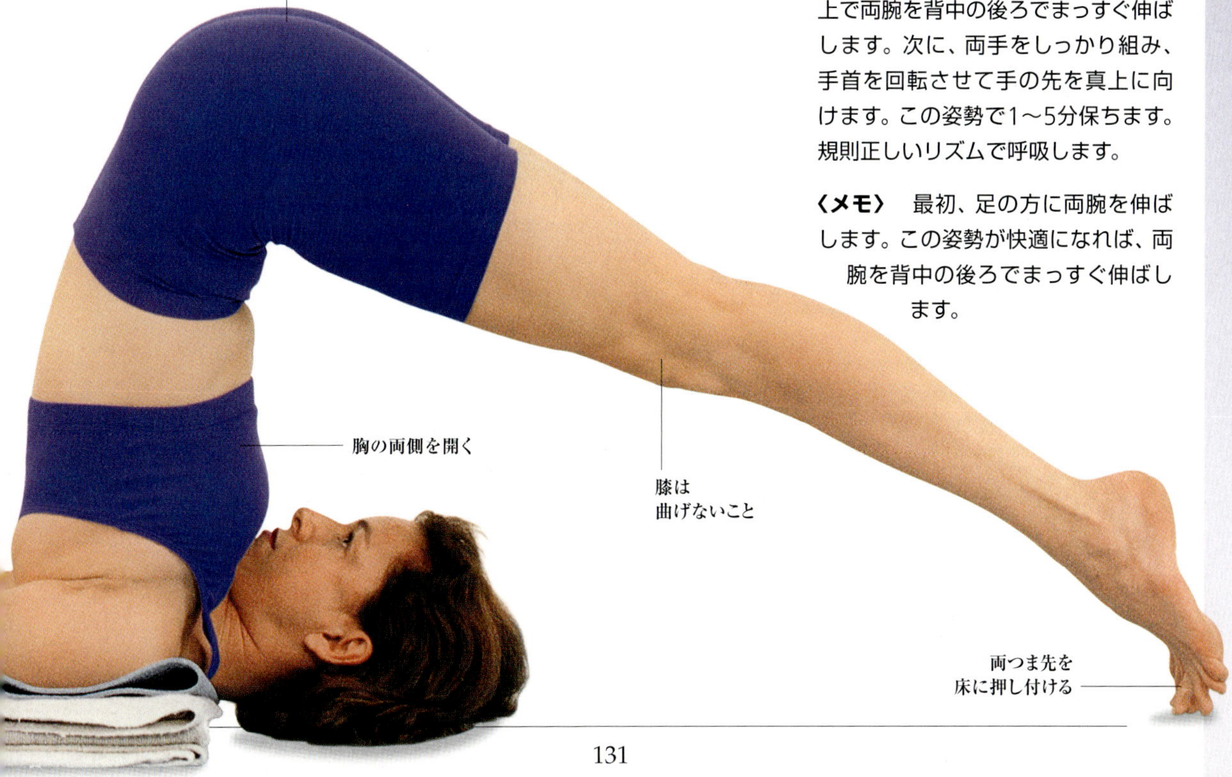
左右のお尻を引き締める
胸の両側を開く
膝は
曲げないこと
両つま先を
床に押し付ける

हलासन

上級用ハラアサナ Halasana

ポーズを前進させるために

このポーズを保つ時、決して脳は緊張させないこと。顔の皮膚と筋肉を意識的にリラックスさせます。上を見たりして胸から視線をはずさないように眼球を眼窩に沈めると、顔の筋肉をリラックスさせやすくなります。首周辺を完全に柔らかくして、脳を休めましょう。喉がヴィシュディ・チャクラの位置であることを思い出して下さい。そこが締まると、脳は緊張します。喉をリラックスさせ、スムーズで楽に呼吸を続けるために、胸骨と胸郭を引き上げます。へそと横隔膜の間を拡げます。

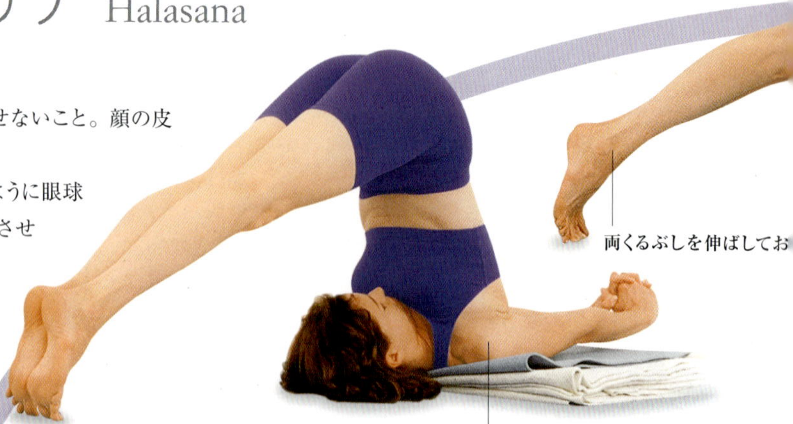
両くるぶしを伸ばしてお
両肩を
身体に押し入れていく

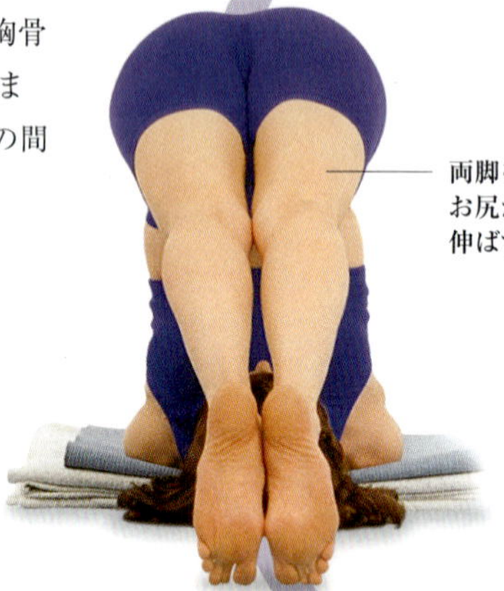
両脚を
お尻からかかとまで
伸ばす

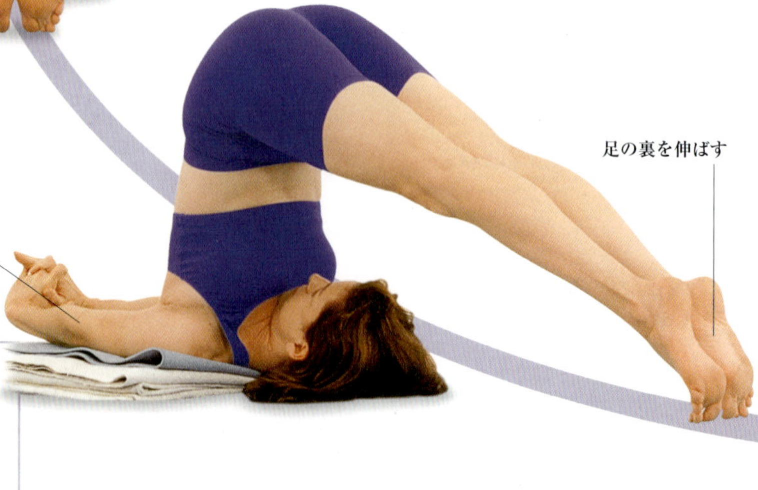
足の裏を伸ばす
両腕を下に
押しつけていく

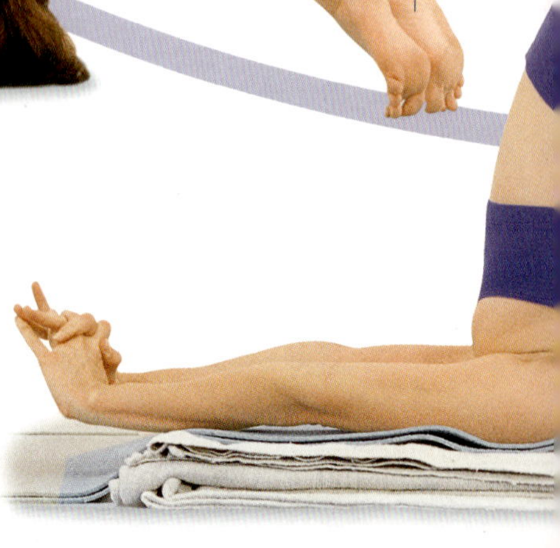

戻り方

両脚をコントロールして、
ゆっくりと床から持ち上げます。
両太ももと膝を胃の方に持ってきます。
お尻を後ろに引き床に下ろします。
背中を平らにし
全身をリラックスさせます。
深く呼吸をします。

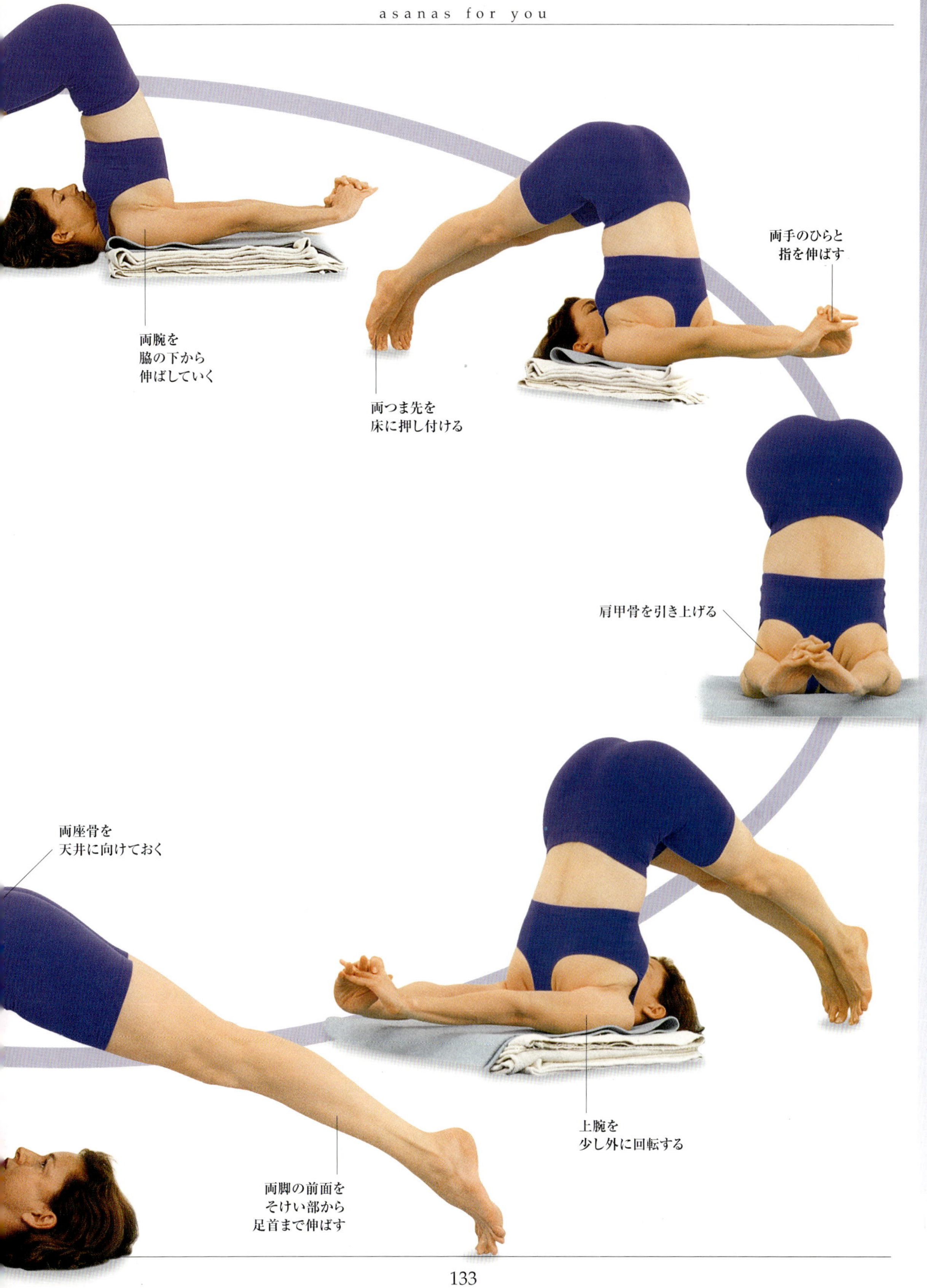
両腕を
脇の下から
伸ばしていく
両つま先を
床に押し付ける
両手のひらと
指を伸ばす
肩甲骨を引き上げる
両座骨を
天井に向けておく
上腕を
少し外に回転する
両脚の前面を
そけい部から
足首まで伸ばす

Back Bends

—後屈のポーズ—

"Asanas penetrate deep into each layer of the body and ultimately into the consciousness itself."

アサナは身体の各層に深く浸透していき、
最後には意識そのものに到達する。

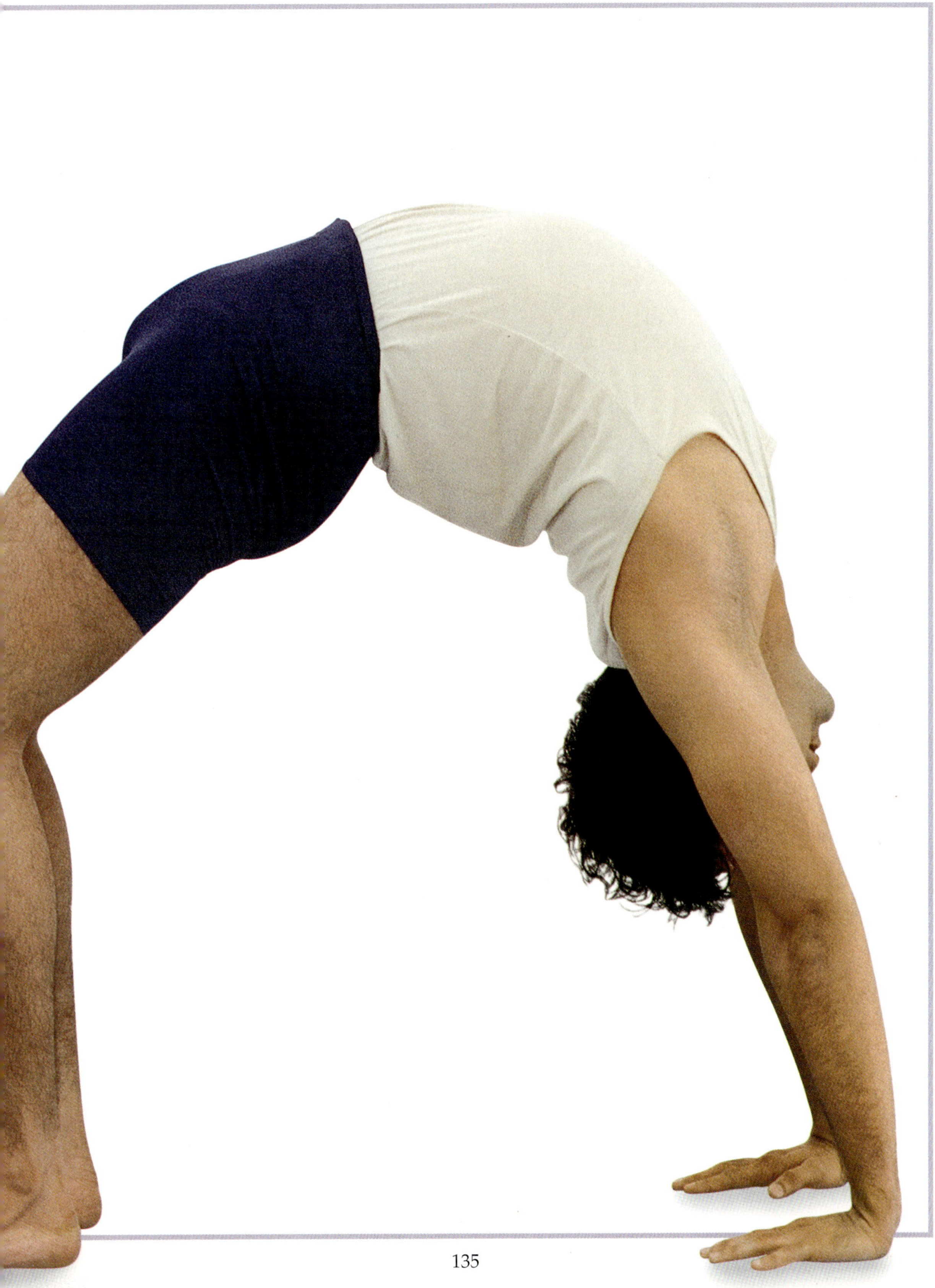

उष्ट्रासन

ウシュトラアサナ Ustrasana

—ラクダのポーズ—

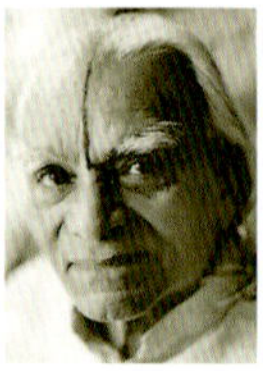

このアサナでは身体がラクダに似た形になるように後方に反っていきます。ウシュトラはサンスクリット語で「らくだ」を意味します。ウシュトラアサナは高齢者はもちろん初心者にもすすめられるのは、最終ポーズのバランスに比較的容易に到達できるからです。また、座ってする職業のため、長時間前かがみになることが多い人にも役立ちます。このアサナを練習すると、背中、肩、足首などの硬さや凝りを取り除いて楽にします。

注意

ひどい便秘、下痢、頭痛、偏頭痛、高血圧の場合はこのアサナを行わないでください。心臓発作の回復期間の人は、道具を使ってウシュトラアサナを練習します。

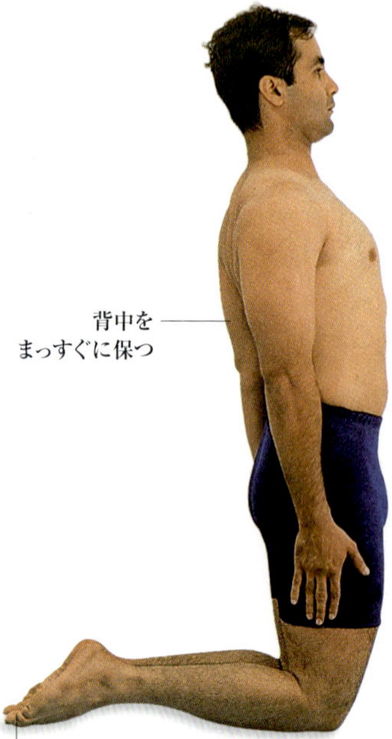
背中を
まっすぐに保つ
つま先を
床に付ける

1 両腕は両脇に付けて、床に両ひざをつきます。左右の太もも、膝、足を揃えます。つま先を後方に向けて、両足の甲を床につけます。上体はまっすぐにして、規則正しいリズムで呼吸します。

〈メモ〉 両膝を揃えておくことで太ももに負担がかかるようなら、両膝を少し離して練習しましょう。これで背骨がもっと動かしやすくなります。

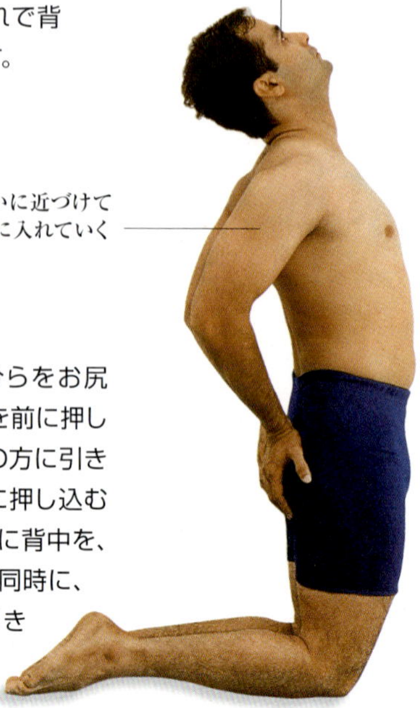
眼は開いておく
上腕を互いに近づけて
肩甲骨を背面に入れていく

2 息を吐いて両手のひらをお尻に当てます。太ももを前に押し出し、次にそけい部の方に引き上げます。背骨を身体の中に押し込むようにします。それから徐々に背中を、床の方へ反らしていきます。同時に、胸郭を拡げ胸を拡張していきます。規則正しいリズムで呼吸を続けます。

効果

◆

姿勢を正すのに役立つ

◆

肺活量を増大

◆

全ての身体器官の血液の循環を改善する

◆

背中と脊柱の筋肉を強化する

◆

肩、腰、足首の硬化を取り除く

◆

胃けいれんや腹痛を楽にする

◆

月経を規則正しくする

3 両肩を後ろに押して、両腕を肩から両足に向かって伸ばします。息を吸って頭を反らせていき両手で左右のかかとを持ちます。両太ももは必ず床と垂直にします。背骨を両脚の方に押し下げ、規則正しいリズムで呼吸します。

〈メモ〉 最初は一方の肩を傾けて、片方ずつかかとを持ちます。

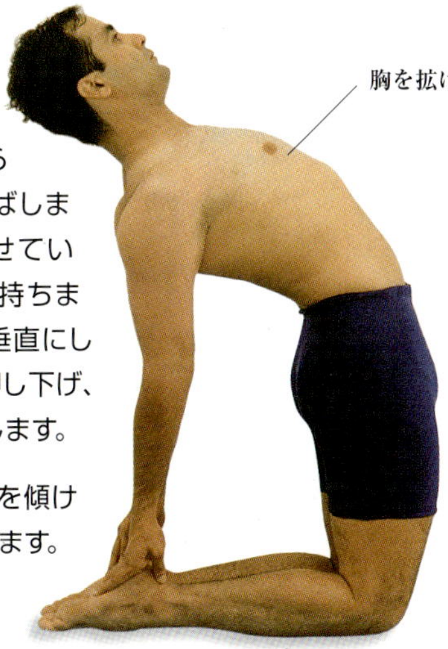
胸を拡げる

4 両足を床に押し付けます。同時に両手のひらを足裏に押しあてます。両手の指先がつま先の方に向くようにしましょう（写真参照）。お尻と尾骨をしっかりと引き締めます。両肩甲骨を後ろに押します。頭はできるだけ後ろに持っていきますが、のどに負担がかからないように注意しましょう。30秒間その姿勢を保ちます。

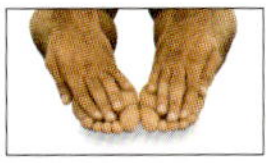

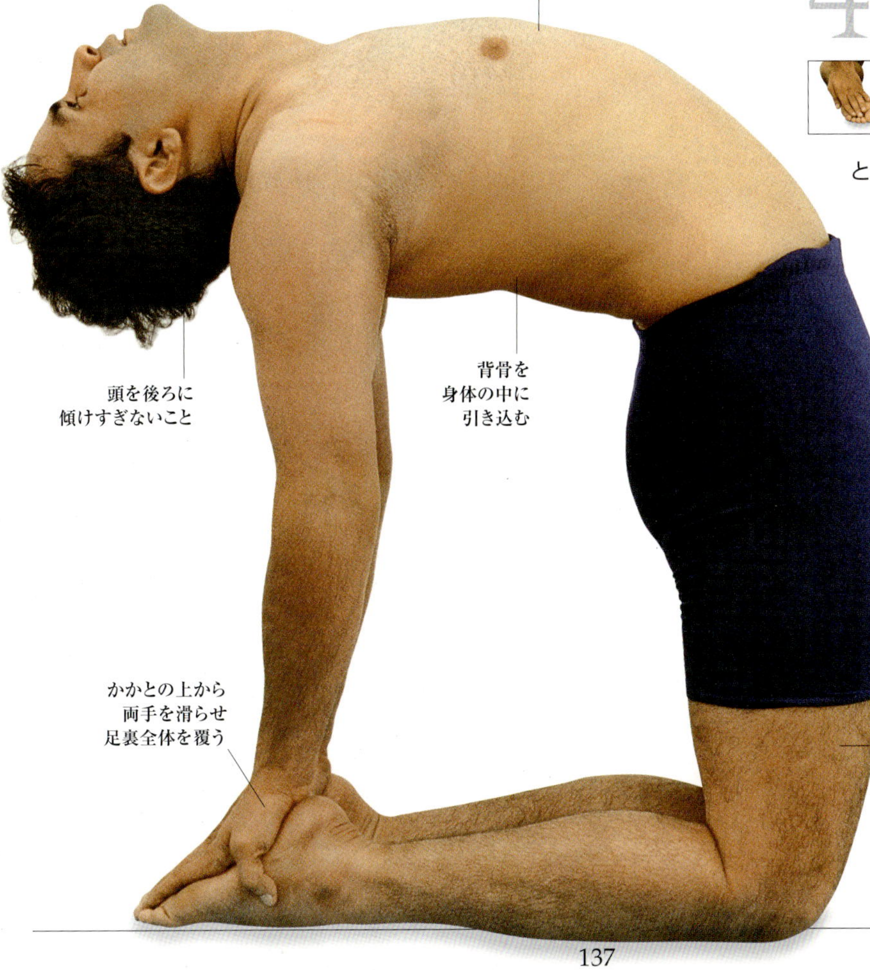
胸骨を引き上げる
頭を後ろに
傾けすぎないこと
背骨を
身体の中に
引き込む
かかとの上から
両手を滑らせ
足裏全体を覆う
大腿四頭筋を伸ばしておく

उष्ट्रासन

上級用ウシュトラアサナ

Ustrasana

ポーズを前進させるために

左右のすねを床に押しつけ、両手のひらを足裏に押し付けます。背骨全体が弓形になるように引き上げて伸ばします。胸、両脇の下、背中を中に巻き込むことで胸の後ろを支えます。意識的に、背中側の肋骨を強く引き込み、腎臓が中に引っ張られて強く押されているのを感じましょう。ドーム型横隔膜と臍の間、また臍とそけい部の間をできるだけ広げます。これによって腹部と骨盤の臓器が十分に伸ばされます。上腕の内側は前方に、そして外側は後方に回転します。肘の関節をしっかりさせます。規則正しいリズムで呼吸します。

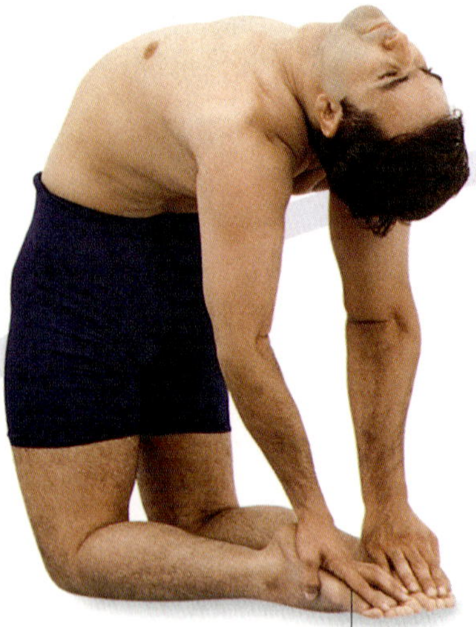
両足の前部を
床に付けておく

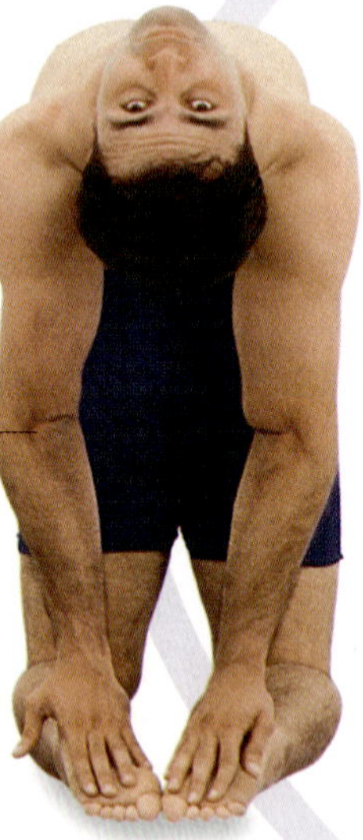
肘を締める

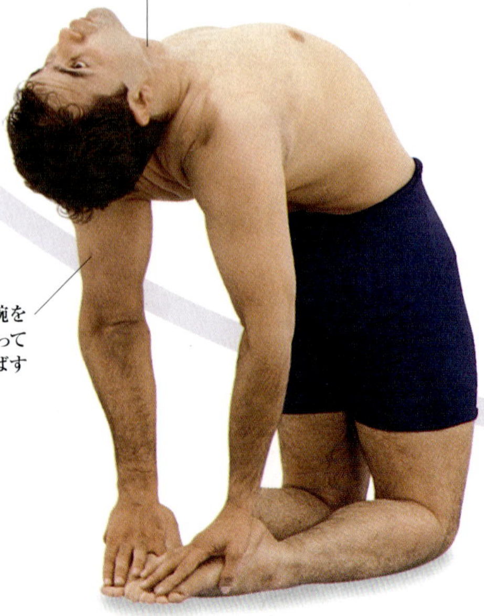
喉を緊張させない
両腕を
肩から足に向かって
伸ばす

戻り方

◆

息を吐いて、
足裏を押している手の力をゆるめます。
両脇から腕を離さないで
上体を上げます。
太ももと胸から勢いをつけて
上体を起こします。
もし両腕が一緒に
上げられない場合は
片方ずつ引き上げます。

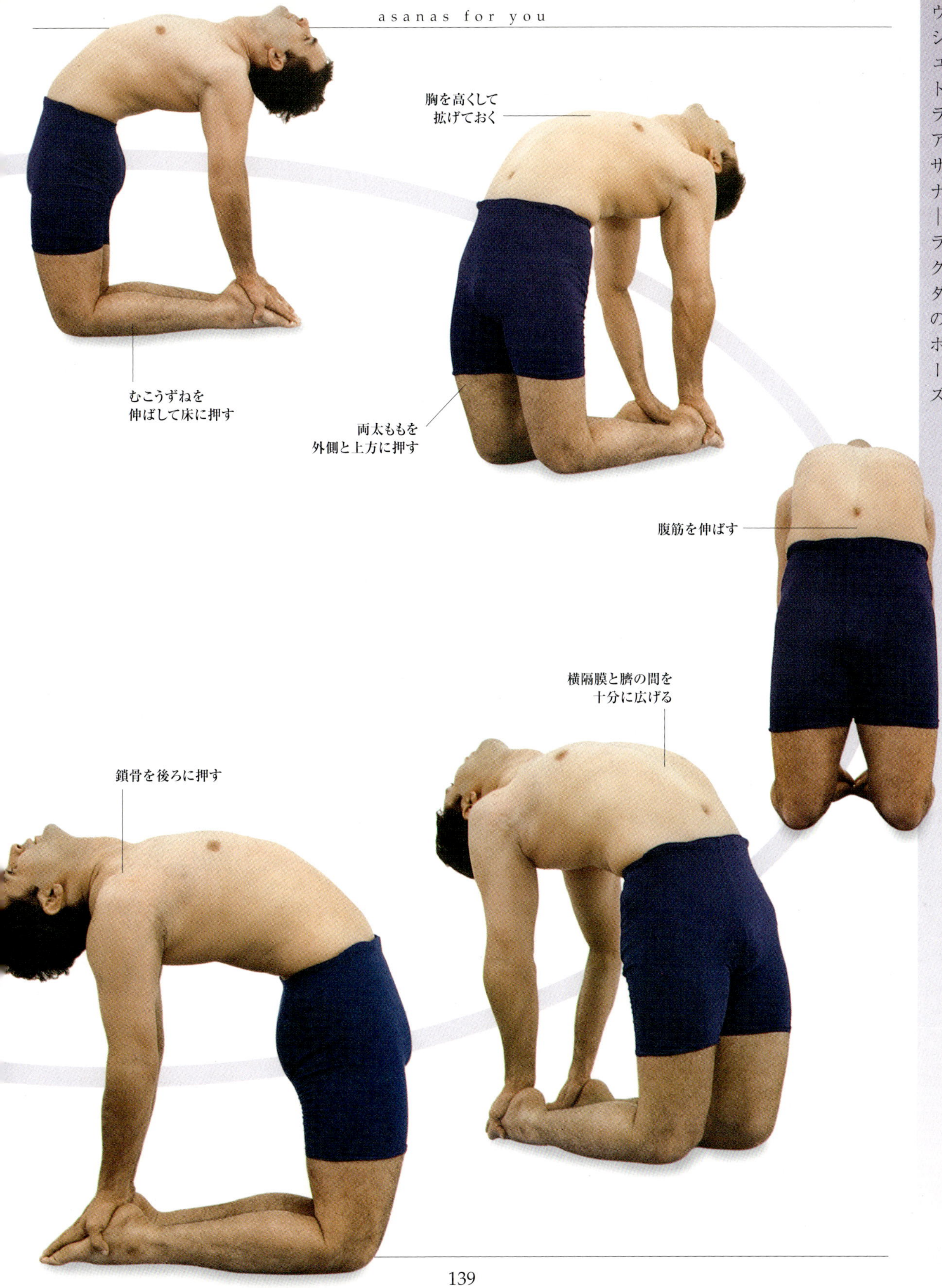
胸を高くして
拡げておく
むこうずねを
伸ばして床に押す
両太ももを
外側と上方に押す
腹筋を伸ばす
横隔膜と臍の間を
十分に広げる
鎖骨を後ろに押す

ऊर्ध्व धनुरासन

ウールドゥワ・ダヌラアサナ Urdhva Dhanurasana

—弓のポーズ—

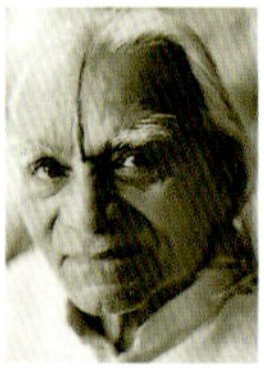

このアサナではいっぱいに伸ばした弓を形づくるように身体をアーチ状に反らせます。ウールドゥワはサンスクリット語で「上へ」を意味し、ダヌラは「弓」です。定期的にウールドゥワ・ダヌラアサナを練習すると、身体を柔軟に保ち、活気と軽やかさを作り出します。このアサナは副腎腺を刺激して、意志力を強化しストレスに耐える力を大きくします。

注意

血圧が高すぎたり低すぎたりする場合は、このアサナを練習しないこと。便秘や下痢、あるいは疲労感のある時はこのポーズを避けましょう。偏頭痛やひどい頭痛がする時は練習しないこと。心臓の病気や虚血がある場合は、このポーズの代わりにヴィパリータ・ダンダアサナをしましょう。

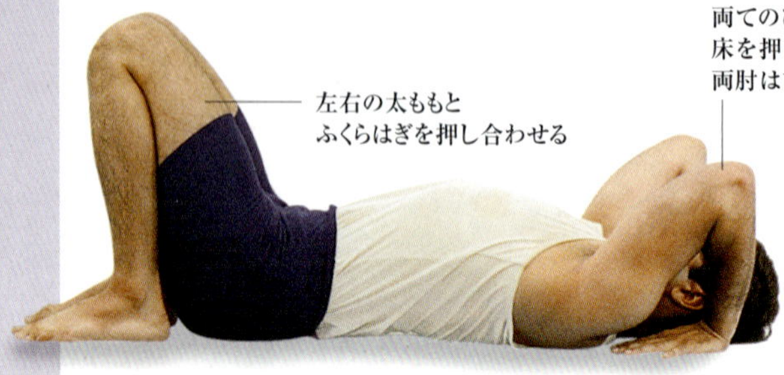
両てのひらを逆手にして
床を押し、
両肘は前方に向けておく
左右の太ももと
ふくらはぎを押し合わせる

1 床に仰向けに寝ます。両膝を曲げて、かかとをお尻の方に引きよせます。両足を腰の左右と一直線になる位置に開きます。両肘を曲げて頭の上に持ってきます。左右の手のひらを頭の両サイドの床に付けます。両手の指先は肩の方に向けましょう。

〈メモ〉 最初は、かかとをお尻に近づけるのは難しいかもしれません。両手を使って、かかとを所定の位置に引きよせます。

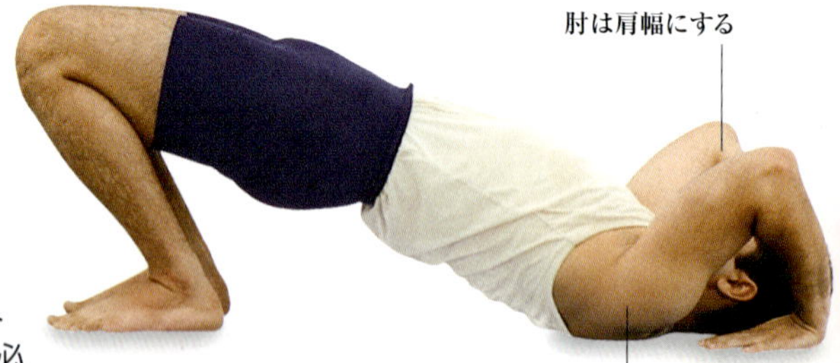
肘は肩幅にする
両肩を床に付けておく

2 ポーズに入るために必要な、両手のひらと両足に意識を集中します。肩甲骨を上へ押し、背中の筋肉を身体の中に引き込みます。息を吐いて上体とお尻を床から引き上げます。規則正しく呼吸をします。

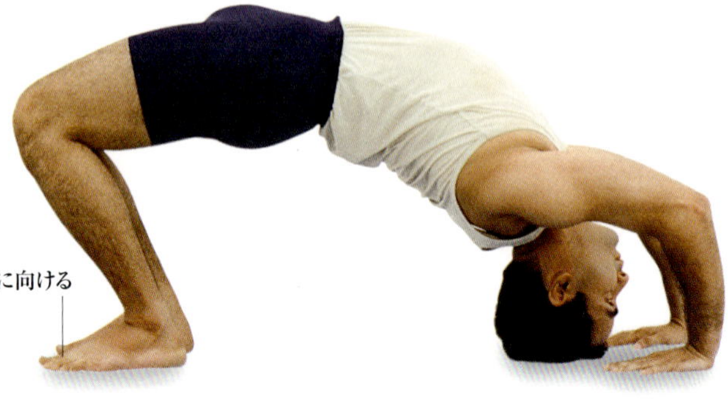
つま先は前方に向ける

3 胸を引き上げて頭頂を床に付けます。2呼吸し、強く息を吐いて背中とお尻を中に引き込みます。体重を両手のひらから両足の前部に移し、ひとつの動きで上体を押し上げます。体重が両手足に均等にかかるまでポーズを調整します。

効果

◆

心臓の動脈が濁らないように予防し、身体全体に健康な血液循環を確保する

◆

背骨を強化する

◆

腹部と骨盤の臓器を強くする

◆

脳下垂体、松果腺、甲状腺を活気づける

◆

子宮脱を予防する

◆

月経過多を防ぎ月経痛を和らげるのに役立つ

グルのアドバイス

単に胸を前方に押し出さないように。それだけでは上体のアーチが崩れるのを防ぐことが出来ないからです。私がどのように生徒の胸郭下部の側面を持ち上げているかを見なさい。胸の両サイドをまっすぐ天井に向けて引き上げることが大切です。

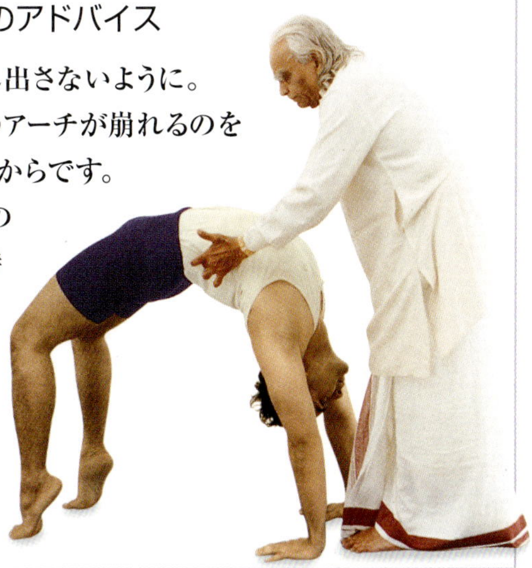

4 身体をさらに押し上げます。両手のひらと足裏を床に押しつけて頭を床から引き上げます。息を吐いて背骨を身体の中に引き込みます。両腕をまっすぐに伸ばし、腕の外側を引き込みながら両肘を締めます。のどを緊張させないで、今度は頭を後ろに持ってきます。5〜10秒間その姿勢を保ちます。

〈中級者〉 さらに効果的に伸ばすために、息を吐いて、両脚の太ももの筋肉を引き上げ、かかとを床から上げます（写真参照）。胸を拡げて、腹部がドラムの表面のようにピンと張るまで腰椎を押し上げます。身体の高さを変えずに全ての関節を伸ばします。それから両かかとを床に戻します。

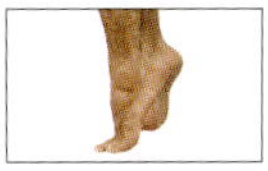

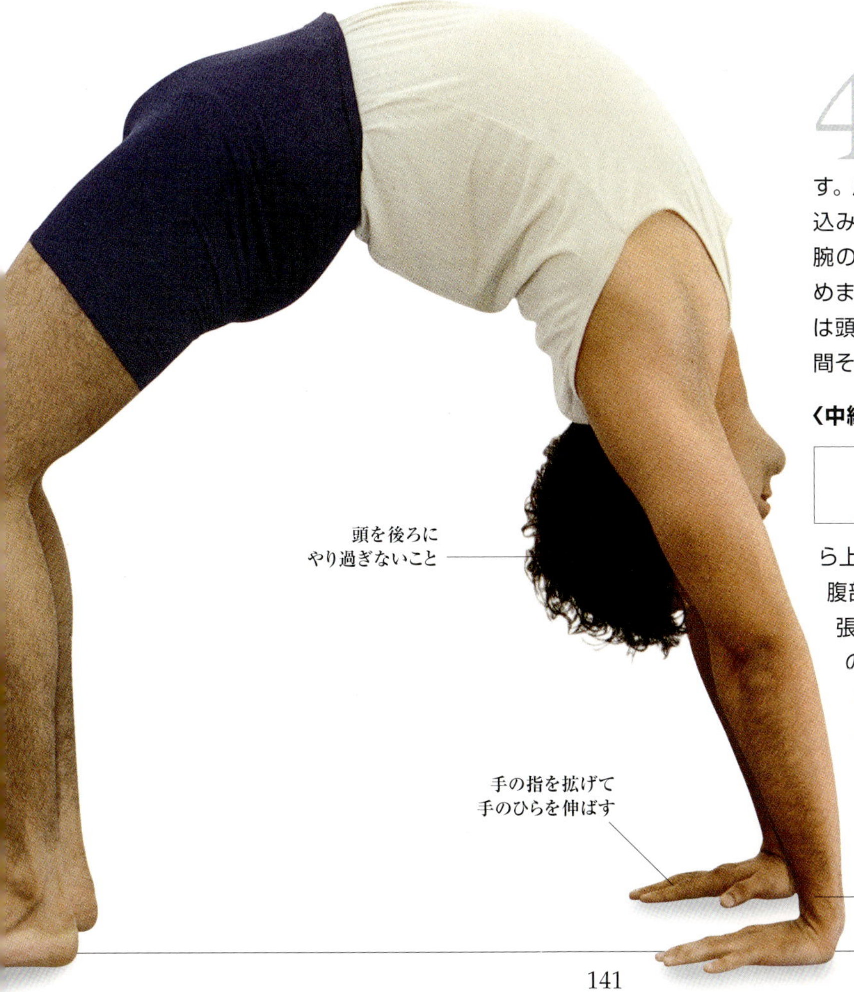
頭を後ろに
やり過ぎないこと
手の指を拡げて
手のひらを伸ばす
両手首をしっかり床につけ
安定させる

ऊर्ध्व धनुरासन

上級用ウールドゥワ・ダヌラアサナ
Urdhva Dhanurasana

ポーズを前進させるために

最終の体勢では、身体が二つの方向に伸びます。一方は両手のひらから、もう一方は両足からです。その合流点は背骨のベースにあります。この部分をさらに高く上げようとします。肋骨と肋骨の間にスペースを生み出すように開き、特に胸の下部——横隔膜を拡げていきましょう。また、腎臓周辺を絞り込むようなイメージをして肩甲骨と肋骨が背面に吸い込まれていくように身体の中に引き込まれます。必ず体重は手と足に均等に分けるようにします。最初は、規則正しい呼吸をしてこの姿勢を5〜10秒保持します。練習を重ねて、このアサナを3〜5回繰り返します。これで身体がはるかに自由に動くようになり、ストレッチの効果を高めます。

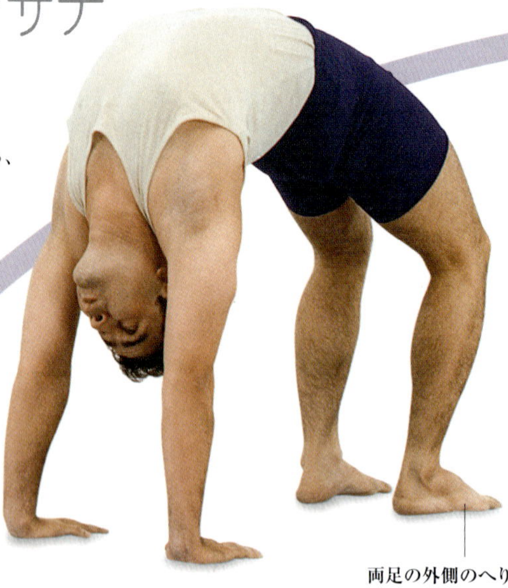
両足の外側のへりを
床に押し付ける

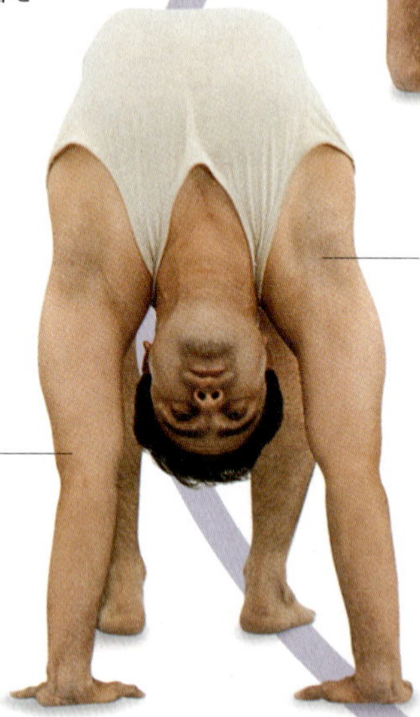
左右の
脇の下を拡げる
両腕を手首から
脇の下へ伸ばす

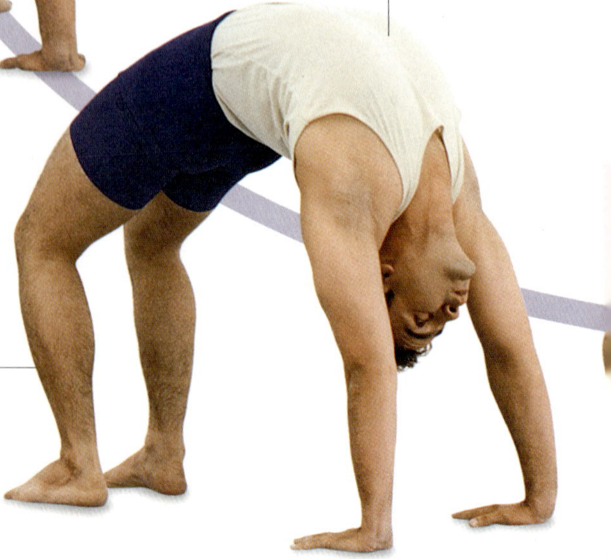
胸を天井の方へ上げる
左右のすねを
太ももの方に
引き上げる

戻り方

◆

息を吐いて
両肘と膝を曲げます。
上体を下げて
頭頂を床に付けにいきます。
背中とお尻を床に下ろします。
仰向けに横たわり
数回を呼吸します。

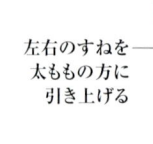

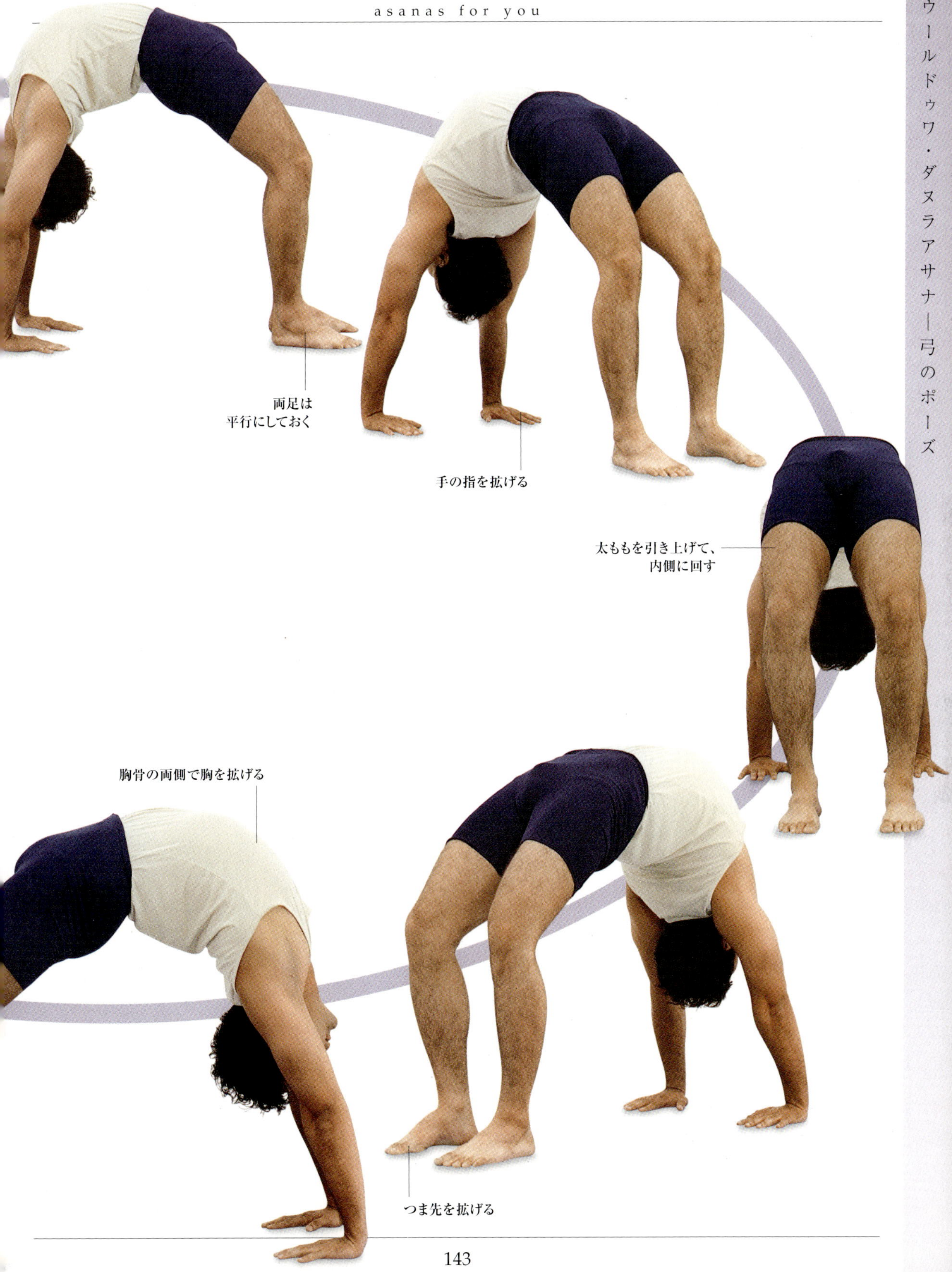
両足は
平行にしておく
手の指を拡げる
太ももを引き上げて、
内側に回す
胸骨の両側で胸を拡げる
つま先を拡げる

Reclining Asanas

—仰向けのポーズ—

"Feel the inner mind touching your entire body – even the remotest parts where the mind does not normally reach."

内なる意識が身体全体に浸透し、
本来なら届くことのない、もっとも離れた部分にも
その意識を感じなさい。

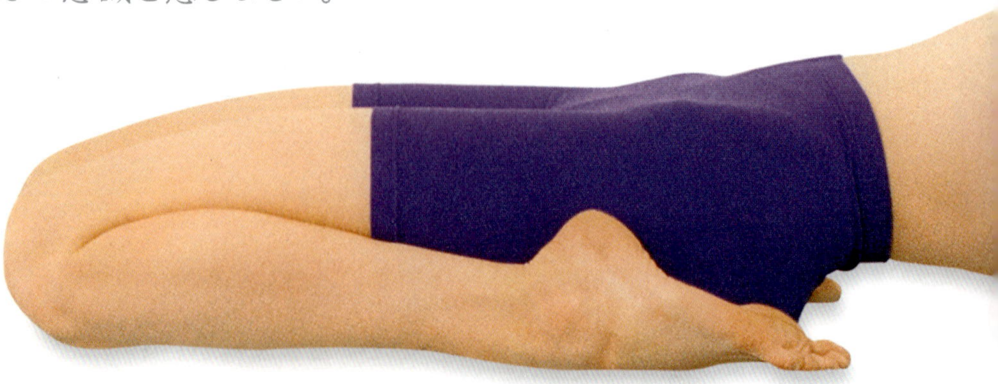

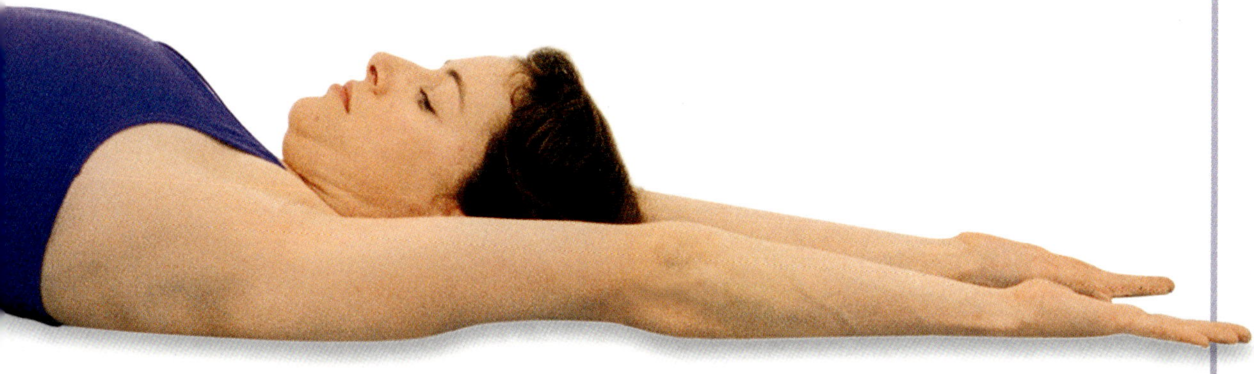

सुप्त वीरासन

スプタ・ウィーラアサナ Supta Virasana

—仰向け割り座のポーズ—

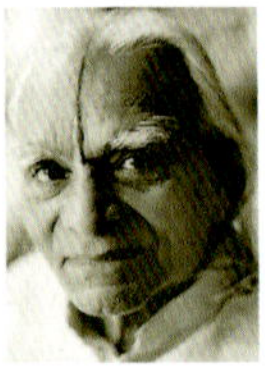

これは座るポーズ、ウィーラアサナの変化です(p.84参照)。このアサナでは、仰向けで上体を床に付けます。サンスクリット語でスプタは「横たわる」という意味で、一方、ウィーラは「英雄」または「チャンピオン」です。脚が強く伸ばされ、刺激を受けるので、運動選手や長時間立っている人にはこのアサナが役に立ちます。就寝前にこのポーズをすると、朝には脚の疲労がとれて元気を回復しているのを感じるでしょう。

注意

心臓病、腰痛、膝の変形性関節症の場合はこのアサナを練習しないこと。痛風、足首関節炎、椎間円板に異常がある人は、プロップ(道具)を使って練習しましょう(p.228参照)。生理中の女性は背中の下にボルスターを置きましょう(p.228参照)。

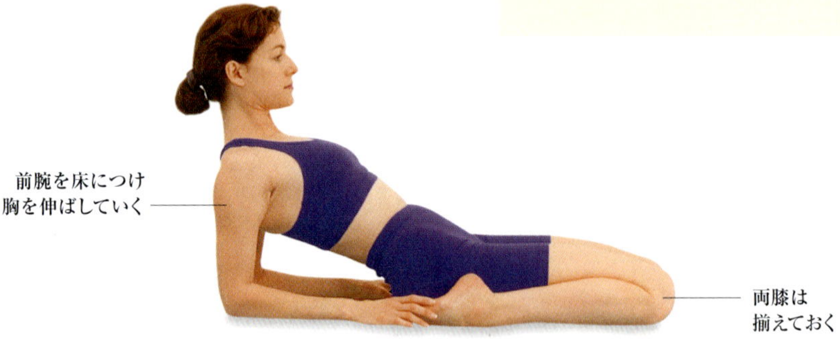
前腕を床につけ
胸を伸ばしていく
両膝は
揃えておく

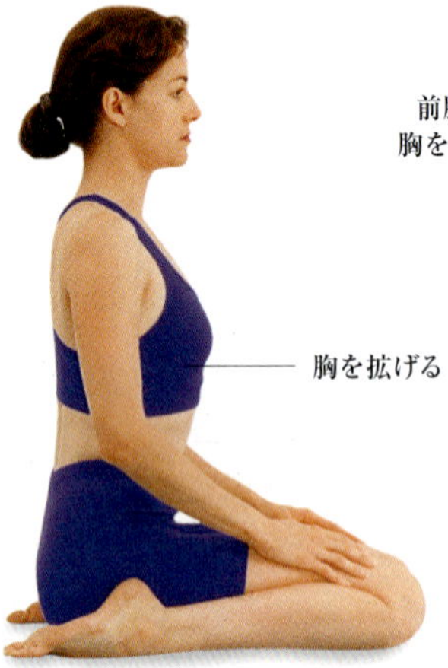
胸を拡げる

1 ウィーラアサナ(p.84参照)で座ります。両膝を揃えておき、両足先は腰の横で伸ばし約50cm開いておきます。負担をかけるのを避けるために、必ず左右のふくらはぎの内側が太ももの外側につくようにします。両足裏を真上に向けます。つま先は床に付けておきましょう。両足首を十分に伸ばし、足の裏をつま先の方に伸ばします。エネルギーが両足を通って、両方向に流れるようにします。

2 つま先を持ちます。両太ももを少し内に回転し、ふくらはぎを外に回転して両脚の位置を調整します。息を吐いて、背中を徐々に床の方に下ろしていきます。両肘を片方ずつ床に付けます。両手のひらは足裏に置き、規則正しいリズムで呼吸します。

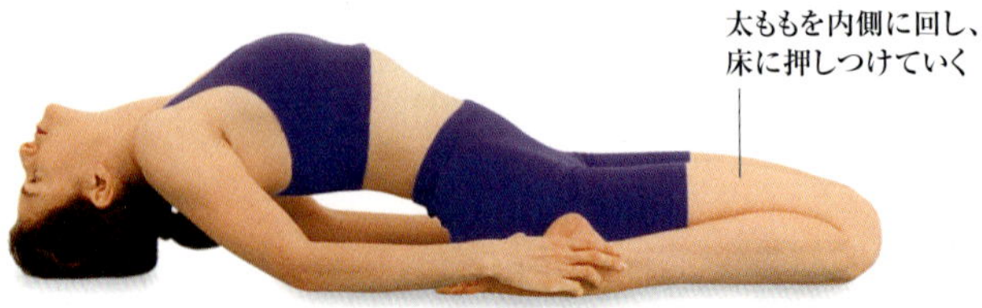
太ももを内側に回し、
床に押しつけていく

3 頭頂を床につけます。両肩と上背部を下げていき、次に頭を続いて背中全体を床に付けます。両腕は両脇に沿って伸ばします。両手首を足裏に押しつけます。

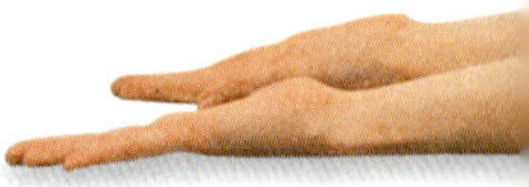

効果

◆ 心臓病を軽減するのに役立つ

◆ 腹部、背中、ウエストを伸ばす

◆ リュウマチと背中や腰の痛みを和らげる

◆ 胃もたれの症状を緩和し、消化を促進する

◆ 胃酸過多を和らげ胃潰瘍を軽くする

◆ 喘息の症状を和らげる

◆ 生理痛を和らげ、卵巣などの疾病に効果

グルのアドバイス

腰椎周辺をそらせる原因になるので、腰は背骨の方に押し上げないように。どんな風に生徒の膝に向けて、ウエストと腰を引き下げているかを見て下さい。あなたはお尻の筋肉を伸ばし、腰椎を拡張しなければなりません。それから背骨を床に休ませます。

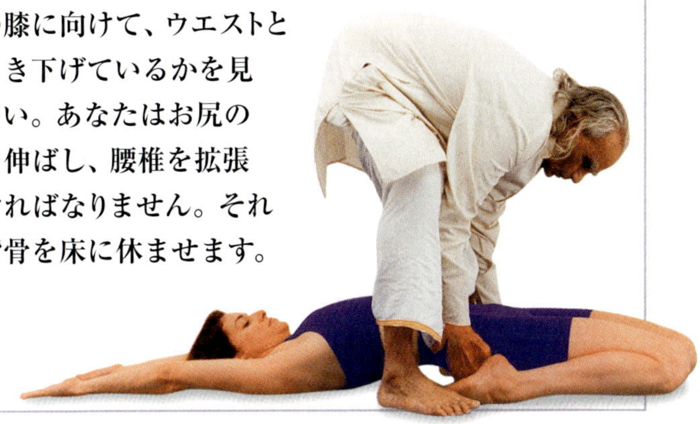

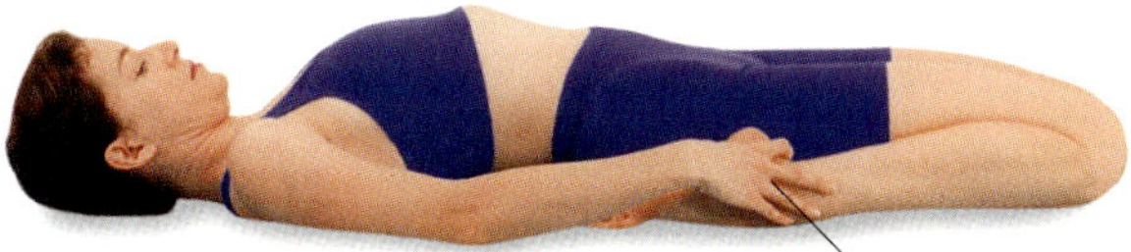

手のひらでかかとを持ち
外側に回す

4 両肘は両サイドに置き、背骨を十分に延ばした状態で背中を床にぴったり付けて横たわります。頭を下ろして、肩を首から離すように広げます。肩甲骨と膝を床に付けます。

5 両腕を頭越しに後ろへ持っていき床の上で伸ばし、手のひらを上に向けます。肩甲骨は床に平らな状態で置き、左右のお尻や膝が床から浮かないようにします。背中を緩めて完全に床に下ろすようにします。背中が反っていると腰椎に負担がかかります。両膝を急激に動かさないよう気をつけながら、太ももを押し合わせます。規則正しいリズムで呼吸し、30〜60秒その姿勢を保ちます。

胸は胸骨を中心にして
両側に均等に拡げていく

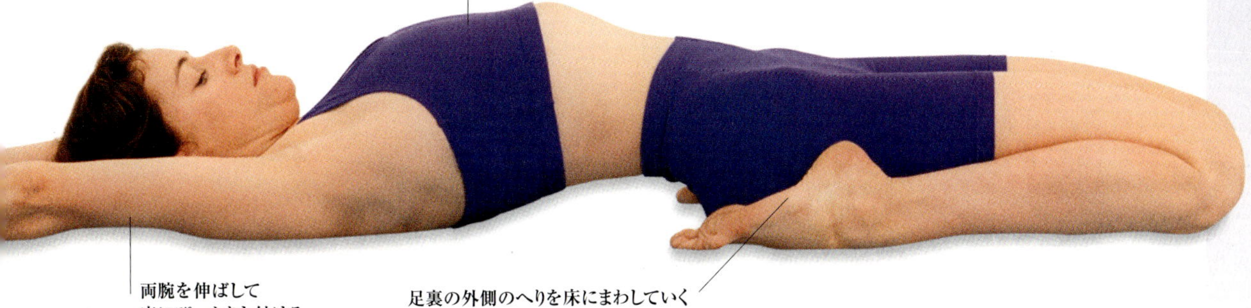

両腕を伸ばして
床にぴったりと付ける

足裏の外側のへりを床にまわしていく

सुप्त वीरासन

上級用スプタ・ウィーラアサナ Supta Virasana

ポーズを前進させるために

最終の体勢では両腕を伸ばすことで両太ももと腹部が胸の方に引き伸ばされ、その過程でマッサージ効果が出ます。両肩甲骨を内側に寄せて胸を十分に開きます。両膝とお尻を床から離れないように気をつけながら両肩を押し下げます。身体の正面と背面を均等に伸ばして、脇の下を完全に伸ばします。骨盤を両膝の方に押し伸ばし、床に押し下げます。

背中側の肋骨に意識を集中します。意識的に頭の方に伸ばします。徐々に、ポーズにかける時間を5〜7分に増やします。

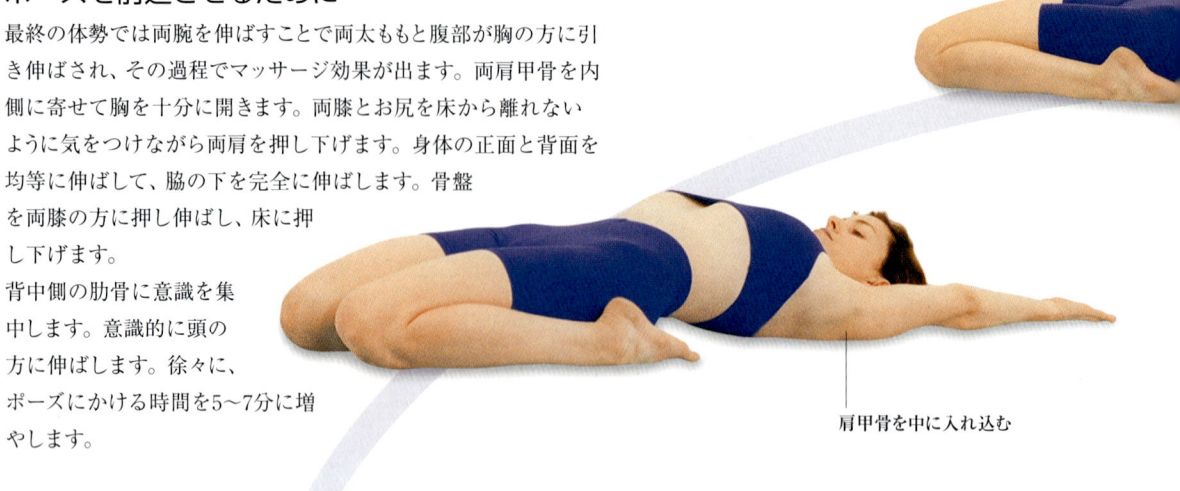

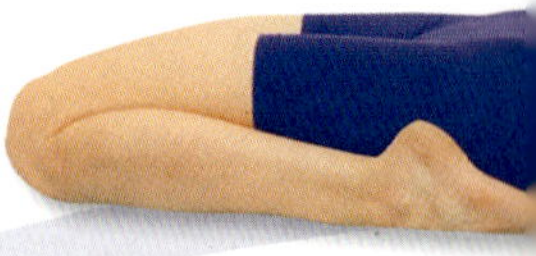

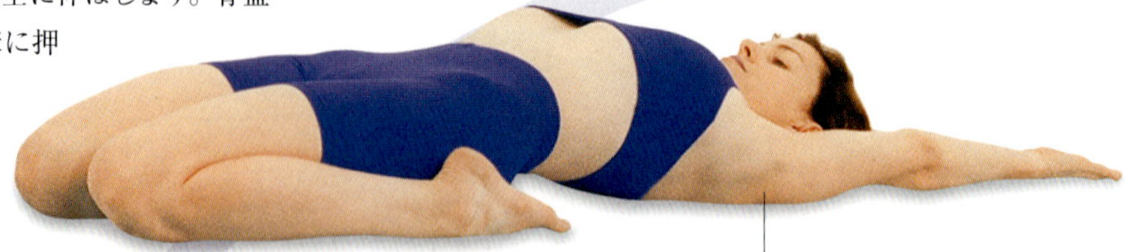
肩甲骨を中に入れ込む

心が抑制され
そこに在るのは

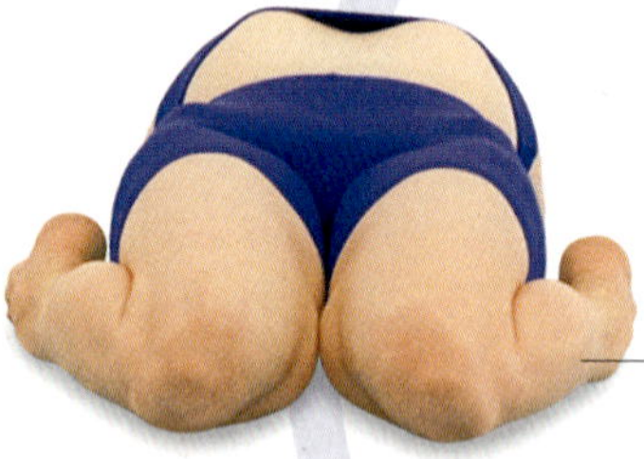
すねを床に押し下げる

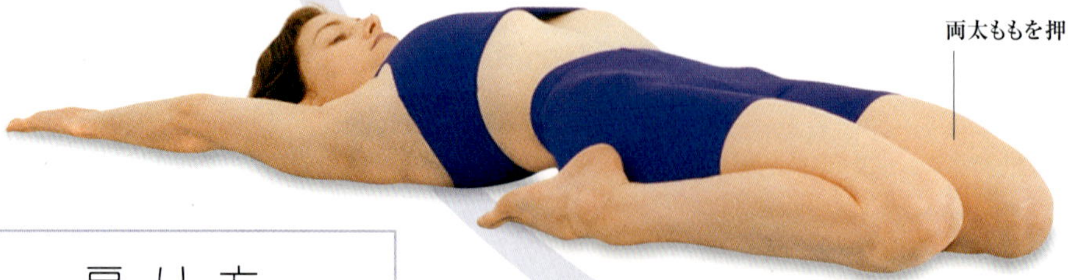
両太ももを押し合わせる

戻り方

◆

両手を頭越しに持ってきて足首を持ちます。両肘で体重を支えながら、頭と上体を床から持ち上げます。ウィーラアサナで座ります。息を吐いて片方ずつ脚を伸ばします。ダンダアサナで座ります。心がコントロールされて静寂であるとき、そこにあるのは魂である。

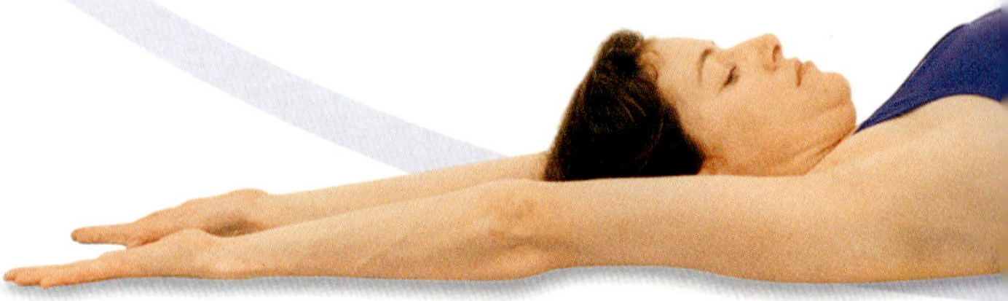

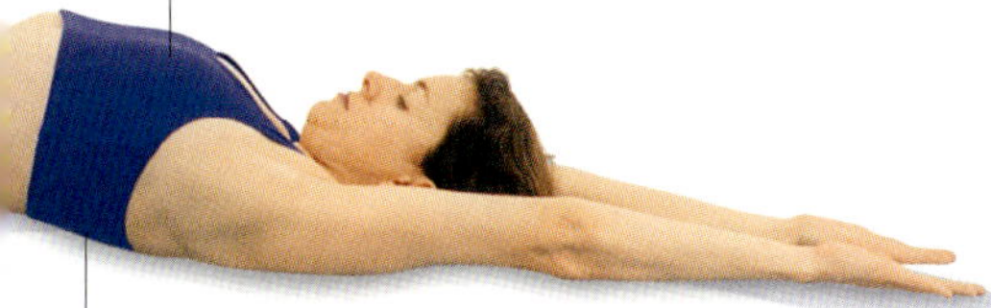
胸が沈んでいかないように
背中を伸ばすが、
反らさないこと

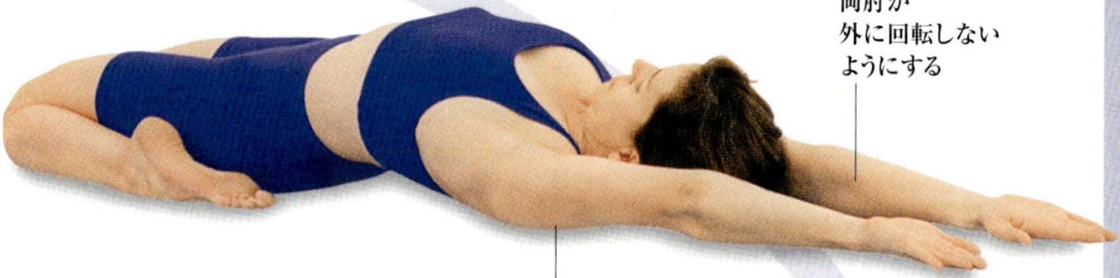
両肘が
外に回転しない
ようにする
両肩は床に付けておく

静けさに包まれた時
魂である

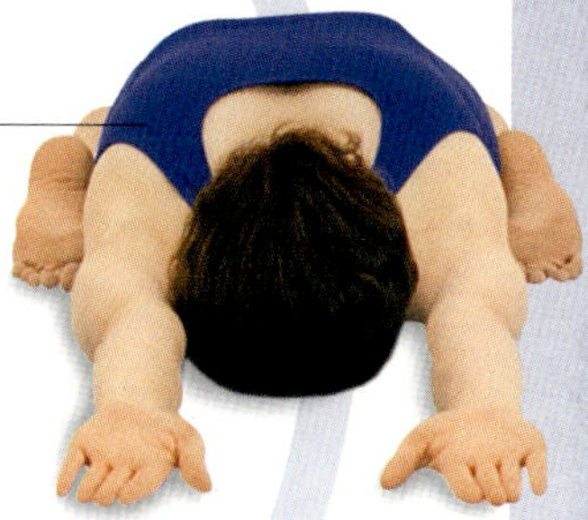
必ず胸を拡げておく

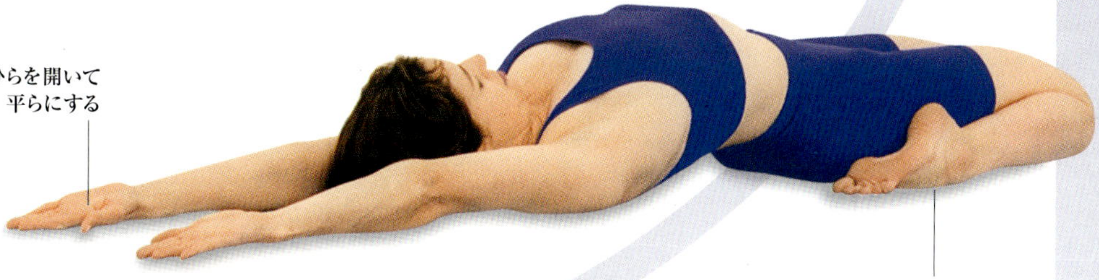
必ず手のひらを開いて
平らにする
足の前部を
床に付ける

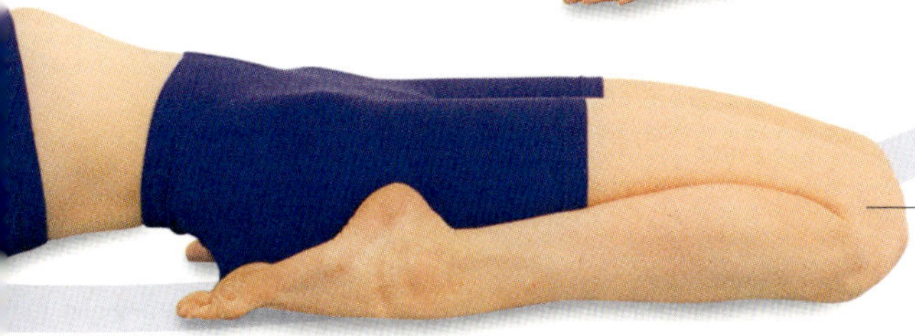
膝を押し下げておく

शवासन

シャヴァアサナ Savasana

—屍のポーズ—

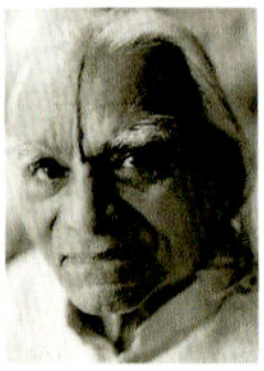

このアサナでは、身体は死体のようにじっと動かず、心は覚醒しているけれども平静です。サンスクリット語でシャヴァという言葉は「屍《しかばね》」を意味します。シャヴァアサナは疲れをとり、心を穏やかにします。身体の各部がそれぞれ正位置にあって、全身が完全にくつろいだ状態になります。このアサナを練習するとき、知覚器官、眼、耳、舌は外界と切り離されます。身体と心が一体になって、内なる静寂を体験します。このアサナは瞑想の実践の第一段階です。

注意

妊娠中や呼吸器系疾患がある時、不安感のある場合は、頭と胸をボルスターの上にのせてシャヴァアサナを行います。腰痛がある場合、床に仰向けに寝て、椅子の座面に両ふくらはぎをのせてチェア・シャヴァアサナをします。別のアサナとアサナの間にシャヴァアサナをしないでください。

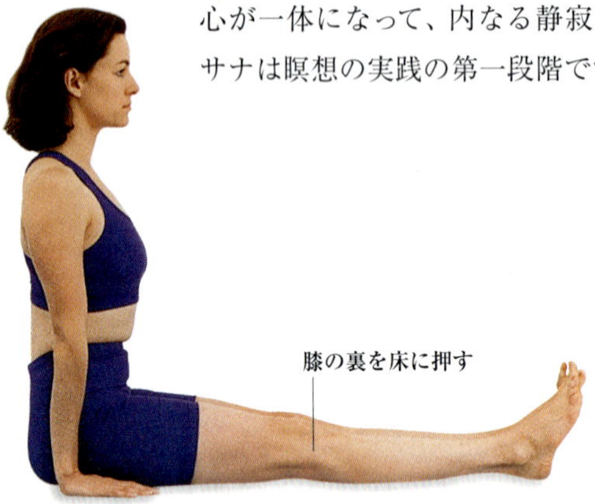
膝の裏を床に押す

1 ダンダアサナで座ります(p.82参照)。左右のお尻の肉を横に押し出して、両方の座骨の上に体重が均等にかかるようにします。一定のリズムで呼吸します。

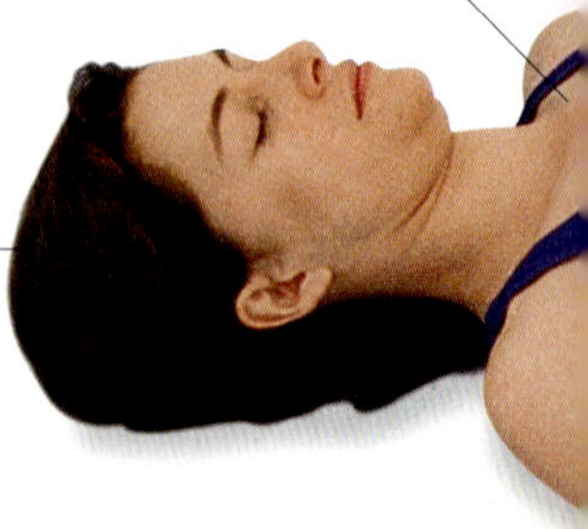
両鎖骨を
左右に広げる
頭を真っ直ぐにして
一方に傾けない

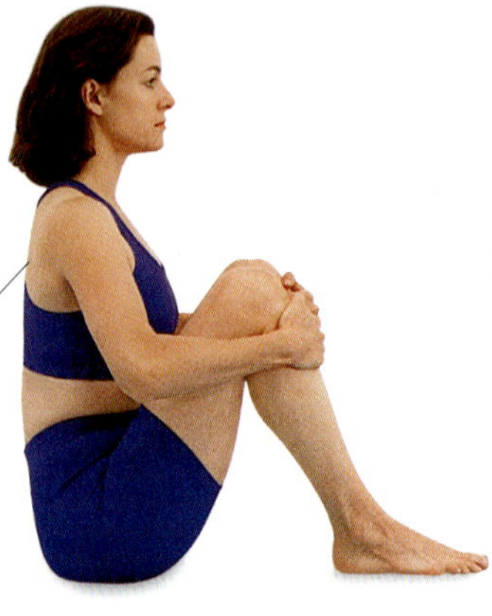
背中を真っ直ぐにする

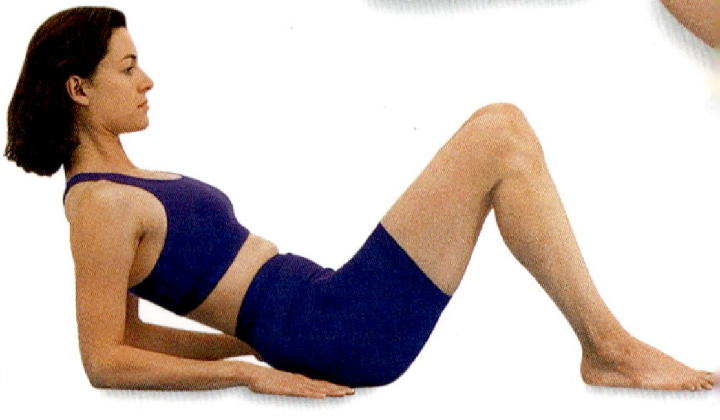

2 両膝を曲げてかかとをお尻に近づけます。左右のすねの上部をかかえて、座骨を床に押し下げます。背中が真っ直ぐになっているのをチェックしてください。

3 上体を床の方に下ろしていくには、両前腕と手のひらを床につけて、両肘に体重を乗せていきます。両足、膝、お尻を動かさないこと。

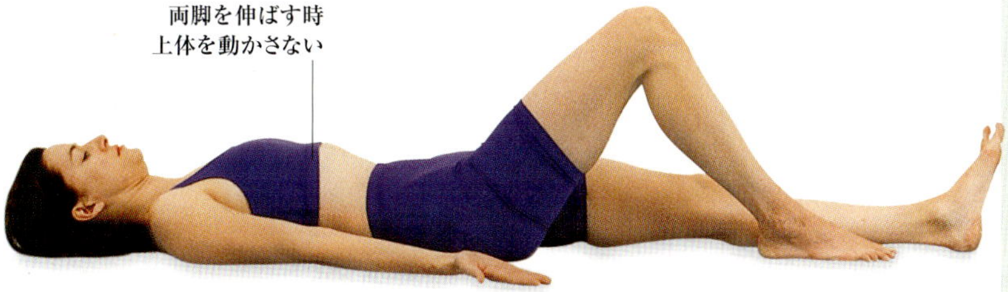
両脚を伸ばす時
上体を動かさない

効果

◆

神経性の緊張、偏頭痛、不眠症、慢性疲労症候群を緩和する

◆

身体をリラックスさせて呼吸を楽にする

◆

神経系を落ち着かせて、心の平和をもたらす

◆

長期や重症患者の回復を助ける

4 後頭部が床に付くまで、上体の下部（腰）から椎骨を一つずつ下ろしていくようにします。手のひらを上に向け、目を閉じて、脚を片方ずつ、まっすぐ伸ばします。

〈中級者〉 上体を腰から離すように伸ばして、脊柱を真っ直ぐにします。脊柱を完全に延ばして、床にぴったり付けておきます。脚から上体にかけてのストレッチは必ず身体の両側を等しくします。

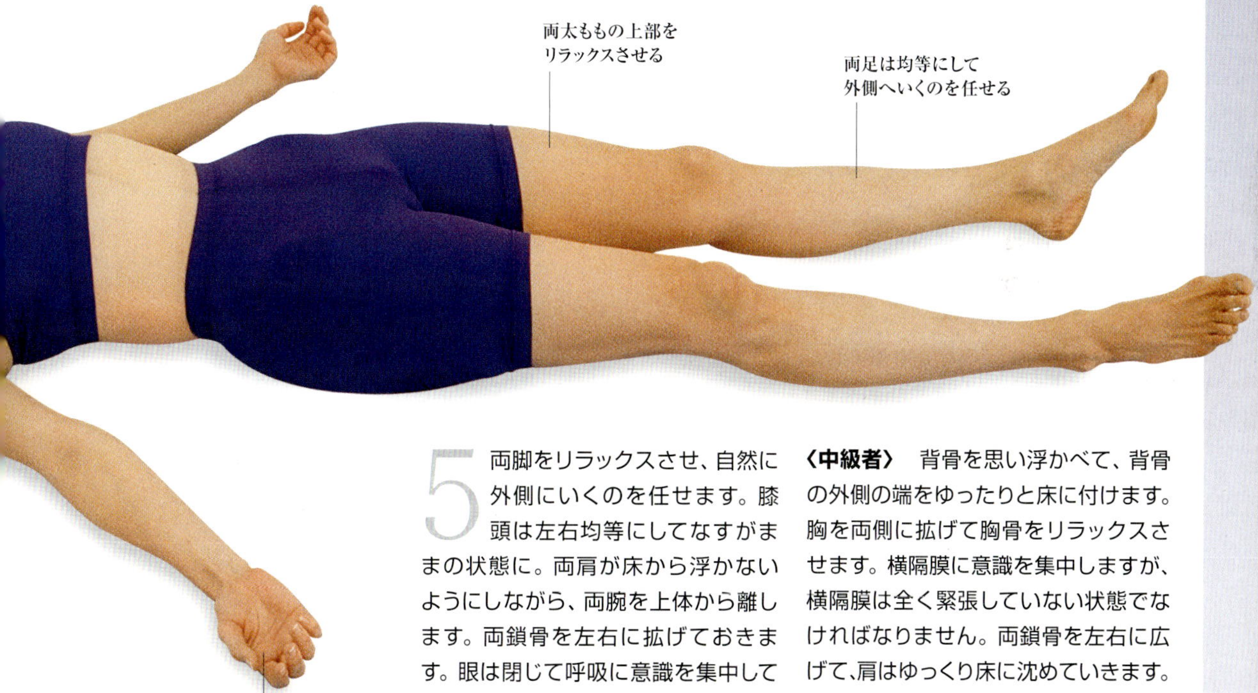
両太ももの上部を
リラックスさせる
両足は均等にして
外側へいくのを任せる
両手の指と
手のひらの中央を
リラックスさせる

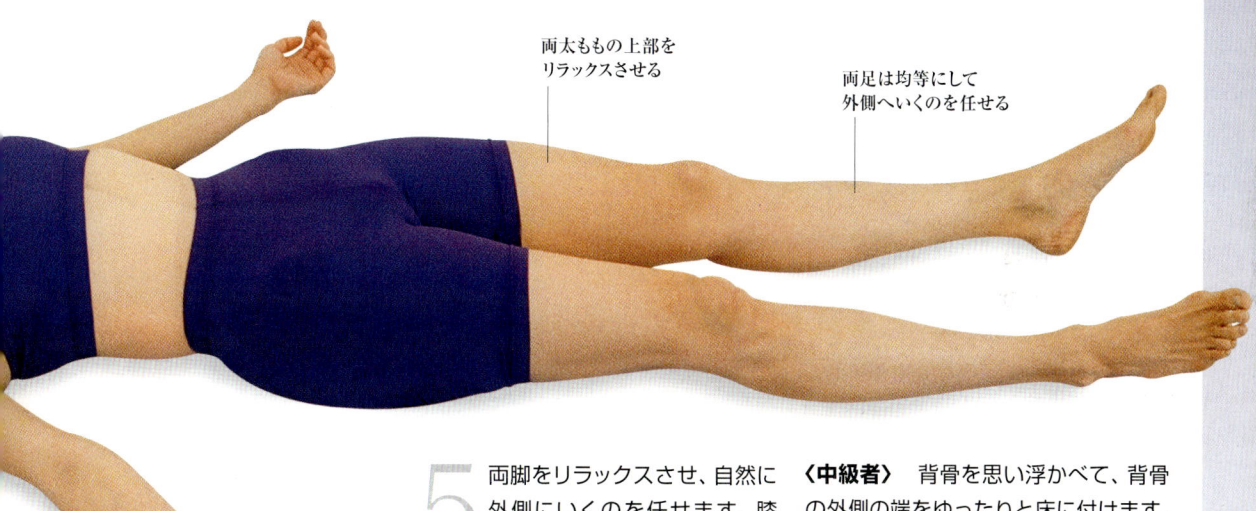

5 両脚をリラックスさせ、自然に外側にいくのを任せます。膝頭は左右均等にしてなすがままの状態に。両肩が床から浮かないようにしながら、両腕を上体から離します。両鎖骨を左右に拡げておきます。眼は閉じて呼吸に意識を集中しておきましょう。この姿勢で5～7分保ちます。

〈中級者〉 背骨を思い浮かべて、背骨の外側の端をゆったりと床に付けます。胸を両側に拡げて胸骨をリラックスさせます。横隔膜に意識を集中しますが、横隔膜は全く緊張していない状態でなければなりません。両鎖骨を左右に広げて、肩はゆっくり床に沈めていきます。首の筋肉をリラックスさせましょう。

शवासन

上級用シャヴァアサナ Savasana

ポーズを前進させるために

首がゆっくり床に沈められると（p.151ステップ5参照）、脳の後側が、鎮静される感じがあります。脳のこの部分がリラックスすると、脳の前面に移ります。エネルギーは頭頂から鼻柱に向かって、そして胸骨のある一点へとらせん状に下降します。エネルギーがこの一点に達したら、身体を構成する三つの枠（層）と五つの相（さや）が（p.24参照）1つの調和のとれた全体に統合されます。これがシャヴァアサナの最終目的です。

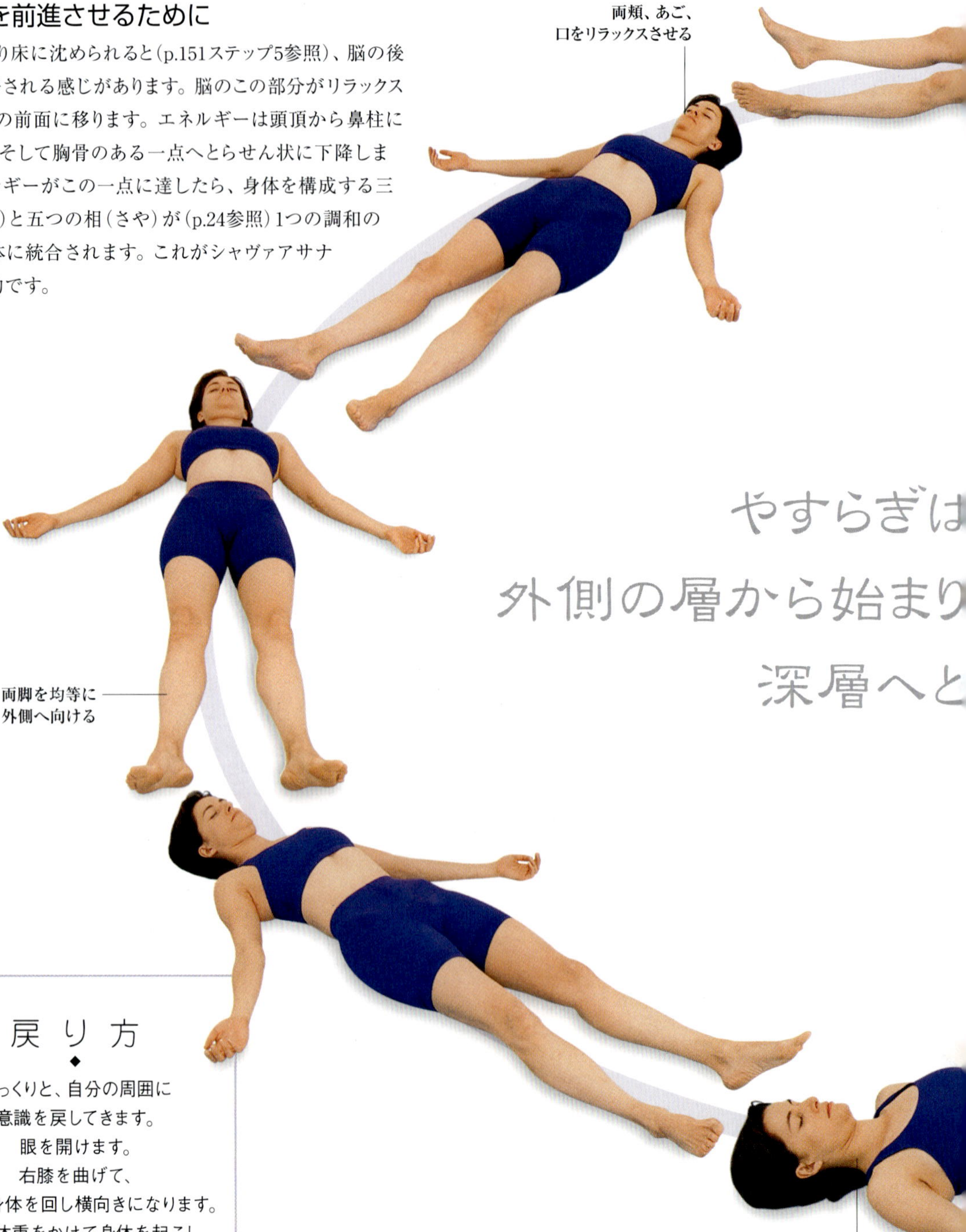
両頬、あご、
口をリラックスさせる
両脚を均等に
外側へ向ける
首の後ろを床に付けておく

やすらぎは
外側の層から始まり
深層へと

戻り方

◆

ゆっくりと、自分の周囲に
意識を戻してきます。
眼を開けます。
右膝を曲げて、
右側に身体を回し横向きになります。
右腕に体重をかけて身体を起こし、
脚を交差させて座ります。

身体の
我々の存在の
浸透していく

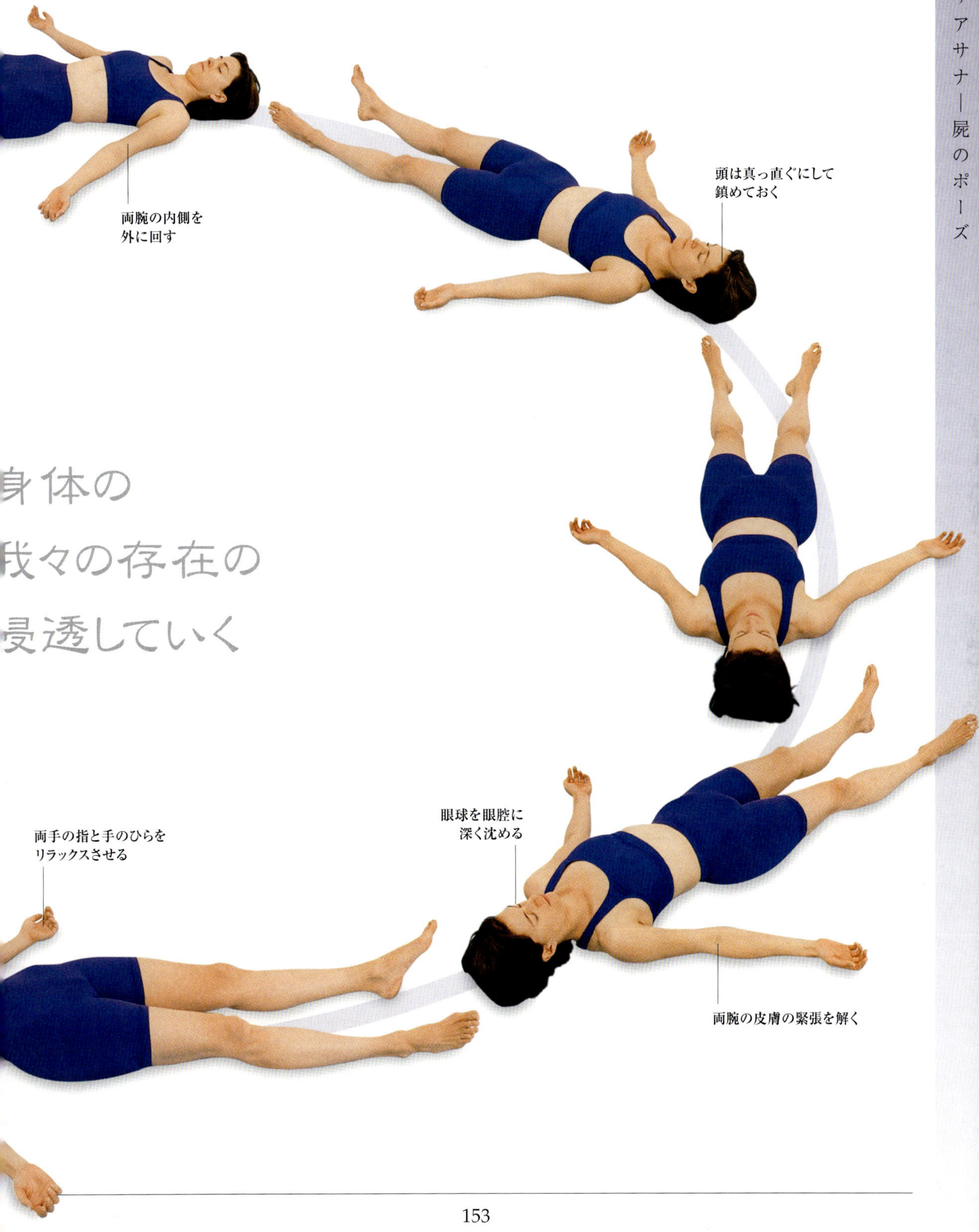
両腕の内側を
外に回す
頭は真っ直ぐにして
鎮めておく
眼球を眼腔に
深く沈める
両手の指と手のひらを
リラックスさせる
両腕の皮膚の緊張を解く

用語解説

アートマン 自己あるいは魂

アーナンダマヤ・コシャ 至福の相、ヨガの実践によって到達しうるとされる身体の5つの相の一つで最も内側の重要な相

アーヤーマ 拡張、エネルギーの分配、抑制

アーラシャ 怠慢、無関心

アーランバワスタ ヨガの最初の段階であり、主に身体を使っての練習が中心

アヴィラティ 肉体的な満足への欲望、欲望にとらわれること

アジナ・チャクラ 眉間の間にあり、エネルギーまたは指令を下すチャクラ

アシュターンガ・ヨガ ヨガの実践を通して究極の目標である「悟り」に到達するための八段階

アステヤ 貪欲からの解放、不窃盗

アスミータ エゴイズム、利己主義、自己中心

アナーハタ・チャクラ 心臓近くに位置する精神面のチャクラ

アヌササナム 修練、鍛錬

アパリグラハ 無欲になること、欲望からの解放

アハンカーラ エゴ、誤ったプライド

アヒムサー 非暴力の教義、非暴力

アビャアンタラ 吸気

アラブダ・ブーミカトワ やる気が起きないこと(実践の継続をあきらめること)

アンガメージャトゥワ 身体の不安定

アンタラ・クムバカ 呼気の後、肺に充満させたまま息を止めること

アンタラートマ・サーダナ ヨガの八段階の中の自己の魂の追求

アンタランガ・サーダナ 内的求道法、ヨガの八段階の中で得る感情と欲望をコントロールする法

アンナヤマ・コシャ 身体の5つの相の一つで解剖学的構造の相、最も外側の肉体的相

イシュワラ・プランダーナ 神への献身

イナーナ・マールガ 知識の道、そこで求道者は現実と非現実を識別することを習得する

ウィーラバッドゥラ 伝説上の戦士、神話に出てくる聖人の勇者名

ヴィギアーナマヤ・コシャ 身体を覆う5つの相の一つで、知的相

ウィクシプタ 散漫で恐れを持った心

ヴィシュッディ・チャクラ 真の知識の座、知性、知識の中枢

ヴヤーディー 病気、身体的な病

エーカグラ 集中した心の状態

カーラナ・シャリーラ 原因体、身体を覆っている3つの枠の一つ、精神的な枠

カーリャ・シャリーラ 身体を覆っている3つの枠の一つで、肉体の一番外側の枠

カイヴァリヤ 最終的解放、自由

ガタワシュタ ヨガの中級段階、心と身体を一緒に動かすことを学習した段階

カトパニシャド 紀元前3、400年頃の聖典

カルマ・マールガ 無私の奉仕の道

クシプタ 取り乱した心の状態

クムバカ 止息、吸気あるいは呼気の後で、息をしばらく止めること、エネルギーの保持

グル 師、先生、弟子へ知識を伝承していく者

グル-シスヤ・パラムパラ 伝統的な指導様式、師と弟子という形で時代から時代へと継承されてきた伝統(パラムパラは「伝統」を意味する)

クレシャ 利己主義、欲望、執着、嫌悪から起因する悲しみ

クンダリニー 神性を帯びた宇宙エネルギーであり、どの人の内部にも潜在する

ゲラーンダ・サムヒータ 15世紀に聖人ゲラーンダによって書かれたヨガの教科書

サウチャ 浄化

サティヤ 真実

サハスラーラ・チャクラ 最も重要なチャクラ、らせん状でない時求道者を自由へと導く

サマーディ 悟りの境地、ヨガ求道者の最終のゴール

サミャーマ 心、体、呼吸、知性および自己が一体になること

サムシャヤ 疑い

サルワーンガ・サーダナ 体、心と自己を統一する総体的練習(全身を動かす練習)

サントーシャ 満足している状態

ジーワットゥマ 自己そのもの、個々の自己

シャクティ 生命エネルギーであり、意志力、識別力を司る「我」という人の感覚

シュワ ーサ・プラシュワーサ 不規則な呼吸、不安定な状態

スークシュマ・シャリーラ 身体を覆っている3つの枠の一つで、繊細な枠

スティヤーナ 無気力

スワディスターナ・チャクラ らせん状の時、世俗的な欲望に影響を与える魂、生命力の座

スワディヤーヤ 自己の体、心、知性、自我を学習すること

スワトゥマラーマ 聖人、ハタヨガ・プラディピカの著者

タパス ヨガの実践で得る苦行

ダラーナ 集中、アシュターンガヨガの第六段階

チッタ 意識、抑制された意識

チッタヴリッティ 不安定な精神状態

チャクラ 概念上、脊椎に沿って存在するとされ、3つのエネルギーが交差するところに位置し、アサナとプラーナヤーマによって活性化された時、宇宙エネルギーが精神的エネルギーへと変化する

ディヤーナ 瞑想、アシュターンガヨガの第七段階

ドゥフカ 痛み

ドローナチャリヤ 聖人バラドゥワージャの息子、叙事詩マハーバラータに登場する主要人物

ナーディ 身体を通ってチャクラからエネルギーを分配する経路、体内の管状の器官でエネルギーなどの通路

ニシュパッティアワスタ ヨガ修練の最終段階、完全な状態

ニヤマ 自己鍛錬、個人の内面的、外面的な鍛錬のための行為の規範

ニルッダ コントロールされ抑制された心の状態

ニルビージャ 「種のない」という意味

バーヒャ 呼気

バーヒャ・クンバカ 息を吐ききって肺が完全に空になっているときに息を止めること

バクティ・マールガ 愛と献身の道(信仰の道)

ハタヨガ 力、エネルギーを抑制することで魂を見つめていく

ハタヨガ・プラディピカ 15世紀聖人スワトゥマラーマによって編集されたヨガ教本

パタンジャリ ヨガの始祖として知られ、196の格言を記した経典ヨガ・スートラを書きのこす

パタンジャリ・ヨガ・ダルシャナ 紀元前300年から紀元300年に編纂されたヨガの箴言集、聖賢パタンジャリによって書かれた経典

バヒランガ・サーダナ　道徳律を含むヨガの3つの修練の一つ、外に向けての求道

バラドゥワージャ　聖人、戦士ドローナチャリヤの父

バランティ・ダルシャナ　妄想、間違った知識や見解

パリグラハ　所有欲

パリチャワスタ　ヨガ修練の第3段階、知性と身体が一体化する

ブッディ　知性、理性

プラーナ　生命エネルギー、生命力

プラーナヤーマ　呼吸を通してエネルギーをコントロールする、ヨガの第四段階であり様々な呼吸法を学ぶ

プラーナヤマ・コシャ　身体の5つの相の一つで、生命エネルギーの相

プラクリティ・シャクティ　自然のエネルギー

プラティヤーハラ　外的世界からの精神的離脱、とらわれない精神

ブラフマチャリヤ　節制禁欲、高潔

プラマーダ　無関心

プルシャ・シャクティ　魂となるエネルギー

マナス　心

マナワ(マヌーシャ)　意識、心、知性を授かった者

マニプーラカ・チャクラ　恐怖心の中枢、らせん状でない時平静心をもたらす

マノマヤ・コシャ　身体を覆っている5つの相の一つ、心理的相

マハーバラータ　紀元前2千年にさかのぼる、インド最大の古典叙事詩

マリイッチャ　聖人、創造神ブラフマの息子

ムーダ　無気力で沈滞した心の状態

ムーラダーラ・チャクラ　肉体的相の基礎、らせん状の時性的エネルギーを制御する

ヤマ　日常生活上に必要な道徳律

ヨガ　人間の心、肉体、意識、知性を内なる神と結合させていく道

ヨガ-アグニ　ヨガの火、宇宙エネルギーはヨガ・アグニによって点火される

ヨガ・スートラ　聖賢パタンジャリによって書かれたヨガの古典的聖典、ヨガの実践についての金言集

ヨガ・マールガ　心とその行動がコントロールによって導かれる悟りへの道

ヨガチャリヤ　ヨガの伝統を教える教師、マスター

ヨギ　ヨガを学ぶ生徒、ヨガ求道者

ラージャ・ヨガ　自己コントロールによって魂を見つめていく

ポーズの名前

アサナ名	和名
アドー・ムカ・シュワーナアサナ	犬のポーズ
バッダ・コーナアサナ	合せきのポーズ
バラドゥワージャアサナ	やさしいねじりのポーズ
ダンダアサナ	杖のポーズ
ハラアサナ	鋤のポーズ
ジャーヌ・シールシャアサナ	頭を膝につけるポーズ
マリイッチャアサナ	膝を立ててねじるポーズ
パールシュヴォッターナアサナ	横立ち前屈のポーズ
パスチモッターナアサナ	前屈のポーズ
サーランバ・サルワーンガアサナ	肩立ちのポーズ
サーランバ・シールシャアサナ	頭立ちのポーズ
シャヴァアサナ	屍のポーズ
スプタ・ウィーラアサナ	仰向け割り座のポーズ
ターダアサナ	直立のポーズ
トゥリアンガ・ムカイカパーダ・パスチモッターナアサナ	割り座で前屈するポーズ
ウールドゥワ・ダヌラアサナ	弓のポーズ
ウシュトゥラアサナ	らくだのポーズ
ウッターナアサナ	立ち前屈のポーズ
ウッティタ・パールシュワコーナアサナ	横角度に伸ばすポーズ
ウッティタ・トゥリコーナアサナ	三角形のポーズ
ウィーラバッドゥラアサナⅠ	英雄に捧げるポーズⅠ
ウィーラバッドゥラアサナⅡ	英雄に捧げるポーズⅡ
ウィーラアサナ	割り座のポーズ

索引

◆あ◆

アーナンダマヤ・コシャ　24
アーヤーマ　30, 32
アーラシャ　15
アーランバワスタ　12, 42
アヴィラティ　15
脚, 足　49, 69, 83, 85, 95
足首　53, 69, 137
アジナ・チャクラ　25, 37
アシュターンガヨガ　15, 29, 31
アステヤ　29-30
頭立ちのポーズ　118-123
頭を膝につけるポーズ　94-97
アドー・ムカ・シュワーナアサナ　68-71
アナーハタ・チャクラ　37
アパリグラハ　29-30
アハンカーラ　15, 26
アヒムサー　29
アビャンタラ　33
アラブダ・ブーミカトワ　15
アンガメージャトワ　10, 15
アンタラ・クムバカ　33
アンタラートマ・サーダナ　15
アンタランガ・サーダナ　15
アンナマヤ・コシャ　24
胃炎　53
胃潰瘍　147
胃けいれん　137
胃酸過多　53, 72, 77, 147
イシュワラ・プランダーナ　30
腸内ガスの発生　53, 83, 99
胃痛　73
イナーナ・マールガ　14
犬のポーズ　42, 68-71
インポテンツ　103
ウィーラアサナ　84-87
ウィーラバッドゥラ　76
ウィーラバッドラアサナ　I　76-79
ウィーラバッドラアサナ　II　56-59
ヴィギアーナヤマ・コシャ　24
ウィクシプタ　27
ヴィシュッディ・チャクラ　37
ウールドゥワ・ダヌラアサナ　140-143
ウエスト　61, 113, 147
ウシュトゥラアサナ　136-139
ウッターナアサナ　72-75
ウッティタ・トゥリコーナアサナ　50-55
ウッティタ・パールシュワコーナアサナ　60-63
ヴヤーディー　10, 11.15
英雄に捧げるポーズ　I　76-79
英雄に捧げるポーズ　II　56-59
エーカグラ　28

◆か◆

カーラナ・シャリーラ　24
カーリャ・シャリーラ　24
カイヴァリヤ　25
踵, 踵骨の痛み　69, 85
風邪　112, 121, 125
肩, 肩甲骨のこり　53, 69, 95
肩立ちのポーズ　124-129
ガタワシュタ　12, 42-43
合せきのポーズ　88-91
カトパニシャド　15
カルマ・マールガ　14
関節炎　61, 65, 69, 83, 85, 102, 146
肝臓　65, 73, 103, 113
気管支炎　125
ぎっくり腰　57
虚血, 局所貧血　130, 140
クシプタ　27
首周辺の痛み　60, 109, 118, 130
グル　38-39
グル-シスヤ・パラムパラ　38
クレシャ　20
クンダリニー　35-36
月経過多　56
ゲラーンダ　30
ゲラーンダ・サムヒータ　30
下痢　56, 64, 98, 102, 108, 112, 124, 130, 136, 140
高血圧, 高血圧症　50, 60, 64, 68, 76, 108, 118, 124, 125, 130, 131, 136
口臭　121
甲状腺　125, 141
更年期障害のほてり　69
腰　57, 61, 85, 109
骨盤　53, 141

◆さ◆

サーランバ・サルワーンガアサナ　124-129
サーランバ・シールシャアサナ　118-123
サウチャ　30
坐骨神経痛　61, 77, 80
サティヤ　29
サハスラーラ・チャクラ　37
サマーディ　14, 15, 24-25, 29, 31
サミャーマ　31
サルワーンガ・サーダナ　18, 24
サワディスターナ・チャクラ　37
三角形のポーズ　50-55

サントーシャ　30
痔　125, 131
ジーワットゥマ　14
屍のポーズ　150-152
子宮　77, 88, 103, 141
子宮筋腫　125
子宮脱　88, 125, 141
ジャーヌ・シールシャアサナ　94-97
シャヴァアサナ　150-152
シャクティ　35
シュワーサ-プラシュワーサ　10, 15
消化　61, 65, 77, 99, 131, 147
消化不良　103, 121
腎臓　73, 89, 103, 113
心臓病　64, 84, 118, 140, 147
心臓発作　136
すい臓　103, 113
スークシュマ・シャリーラ　24
鋤のポーズ　130-133
頭痛　68, 108, 118, 130, 136, 100
スプタ・ウィーラアサナ　146-148
スワディヤーヤ　30
スワトゥマラーマ　24-25, 44
生理　53, 65, 69, 73, 77, 89, 108, 118, 124, 125, 130, 137, 141, 146, 147
咳　121
脊椎の障害, 疾患　48, 72, 146
背中の痛み　53, 57, 73, 77, 85, 109, 113, 118, 137, 146, 147, 150
背骨　49, 53, 82, 95, 109, 131, 137, 141
前屈のポーズ　102-105
喘息　82, 125, 130, 147
前立腺　89
そ頸部　85

◆た◆

ターダアサナ　48-49
大腸炎　125
立ち前屈のポーズ　72-75
タパス　30
ダラーナ　15, 29, 31
ダンダアサナ　82-83
チッタ　24, 26
チッタヴリッティ　10
チャクラ　35-37
腸　113
直立のポーズ　48-49
椎間板ヘルニア　85
通風　85
杖のポーズ　82-83
低血圧　118
ディヤーナ　15, 29, .31
手首　65, 95, 131
動悸　56, 125
ドゥフカ　12
トゥリアンガ・ムカイカパーダ・パスチモッターナアサナ　98-101
ドローナチャリヤ　108

◆な◆

ナーディ　37
内臓諸器官　65, 83, 95, 99, 113, 131, 141
ニシュパッティアワスタ　12, 43
ニヤマ　15, 29-30
ニルッダ　28
ニルビージャ・サマーディ　25
妊娠　68
のど　83, 125

◆は◆

パーキンソン病　48
バーヒャ　33
バーヒャ・クンバカ　33
パールシュヴォッターナアサナ　64-67
肺　61, 121, 137
バクティ・マールガ　14
パスチモッターナアサナ　102-105
ハタヨガ　24
ハタヨガ・プラディピカ　24-25, 33-34, 44
パタンジャリ　11, 14-15, 17, 20, 24-25, 27, 29-30, 33
パタンジャリ・ヨガ・ダルシャナ　11
バッダ・コーナアサナ　88-91
バヒランガ・サーダナ　15
ハムストリング　99
ハラアサナ　130-133
バラドゥワージャ　108
バラドゥワージャアサナ　108-111
バランティ・ダルシャナ　15
パリグラハ　30
パリチャワスタ　12, 43
尾骨　57, 85
膝　84, 85, 99, 146
膝を立ててねじるポーズ　112-115
肘　65, 95, 131
脾臓　54, 73, 113
泌尿器　89, 125
疲労　131
　極度の疲れ　130
　精神的な疲れ　69, 73
　肉体的疲労　73, 130
　慢性疲労　151
副腎　103
不正出血　56
ブッディ　26
不眠症　121, 125, 151
プラーナ　24, 25, 30, 32

プラーナヤマ　10, 15, 29-34
プラーナヤマ・コシャ　24
プラクルティ・シャクティ　35-37
プラティヤーハラ　15, 29-31
ブラフマチャリヤ　29-30
プルシャ・シャクティ　35-37
ヘルニア　64, 69, 89, 125, 131
変形性関節症　95, 149
偏頭痛　108, 118, 130, 136, 140, 151
扁桃腺炎　121
便秘　99, 136
偏平足　99
膀胱　77, 103

◆ま◆

マナス　26
マナワ（マヌーシャ）　26
マニプーラカ・チャクラ　37
マノマヤ・コシャ　24
マハーバラータ　108
マリイッチャ　112
マリイッチャアサナ　112-115
ムーダ　27
ムーラターラ・チャクラ　36-37
胸焼け　56, 83
めまい　50, 72

◆や◆

やさしいねじりのポーズ　108-111
ヤマ　29-30
指　95, 131
弓のポーズ　140-143
腰痛　77, 113
ヨガ・スートラ　11, 14-15, 17, 20, 25, 30, 33
ヨガ・マールガ　14
横角度に伸ばすポーズ　60-63
横立ち前屈のポーズ　64-67

◆ら◆

ラージャ・ヨガ　24
らくだのポーズ　136-139
卵管閉塞　89
卵巣　89, 103, 147
卵巣脳腫　125
リューマチ　147

◆わ◆

割り座で前屈するポーズ　98-101
割り座のポーズ　84-87

Acknowledgments

Publisher's Acknowledgments

Dorling Kindersley would like to thank the Ramayani Memorial Yoga Institute, Pune for their permission to use photographs of B.K.S. Iyengar from their archives; Sudha Malik, the yoga consultant for the project; Amit Kharsani for the Sanskrit calligraphy; and R.C. Sharma for indexing. The publishers would also like to thank Clare Sheddon and Salima Hirani for their help and advice during the early stages of the project; and Abhijeet Mukherjee for production support.

Picture Credits

Dorling Kindersley would like to thank the following for their kind permission to reproduce their photographs: National Museum, New Delhi p10, p21 bl, p25 t, p33 t, & b, p35 b, p37; American Institute of Indian Studies, New Delhi p11 tl, p12, p24, p28 t, p39; Max Alexander p22; Akhil Bakshi p13 b, p36; Subhash Bhargava p31; Joe Cornish p29; Andy Crawford p11 tr & b; Antonia Deutch p19 b; Ashok Dilwali p8 , p161; Ashim Ghosh p40; Steve Gorton p11 tr; Alistair Hughes p26; Madan Mohan Jain p13 t (2 photographs superimposed), p34 t; Subir Kumedan p384; Ashok Nath p21; Stephen Parker p6; Janet Peckam p15; Kim Sayer p158; Hashmat Singh p154; Arvind Teki p157; Pankaj Usrani p28 b; Amar Talwar p236; Colin Walton p159 tc. DK Copyright pages (shot by Harminder Singh) 48-49, 56-59, 76-79, 177 b, 178, 182, 183 t, 184-185, 186 tr, 191-195, 199-203, 216-218, 219 t, 222-223, 226-227

Every effort has been made to trace the copyright holders of photographs. The publisher apologizes for any omissions and will amend further editions.

KEY: t=top; r=right; l=left; c=centre; b=bottom

Useful Addresses

B.K.S. Iyengar website: **www.bksiyengar.com**

United Kingdom & Europe

Iyengar Yoga Institute Maida Vale,
223a Randolph Avenue,
Maida Vale,
London W9 1NL

Iyengar Yoga Vidyasthana/ Centre de Yoga Iyengar de Paris,
35 ave.Victor Hugo, Paris 75116, France

Association Francaise de Yoga Iyengar
141, avenue Malakoff, Paris 75016, France

Centre de Yoga Iyengar de Rouen
6, rue Saint Denis, 76000, Rouen, France

Italy Scuola Di Yoga
Via Delle Ruote 49, Firenze 50129, Italy

Centro Iyengar Yoga
18 Via San Gervasio, Firenze 50131, Italy

Yoga United, Renate Ockel, Hermann Traitteur
60 Ansbacher Str., Berlin 10118, Germany

Iyengar Yoga Institute of Amsterdam,
138 Nieuwe Achtergracht, 1018 WV
Amsterdam, Netherlands

The Iyengar Yoga Studio,
ul.Przyjaciol Zolnierza, 88/10 71-670,
Szczecin, Poland

Centre Espanola de Yoga Iyengar,
Carrera de San Jeronimo 16-5 izda, Madrid
28014, Spain

Institute of Iyengar Yoga and Physiotherapy
Fysikgrand 23 Box 7071 907 03 Umea,
Sweden

Canada

Yoga Centre Toronto
2428 Yonge Street, Toronto, Ontario,
Canada M4P 2H4

Centre de Yoga Iyengar de Montréal
919 avenue du Mont-Royal est, Montréal,
Québec, Canada H2J 1X3

BKS Iyengar Yoga Association
P.O. Box 48253 Bentall Centre, Vancouver,
British Columbia, Canada V7X 1A1

Iyengar Yoga Ottawa Gatineau
784 Bronson Avenue, Ottawa,
Ontario, Canada K1S 4G4

USA

Iyengar Yoga Institute of Greater New York,
150 W. 22nd Street, NY 10011, USA

Iyengar Yoga Institute of Los Angeles,
8233 West 3rd Street, LA, CA 90048, USA

Iyengar Yoga Institute of San Francisco,
2404 27th Ave, SF, CA 94116, USA

Australia

BKS Iyengar Association of Australia Inc.
P.O Box 159, Mosman
NSW 2088
Tel: 1800 677 037

Yoga Synergy
PO Box 9, Waverley,
NSW 2024
Tel: (02) 9389 7399
www.yogasynergy.com.au

Australian School of Yoga
117 Oxford Street, Bondi Junction,
NSW 2022
Tel: (02) 9389 4694

日本

日本アイアンガーヨガ協会
(B.K.S. IYENGAR YOGA ASSOCIATION OF JAPAN)
www.iyengar-yoga-jp/bks/

アイアンガーヨガ勉強会
(Iyengar Yoga Study Group)
www.nm-iyengaryoga.jp

Iyengar yoga for beginners
アイアンガーヨガ 基本と実践

発　行 2008年8月20日
本体価格 2,800円
発行者 平野　陽三
発行元 ガイアブックス
発売元 産調出版株式会社
〒169-0074 東京都新宿区北新宿3-14-8
TEL.03(3363)9221 FAX.03(3366)3503
http://www.gaiajapan.co.jp

ISBN978-4-88282-670-5 C2076

Printed in Singapore

著　者：B.K.S.アイアンガー (B.K.S.Iyengar)
1918年12月14日生まれ。世界的に敬愛されるヨガ指導者の一人。16才の時、インドのマイソールでヨガの指導をしていたクリシュナマチャリャ師からヨガを習う。1952年、著名なバイオリニスト、ユーディ・メニューヒン氏に出会い、ヨガを西欧へ広めるきっかけとなった。師は集大成であるLight on yogaを1966年に出版し、この書はヨガのバイブルとして知られ、多くの言語に翻訳されている。

監修・翻訳：柳生 直子 (やぎゅう なおこ)
青山学院大学卒業。1980年日本人として初めてインド、プーナの道場で学ぶ。B.K.S.アイアンガー師の直弟子であり日本人として最初に指導を許される。世界共通「上級指導員」の正式資格を持つ。日本におけるアイアンガーヨガ第一人者として活躍中で「アイアンガーヨガ勉強会」代表。監修書に『アイアンガーヨガ』(産調出版)がある。

翻訳協力：相澤 三千代 (あいざわ みちよ)
西藤 ゆり (さいとう ゆり)

編集協力：中山 ゆみ (なかやま ゆみ)
腰高 信子 (こしたか のぶこ)

アドバイス：内田 美恵 (うちだ みえ)
大塚 政弘 (おおつか まさひろ)